# 妇产科基础与临床实践

宋继荣　主编

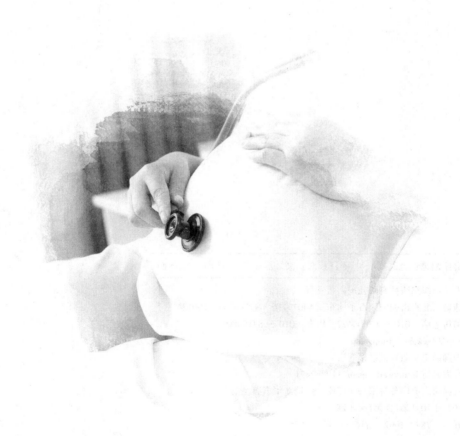

中国纺织出版社有限公司

## 图书在版编目（CIP）数据

妇产科基础与临床实践 / 宋继荣主编. -- 北京：
中国纺织出版社有限公司, 2022.10
ISBN 978-7-5180-9979-5

Ⅰ.①妇… Ⅱ.①宋… Ⅲ.①妇产科学 Ⅳ.①R71

中国版本图书馆CIP数据核字（2022）第199292号

责任编辑：范红梅　　　责任校对：高　涵　　　责任印制：王艳丽

中国纺织出版社有限公司出版发行
地址：北京市朝阳区百子湾东里A407号楼　邮政编码：100124
销售电话：010 — 67004422　传真：010 — 87155801
http://www.c-textilep.com
中国纺织出版社天猫旗舰店
官方微博 http://weibo.com/2119887771
三河市宏盛印务有限公司印刷　各地新华书店经销
2022年10月第1版第1次印刷
开本：787×1092　1/16　印张：13.25
字数：315千字　定价：78.00元

凡购本书，如有缺页、倒页、脱页，由本社图书营销中心调换

# 编　委　会

**主　编**　宋继荣　吴丽华　梁　田　俞炽阳　孙国莉

**副主编**　李　敏　牛　荔　生艳丽　柴桂华
　　　　　　窦志茜　康丽荣　孙　晶　卢朝霞

**编　委**　(按姓氏笔画排序)

牛　荔　哈尔滨医科大学附属第一医院群力院区

卢朝霞　江西省中西医结合医院

　　　　　（江西中医药大学第四附属医院）

生艳丽　南京医科大学附属无锡妇幼保健院

孙　晶　辽宁中医药大学附属医院

孙国莉　潍坊市人民医院

李　敏　重庆北部妇产医院

杨　位　重庆医科大学附属大学城医院

吴丽华　哈尔滨医科大学附属第二医院

宋继荣　佳木斯大学附属第一医院

俞炽阳　重庆医科大学附属第三医院

秦智慧　哈尔滨医科大学附属第四医院

柴桂华　红河州第一人民医院

康丽荣　山西省儿童医院（山西省妇幼保健院）

梁　田　哈尔滨医科大学附属第一医院

鲁选文　十堰市太和医院（湖北医药学院附属医院）

窦志茜　十堰市太和医院（湖北医药学院附属医院）

# 前　言

　　妇产科学是在社会发展及医疗实践过程中产生并逐渐成熟起来的，随着现代医学知识的积累与医疗技术的快速发展，妇产科学从单纯医术发展成为近代的医学学科。时至今日，妇产科学已经发展成为一个相对独立而又具有很多分支学科的医学，与内科学、外科学及儿科学并驾齐驱。为了传递全新的实用性知识，提高诊疗水平，我们组织编写了此书。

　　本书较为系统、全面地介绍了妇产科常见疾病的诊断方法和治疗技术，主要包括疾病的临床表现、辅助检查、诊断、鉴别诊断和治疗等方面的知识，并结合临床实际，重点介绍了诊断和治疗上的临床经验。本书立足临床实践，内容全面翔实，重点突出，是一本实用性很强的妇产科疾病诊疗读本。适合妇产科专业人员以及基层医务工作者阅读。

　　由于参编人数较多，文笔不尽一致，加上编者时间和精力有限，虽经多次校稿，但书中疏漏在所难免，望广大读者提出宝贵意见和建议，以便再版时修订，谢谢。

编　者
2022 年 6 月

# 目　录

# 第一章

## 女性生殖系统生理

女性一生各个系统在各个阶段具有不同的生理特征，其中以生殖系统的变化最为显著、最为突出，掌握女性生殖系统正常的生理变化，是诊治女性生殖内分泌相关疾病的基础。

## 第一节 女性各阶段生理特点

女性的一生按照年龄，可以划分为新生儿期、儿童期、青春期、性成熟期、围绝经期和老年期 6 个阶段。每个时期都有其各自不同的特点。

### 一、新生儿期

出生后 4 周内称为新生儿期。由于在母体内受到胎盘及母体性腺所产生的女性激素影响，其外阴较丰满，乳房略隆起，可有少许泌乳。由于出生后新生儿血中女性激素水平迅速下降，可出现少量阴道流血。

### 二、儿童期

从出生 4 周到 10 岁左右称为儿童期，是儿童体格快速增长和发育的时期，但生殖器发育缓慢。卵巢的卵泡大量生长，但仅低度发育，即萎缩、退化。子宫小，宫颈较长，约占子宫全长的 2/3，子宫肌层较薄。输卵管弯曲细长。阴道狭长，上皮薄，细胞内缺乏糖原，阴道酸度低，抵抗力弱，容易发生炎症。约 10 岁起，卵巢内的卵泡受垂体促性腺激素的影响有一定发育并分泌性激素，子宫、输卵管及卵巢逐渐向骨盆腔内下降，卵巢形态逐步变为扁卵圆形，女性第二性征开始呈现，乳房开始发育，皮下脂肪增多。

### 三、青春期

人类青春期是开始具有生育能力的时期，生殖器官成熟、第二性征发育、生长加速、情感发生变化、女性出现月经初潮。人类进入青春期由两个生理性过程驱动：性腺功能初现和肾上腺功能初现。性腺功能初现包括性腺的发育和成熟，并伴有性甾体激素分泌增加，女性开始有卵泡发育和排卵，以及乳房开始发育和月经初潮。

青春期启动的年龄和青春期发育的速度取决于许多因素。就女孩而言，卵巢和肾上腺性甾体激素分泌的增加导致青春期的体征表现，乳房和阴毛开始发育。通常这些变化发生在 8~13

岁。月经初潮是一次无排卵周期的月经，通常发生在乳房开始发育后 2~3 年内。初潮后第一年内月经周期常不规律而且无排卵，周期为 21~45 天。初潮后 5 年内，多数月经周期变得规律，周期为 21~35 天。

## 四、性成熟期

性成熟期又称生育期。其卵巢功能成熟并分泌性激素，一般自 18 岁左右开始，约 30 年。此期生殖器各部和乳房也均有不同程度的周期性改变，出现周期性的排卵、月经，并且具有生育能力。受孕以后，身体各器官发生很大变化，生殖器官的改变尤为突出。

## 五、围绝经期

围绝经期指卵巢功能开始衰退至停止，从生育期过渡到老年期的一个特殊生理阶段，指 40 岁后任何时期开始出现与绝经有关的内分泌、生物及临床表现，至停经后 12 个月，是妇女由成熟期进入老年期的一个过渡时期。此期间卵巢功能逐渐衰退，排卵变得不规律，直到不再排卵。月经渐趋不规律，最后完全停止。

## 六、老年期

老年期指妇女 60 岁以后，机体所有内分泌功能普遍低落，卵巢功能已衰竭，主要表现为雌激素水平低落，不足以维持女性第二性征。除整个机体发生衰老改变外，生殖器官进一步萎缩老化。易感染发生老年性阴道炎和尿道炎及骨质疏松，容易发生骨折。

（宋继荣）

# 第二节　卵巢周期及卵巢激素

卵巢是一个充满活力的器官，卵泡是其中最主要的内分泌和生殖单位，是不可再生的组织结构，其数量决定生殖潜能和生育期限。卵泡单位分泌性甾体激素为妊娠做好准备，垂体做出程序化的反应以促进卵泡成熟，当卵泡完全成熟时，产生排卵 LH 峰并维持黄体。尽管许多卵泡启动发育，但是只有很少（<1%）完成了到排卵的全部过程。

## 一、卵泡的发育

卵泡是卵巢基本功能单位。卵泡的各个级别主要是由卵泡的大小和颗粒细胞的数量所决定，它们代表着卵泡向成熟发育过程中连续的阶段。从始基卵泡到优势卵泡的成熟过程可能需要大概 1 年的时间。一般认为卵泡在这段漫长时期的大部分时间内（大约 300 天）是以促性腺激素非依赖的方式生长，促性腺激素则影响成熟过程中的最后 50 天。卵泡的生长过程见图 1-1。

**1. 始基卵泡的形成**

始基卵泡是由初级卵母细胞与其周围单层的梭形颗粒前体细胞所组成。卵巢皮质内形成的始基卵泡不断地移向卵巢的髓质，为下个周期的卵泡发育提供来源。

**2. 窦前卵泡生长**

当初级卵母细胞周围的颗粒细胞前体分化成单层立方状的颗粒细胞时，初级卵泡就形成了。初级卵泡的细胞数不断增加，发展为复层，由此卵泡进一步增大，形成了次级卵泡。与此同时颗粒细胞进一步增殖和分化、卵泡膜细胞变得肥大及卵母细胞的生长共同导致了正在成熟中的卵泡进一步增大。这些次级卵泡构成了窦前卵泡池，为依赖于 FSH 的卵泡征集提供卵泡来源。

此阶段出现卵泡生长发育所必备的 3 种特异性受体：促卵泡激素（FSH）、雌二醇（$E_2$）及睾酮（T）受体形成。卵泡基底膜附近的梭形细胞形成两层卵泡膜，即卵泡内膜与卵泡外膜，这时的卵泡称为生长卵泡。

### 3. 窦状（腔）卵泡

"募集"一词用于描述卵泡从静止池分离出来开始生长的这种过程。选择是指成熟卵泡群被减少至合乎种属特异性排卵定额的数目。该过程需要对次要卵泡进行消极选择，以及对将要确立优势地位的卵泡进行积极的选择。超声研究提示该过程中有多个卵泡发育波发生。

在早卵泡期，已选择的卵泡与卵泡群的其他健康成员没有显著的形态学差别。不过，领先卵泡可以通过其大小和其颗粒细胞的高有丝分裂指数同其他成员区分开来。只有在领先卵泡的卵泡液中才能检测到 FSH。领先卵泡的雌二醇水平比其他卵泡高很多，这是被选择卵泡的特点。选择并不保证一定会排卵，但是由于确定选择与排卵时间临近，因此排卵通常会发生。

优势化表示指定排卵卵泡的地位，其作用是调节排卵的数额。在上一个周期的黄体退化 5~7 天之后，指定排卵的卵泡完成优势化。卵泡期卵泡的发育主要依赖于促性腺激素的刺激。在早卵泡期，FSH 刺激颗粒细胞芳香化酶活性，使卵泡产生雌激素明显增加，雌激素增加的同时，又增强了卵泡对 FSH 的摄取，由此增加卵泡对 FSH 的敏感性。到中卵泡期，几个卵泡中的一个可能产生更多的雌激素，便成了优势卵泡。于卵泡期的后半期，伴随雌激素分泌的进一步增加，负反馈作用结果使血中 FSH 水平下落，这使其他非优势卵泡产生雌激素减少，对 FSH 反应的敏感性也下降，停止了进一步发育。黄体生成素（LH）、前列腺素（PG）及催乳激素（PRL）受体的产生。

### 4. 成熟卵泡

在卵泡发育的最后阶段，大多数窦状卵泡发生退化，成熟卵泡的卵泡液急骤增加，卵泡腔增大，直径可达 14~20 mm，卵泡移行向卵巢表面突出。其结构从外向内依次为：①卵泡外膜。由致密的卵巢间质组织形成，与卵巢间质无明显界限；②卵泡内膜。由卵巢皮质层间质细胞衍化而来的多边形细胞形成，血管丰富；③颗粒细胞。呈立方形，与卵泡内膜层间有一基底膜，无血管存在，其营养来自外围的卵泡内膜；④卵泡腔。颗粒细胞分泌的大量清亮的卵泡液将卵母细胞和周围的颗粒细胞挤到卵泡一侧，形成卵泡腔；⑤卵丘。颗粒细胞包绕卵细胞，突出于卵泡腔，形成卵丘；⑥放射冠。直接围绕卵细胞的卵丘颗粒细胞，呈放射状排列而得名；⑦透明带。在放射冠与卵细胞之间还有一层很薄的透明膜，是由颗粒细胞产生并分泌的黏多糖物质形成的，称为透明带。

### 5. 排卵

卵细胞及其周围的颗粒细胞一起被排出的过程称排卵。排卵前增大的卵泡接近卵巢皮质，卵泡壁和腹腔仅有一层上皮细胞。此时卵泡壁变薄、水肿、血液循环增加，但卵泡内压力并未增加，蛋白溶解酶、活化胶原酶及前列腺素消化卵泡壁的蛋白质并使周围的平滑肌收缩，上皮细胞坏死，释放水解酶、蛋白酶，排卵孔形成，卵泡破裂，卵母细胞、小部分卵丘内的颗粒细胞与放射冠一起称为卵冠丘复合物（OCCC），同时排出。

当接近周期中期时，优势卵泡释放雌激素的升高激发 LH 峰，以及一个较小幅度的 FSH 峰。这触发了减数分裂的再启动、排卵和黄素化。排卵前 LH 峰大约出现在卵泡破裂之前的36 小时。LH 诱导卵丘细胞和颗粒细胞内透明质酸合成酶-2 的表达，血清 inter-$\alpha$-胰蛋白酶抑制物重链与葡萄糖胺聚糖共价偶联，以及前列腺素 $E_2$ 诱导透明质酸结合蛋白 TSG-6 的表达。

**6. 黄体形成及退化**

排卵后，破裂的卵泡重新组织成黄体。这个重新组织体的一个显著特征为建立了一个富含血管的网状结构。卵泡破裂后出血，血液进入卵泡腔，伴随有来自周围基质的毛细血管和成纤维细胞的增殖和渗透。黄体发育中血管的生成使由血液运送的大分子，例如，LDL（提供合成黄体酮需要的胆固醇物质）到达颗粒和膜黄体细胞，而且分泌产物会被有效地转运到血液循环中去。黄体血供的发育与黄体酮的产生相平行。人类黄体的甾体激素生成细胞在大小和功能方面具有异质性。黄体化的颗粒细胞和膜细胞是两种代表。颗粒－黄体细胞较为主要的功能是产生黄体酮，并且由于其表达芳香化酶，因此是黄体雌激素合成的可能位点。

在非受孕周期，黄体的功能性寿命通常是 14 ± 2 天。除非发生妊娠，否则它将转化为无血管的瘢痕，称为白体。黄体的退化，即黄体溶解，包括功能改变（如内分泌改变，最显著的是黄体酮生成降低）以及结构改变（如凋亡和组织退化）。

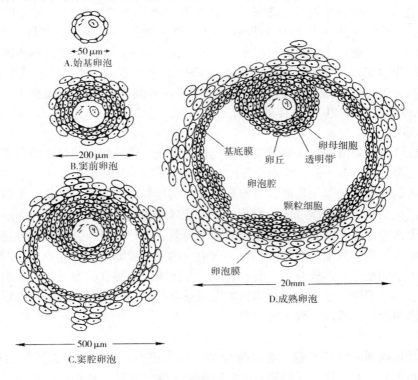

图 1-1　卵泡的生长过程

## 二、卵巢产生的性激素

卵巢主要合成及分泌两种性激素，即雌激素和孕激素，同时也会分泌少量雄激素。除卵巢外，肾上腺皮质也能分泌少量雌激素和孕激素。

卵巢能利用经血运而来的胆固醇合成孕烯醇酮，再经两种途径合成雄烯二酮，雄烯二酮经 $17\beta$-羟甾脱氢酶的催化，生成 T-雄烯二酮和 T，在 P450 芳香化酶的作用下，转化为 $E_1$ 及 $E_2$。

雌激素的生物合成需要颗粒细胞和它们邻近的膜细胞协同作用。这两种类型细胞以及它们各自主要的促性腺激素（FSH 和 LH），被归纳为卵巢雌激素生物合成的两细胞/两促性腺激素模型。LH 刺激膜细胞合成的雄激素为颗粒细胞 FSH 依赖性的芳香化酶提供底物。

颗粒细胞（如同膜-基质细胞）在 LH 峰之后就做好了孕激素生物合成的准备，LH 峰触发了编码 StAR、P450scc、2 型 $3\beta$-羟甾脱氢酶的基因表达，这 3 种蛋白质的组合是有效合成孕激素所需要的。

对分离的人膜细胞的研究说明，膜层是卵泡雄激素的主要来源。膜层表达的 StAR、P450scc、P450 c17、2 型 $3\beta$-羟甾脱氢酶，均受 LH 调节。相反地，不管添加促性腺激素与否，由培养分离的人颗粒细胞所产生的雄激素可以忽略不计。

### （一）雌、孕激素的代谢

**1. 雌激素**

卵巢主要合成 $E_2$ 和 $E_1$ 两种激素。在血液循环内尚有雌三醇，它是雌二醇和雌酮的降解产物。雌二醇生物活性最强，雌三醇活性最弱。

**2. 孕激素**

黄体酮是卵巢分泌具有生物活性的主要孕激素。它在血液中也主要以和蛋白质相结合的状态存在。

甾体激素主要都在肝代谢，黄体酮在肝内降解为孕二醇，从尿中排出。

### （二）雌、孕激素的周期性变化

育龄妇女性周期激素的分泌随着卵巢周期而变化。

**1. 雌激素**

在卵泡开始发育时，雌激素分泌量很少，随着卵泡渐趋成熟，雌激素分泌也逐渐增加，于排卵前形成一高峰，排卵后分泌稍减少，在排卵后 7~8 日黄体成熟时，形成又一高峰，但第二高峰较平坦，峰的均值低于第一高峰。排卵后 9~10 天黄体开始萎缩时，雌激素水平急剧下降，在月经前降至最低水平。

**2. 孕激素**

在排卵前孕酮的产生较少，主要来自肾上腺；于排卵后孕激素的分泌量开始增加，排卵后 7~8 日黄体成熟时，分泌量达最高峰，以后逐渐下降，到月经来潮时恢复到排卵前水平。

### （三）雌、孕激素的生理作用

**1. 雌激素的生理作用**

（1）子宫肌层：促使子宫发育，肌层变厚，增加子宫血液循环，使子宫收缩力增强，提高平滑肌对催产素的敏感性。

（2）子宫内膜：使子宫内膜增生或（增殖期）变化。

（3）子宫颈：使宫颈口松弛，宫颈黏液分泌增加，内含的水分、盐类及糖蛋白增加，有利于精子的存活和穿透。

（4）输卵管：促进输卵管肌层的发育，加强输卵管节律性收缩的振幅，使管腔上皮细胞分泌增加及纤毛增长。

（5）阴道：使阴道黏膜增厚及成熟，上皮细胞增生和角化，细胞内糖原储存；阴唇发育、丰满。

（6）乳腺：使乳腺管增生，乳头、乳晕着色。促进其他第二性征的发育。

（7）卵巢：雌激素对卵巢的卵泡发育是必需的，从原始卵泡发育到成熟卵泡，均起一定的作用；有助于卵巢积储胆固醇。

（8）下丘脑、垂体：雌激素通过对下丘脑的正负反馈调节，控制脑垂体促性腺激素的分泌。

（9）代谢：促进水钠潴留；降低总胆固醇，降低胆固醇与磷脂的比例，扩张血管，维持血管张力，保持血流稳定，有利于防止冠状动脉硬化症。

（10）骨骼：促进骨中钙的沉积，儿童期雌激素能促进长骨生长，加速骨成熟，可使骨骺闭合。能直接促进成骨细胞功能，抑制破骨细胞分化，抑制骨吸收及骨转换。

**2. 孕激素的生理作用**

（1）子宫肌层：孕激素能抑制子宫肌层的收缩，使子宫肌松弛，活动能力降低，对外界刺激的反应能力低落；降低妊娠子宫对催产素的敏感性，有利于受精卵在子宫腔内生长发育。

（2）子宫内膜：使增生期子宫内膜转化为分泌期内膜，为受精卵着床做好准备。

（3）子宫颈：使宫颈口闭合，抑制宫颈黏液分泌，使黏液减少、变稠，拉丝度减少，不利于精子穿透。

（4）输卵管：抑制输卵管肌节律性收缩的振幅，抑制上皮纤毛生长，调节孕卵运行。

（5）阴道：使阴道上皮细胞脱落加快，角化细胞减少，中层细胞增多。

（6）乳腺：在已有雌激素影响的基础上，促进乳腺腺泡发育。大量孕激素抑制乳汁分泌。

（7）下丘脑、垂体：孕激素通过对下丘脑的负反馈作用，影响脑垂体促性腺激素的分泌。

（8）体温中枢：通过中枢神经系统起升温作用，正常妇女在排卵后基础体温可升高 $0.3\sim0.5\,℃$，这种基础体温的改变，可作为排卵的重要指标，即排卵前基础体温低，排卵后由于孕激素作用基础体温升高。

（9）代谢：孕激素能促进水与钠的排泄。

## （四）雌激素与孕激素的协同和拮抗作用

**1. 协同作用**

雌激素的作用主要在于促使女性生殖器和乳房的发育，而孕激素则在雌激素作用的基础上，进一步促使它们的发育，为妊娠准备条件。

**2. 拮抗作用**

子宫的收缩、输卵管的蠕动、宫颈黏液的变化、阴道上皮细胞角化和脱落以及钠和水的潴留与排泄等。

### （五）雄激素

雄激素是维持女性正常生殖功能的重要激素，其主要来源是肾上腺皮质。长期使用外源性雄激素可出现男性化的表现。

雌激素虽能使生殖器官发育完善，与孕激素协同作用可使月经周期的各种特征完整地表现出来，但这并不意味雌激素和孕激素能代表全部卵巢功能，少量雄激素为正常妇女的阴毛、腋毛、肌肉及全身发育所必需。

雄激素可减缓子宫及其内膜的生长及增殖，抑制阴道上皮的增生和角化，促使阴蒂、阴唇的发育。

雄激素对机体的代谢功能有重要的影响。其在外周血中不易测出，但作用很强，能促进蛋白质合成，使基础代谢率增加，并刺激骨髓中红细胞增生。在性成熟期前，促使长骨骨基质生长和钙的保留，性成熟后可导致骨骺的关闭。它可促进肾远曲小管对 $Na^+$、$Cl^-$ 的重吸收而引起水肿。

## 三、卵巢产生的蛋白质激素

### 1. 抑制素

是 TGF-β 超家族的一个成员，相对分子质量为 32 000，是由两个亚基组成的异二聚体糖蛋白，亚基分别为 α（18 000）和 β（12 000），由二硫键连接。α 亚基是相同的，而 β 亚基不同，分别为 βA 和 βB。αβA 和 αβB 异二聚体分别称为抑制素 A 和抑制素 B。尽管不少组织产生抑制素，但是主要产生的部位是生殖腺。在卵巢内，抑制素的主要来源是颗粒细胞。抑制素的主要内分泌作用是抑制垂体 FSH 的产生，它由此被发现和命名。在体外，它增强 LH 和 IGF 刺激膜细胞产生雄激素。

尽管抑制素两种亚型的生物学性质看起来相似，但是在卵泡期和黄体期对它们合成的调节不同。抑制素 B 主要在早卵泡期分泌，在中卵泡期其水平下降，LH 峰之后则不能检测到。抑制素 A 在卵泡期的前半期浓度低，但是在卵泡期中期增加，于黄体期达到峰值。

抑制素 A 的分泌由促性腺激素调节，但是抑制素 B 的产生显然与之不同。因此对抑制素 A 和抑制素 B 生成的调节不同。在对不同大小卵泡进行的测定显示，抑制素 A 存在于小于 6 mm 的卵泡内，其水平随着卵泡的增大而升高；相反地，抑制素 B 的水平与卵泡大小或成熟状态无关。

### 2. 松弛素

是一种可能有促进内膜蜕膜化和抑制子宫肌层收缩活性作用的激素，由黄体中的大黄体细胞产生。免疫组化研究揭示，从黄体早期到晚期，它有一个渐进性累积的过程，黄体晚期的黄体含有染色密度最大的细胞。松弛素循环水平在妊娠 3 个月时达到峰值，随后下降大约 20%，并在整个孕期保持这个水平。

## 四、卵巢衰退

伴随着年龄增长，卵泡池和卵母细胞的质量和数量都呈下降趋势。采用直线外推法预测有规律月经妇女的卵泡消耗，直到 50 岁，每个卵巢将会存有 2 500～4 000 个始基卵泡。因为绝经后的卵巢多半缺乏卵泡，卵泡消耗在生育期最后 10 年内明显加速。在平均年龄 45～

46 岁时，达到低于几千个卵泡的临界数量，月经不规律发生。在一些研究中，切除单侧卵巢和未产与早绝经有关，产次增加与晚绝经有关。

（宋继荣）

## 第三节　子宫内膜及其他生殖器的周期性变化

子宫内膜及其他女性生殖器随卵巢的周期性变化而发生改变，其中，子宫内膜的周期性变化最为显著。

### 一、子宫内膜的周期性变化

子宫内膜分为基底层和功能层，基底层与子宫肌层相连，不受卵巢激素周期性变化的影响，月经期不发生脱落。功能层靠近子宫腔，受卵巢周期性变化的调节，在月经期脱落坏死。子宫内膜的周期性变化一般分为三期，即增殖期、分泌期、月经期。

**1. 增殖早期**

在增殖早期，子宫内膜的厚度通常不超过 2 mm。基底层细胞和上皮的增殖在子宫下部及子宫角处持续进行，使腔上皮在月经周期第 5 天时修复。此时，子宫腺上皮和基质细胞的有丝分裂活动非常活跃。显然，这种反复的"伤口愈合"过程在正常情况下不会产生疤痕。

子宫内膜增殖早期的腺体窄、直、呈管状，由低柱状细胞排列而成，这种细胞的细胞核呈圆形，位于细胞的基底部。

**2. 增殖晚期**

在增殖晚期，由于腺体的增生和基质细胞外基质的增加，子宫内膜增厚。接近子宫内膜表面的腺体被宽松地隔开，而在较深层的子宫内膜腺体变得更拥挤、更弯曲。随着排卵时间的临近，子宫腺上皮细胞变高并形成假复层。

**3. 分泌早期**

尽管在增殖期子宫内膜腔上皮和腺上皮细胞也有分泌活性，但是仍然以排卵作为子宫内膜周期性分泌期开始的标志。上皮细胞和基质细胞的有丝分裂活动仅限于排卵后前 3 天内，之后很少能再观察到。在分泌早期，腺上皮细胞和基质细胞核出现异染色质。腺上皮细胞开始在细胞的基底部聚集富含糖原的空泡，将细胞核推移到柱状细胞的中央。基质水肿使子宫内膜变得越来越厚。

**4. 分泌中期**

周期中此期的特征性表现为螺旋动脉的发育。由于这些血管的增长速度比子宫内膜增厚快，所以变得越来越卷曲。子宫腺体在分泌中晚期变得弯曲。它们的分泌活性在排卵后 6 天达到最大，表现为细胞质中的空泡散失。

**5. 月经前期**

月经前期的主要组织学特征包括：由基质金属蛋白酶催化的基质网的降解、基质内多形核白细胞和单核白细胞的浸润、子宫内膜腺体"分泌耗竭"，此时上皮细胞的核位于基底部。颗粒淋巴细胞核的形态学变化被认为是月经期来临的前兆之一，这种形态学变化包括提示细胞凋亡的核溶解和核碎裂。这些变化发生在细胞外基质降解和白细胞浸润之前。在腺上皮细胞中，分泌早期和中期形成的核仁管道系统和巨大线粒体均消失。月经形成之前，内膜萎缩，部分是由于分泌活性消失和细胞外基质降解。

**6. 月经期**

雌激素和孕激素的撤退导致月经到来，标志着妊娠失败，需要脱落掉子宫腔面被覆的自发蜕膜化的子宫内膜。

## 二、子宫颈的周期性变化

子宫颈作为一个生物瓣膜，控制着精子和微生物进入子宫腔。在妊娠期，它还有助于保留胎儿、胎儿附属物以及宫腔内的液体直至分娩。宫颈内被覆高柱状纤毛细胞和无纤毛的分泌细胞。颈管内上皮下是丰富的细胞外基质，由胶原纤维、弹性纤维、成纤维细胞和部分平滑肌细胞（约占 10%）组成。在颈管内没有真正的腺体，但有一些隐窝或小沟组成的复杂系统。这些宫颈管细胞与宫颈阴道部有一条非常明显的分界线，宫颈的阴道部被覆复层扁平上皮。

育龄期妇女的宫颈管内分泌细胞平均一天能产生 20~60 mg 黏液。在月经期中期，这个产量会增加 10~20 倍。宫颈黏液是水、电解质和黏蛋白的混合物，卵巢排卵时水的含量会增加到 98%。无机盐约占黏液重量的 1%。在围排卵期黏蛋白形成水化胶——一种有大筛孔的网状结构，有利于运动的精子穿过。排卵前期，宫颈黏液量多、稀薄、透明无细胞，pH 大于 7.0。通过评价宫颈黏液的量，包括拉丝能力和蕨样变能力的流变学特点的半定量评分表和宫颈、宫颈口的外观表现，来判断女性雌激素水平的状态。

## 三、输卵管的周期性变化

输卵管的形态和功能在雌孕激素的周期性调节下发生变化。排卵时输卵管伞部变得充血和肿胀，出现脉冲性波浪式运动。雌激素主要促进纤毛产生，而孕激素主要促进上皮细胞的萎缩和去纤毛化。在雌、孕激素的协同作用下，受精卵在输卵管内的正常运行达子宫腔。

（宋继荣）

# 第四节 月经及月经周期的调节

月经是女性生殖功能成熟的重要标志，是指在卵巢激素的周期性调节下，子宫内膜周期性的脱落及出血。

## 一、月经血的特征

正常月经血呈不凝状暗红色，内含血液、子宫内膜碎片、宫颈黏液、脱落的阴道上皮细胞及炎性细胞。含大量纤溶酶的子宫内膜坏死脱落时，出血中的纤维蛋白原被纤溶酶溶解，故月经血呈高纤溶状态。当出血量过多过快时，纤溶酶来不及全部溶解血液中的纤维蛋白原，会使月经血中出现血块。

## 二、正常月经的临床表现

自月经来潮的第一天算起，两次月经第一天之间的间隔成为一个月经周期。月经周期长度的中位数为 28 天，正常范围为 21~35 天。虽然在 36~40 岁月经周期的间隔会缩短，但在生育年龄的绝大多数时间内，月经周期的长度很少有变化。初潮后的短期和近绝经期，不同个体间及个体内，月经周期的间隔长度变化大。不同妇女之间及同一妇女随着年龄的增长将出现月经周期长度的不确定改变，周期长度主要取决于卵泡期长度的变化。周期的黄体期长度相对固定，95% 在 10~16 天。在卵泡期，B 超监测最大卵泡的直径，平均每天增长大约 2 mm 直至排卵。同时，雌二醇水平逐渐升高，随之子宫内膜的厚度逐渐增厚。

月经的持续时间因人而异，一般在 3~6 天，可从 1~2 天到 7~8 天不等。经血量通常以用多少纸垫及浸透程度来做粗略的估计，如果经血总量超过 80 mL 者为异常。

经期一般无特殊不适。因经期盆腔充血，有些妇女感下腹部或腰骶部不适，也有少数妇女出现胃肠道功能紊乱，头痛及轻度神经系统不稳定的表现。

## 三、月经周期的调节

正常妇女生殖功能包括周期性卵泡发育、排卵和内膜变化，内膜变化为可能发生在本周期的妊娠着床做准备。这种规律的排卵周期是通过对下丘脑、垂体和卵巢发出的刺激和抑制信号进行功能精确和即时的整合而达到的（图 1-2）。

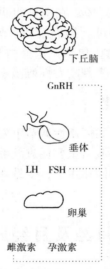

图 1-2　下丘脑 - 垂体 - 卵巢轴

月经周期的调控是一个非常复杂的过程，受下丘脑 - 垂体 - 卵巢轴的支配。卵巢功能受垂体控制，而垂体的功能又受下丘脑的调节，下丘脑又接受大脑皮质的支配。但卵巢所产生的激素还可以反过来影响下丘脑与垂体的功能，即反馈作用。在中枢神经系统的影响及这些器官之间的相互协调作用下，才能发挥正常的生理功能。内、外因素的刺激均能影响这些相互协调的作用。子宫内膜之所以有周期性变化，是受卵巢激素的影响而产生周期性变化。生殖系统通过下面这种经典的内分泌模式发挥功能，由下丘脑向垂体门脉系统脉冲式地分泌促性腺激素释放激素（GnRH）所启动。GnRH 调节 FSH 和 LH 在垂体前叶的合成和随后释放进入血液循环。FSH 和 LH 刺激卵巢卵泡的发育、排卵和黄体形成。

生殖系统的神经、内分泌控制需要促性腺激素的脉冲式分泌并释放入垂体门脉系统，刺激促性腺细胞合成与分泌 LH 和 FSH。接下来，促性腺激素刺激卵泡发育和性腺甾体激素或肽类的分泌；后者负反馈作用于下丘脑和垂体，抑制促性腺激素的分泌。在月经中期，雌二醇水平升高的正反馈作用产生排卵前促性腺激素峰值。

这个系统的一个关键部分是卵巢甾体激素和抑制素对促性腺激素分泌的调节作用，这种调节作用或直接作用于垂体水平，或是通过改变 GnRH 分泌的幅度和频率来实现。FSH 分泌的负反馈约束对于人类生殖周期独特的单个成熟卵细胞的发育是至关重要的。除了负反馈控制，月经周期在内分泌系统中的独特之处还在于依赖雌激素 – 正反馈产生排卵前的 LH 峰，后者对排卵是基本要素。

月经周期的卵泡期始于月经第一天，包括多个卵泡的募集、优势卵泡的出现和内膜的增殖，在排卵前 LH 高峰出现日结束。黄体期，始于 LH 高峰出现后，以黄体形成、分泌孕酮为特征，并协调内膜的一系列改变为着床做准备，若未发生妊娠，内膜将随着黄体的萎缩失去血供，发生脱落。

$E_2$ 对下丘脑产生两种不同的反馈作用，即负反馈和正反馈作用。随卵泡的发育，其产生的 $E_2$ 反馈作用于下丘脑抑制 GnRH 的释放从而实现对促性腺激素脉冲分泌的抑制作用，即负反馈作用。

随卵泡发育成熟，当 $E_2$ 的分泌达到阈值（250～450 pg/mL），并维持达 2 天时，$E_2$ 即可发挥正反馈作用，刺激 LH 和 FSH 分泌出现高峰。一旦达到域值，促性腺激素分泌的高峰就不受 $E_2$ 浓度是否进一步增高所影响。

在黄体期，高浓度的 P 对促性腺激素的脉冲分泌产生抑制作用。黄体失去促性腺激素的支持而萎缩，由其产生的两种卵巢激素也随之减少。子宫内膜因失去卵巢性激素的支持而萎缩、坏死、出血、剥脱，促成月经来潮。在卵巢性激素减少的同时，解除了对下丘脑的抑制，下丘脑得以再度分泌有关释放激素，于是又开始了另一个新的周期。如此反复循环，使月经能按期来潮（图 1-3）。

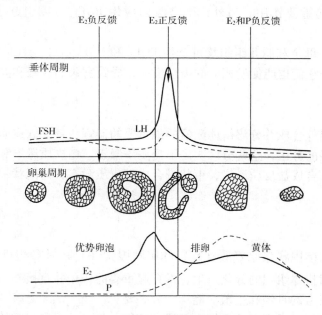

图 1-3　雌、孕激素的反馈

（宋继荣）

# 第五节　其他内分泌腺及前列腺素对生殖系统影响

## 一、前列腺素

前列腺素和相关的脂类介质均被归类于二十碳烷酸（花生酸）类物质。花生酸类是由二十碳多不饱和脂肪酸酶解衍生的，特别是哺乳动物的二十碳（花生）四烯酸。在受到激素刺激或机械创伤时，身体内几乎所有的细胞均可产生该类物质。它们能以极低的浓度在不同的组织中（包括生殖系统）激发广泛的连锁生物反应。花生酸类活性的组织特异性是由生物合成酶的选择性表达以及细胞膜花生酸类物质受体（可能是核受体）来决定的。因推测花生酸类可自发或代谢性地失活，故认为它们的寿命短暂，并认为它们可能是细胞功能的自分泌或旁分泌的调节物。

多方面的证据提示，COX-2 的主要产物 $PGE_2$ 介导排卵过程。首先，随着 LH 峰的到来，卵巢 $PGE_2$ 的产生增加。$PGE_2$ 在排卵前卵泡的卵丘细胞有特异性表达，支持它在排卵和受精中的作用，这是受促性腺激素的刺激而发生的上调。已认为 $PGE_2$ 是有介导 COX-2 依赖的胚胎着床和子宫蜕膜化作用的花生酸类物质。此外，研究者还推测 $PGE_2$ 在这些过程中的作用是通过核 PRARδ 受体介导的。已发现在着床和蜕膜化部位含量最大的前列腺素成分就是 $PGE_2$，且存在于妊娠第 5~8 天，有时可发现存在 $PGE_2$ 合酶的转录并且在着床部位呈上调表现。痛经是一种妇科疾患，表现为与月经相伴的疼痛发生。在痛经妇女的子宫内膜和经血中，$PGF_{2\alpha}$ 及 $PGE_2$ 水平升高，$PGF_{2\alpha}$ 与 $PGE_2$ 比值升高。

在内膜异位症组织中可测到明显升高的 $PGE_2$，它的升高会引起内膜异位症患者痛觉敏感并对痛经的发生起重要作用。另外，子宫腔内应用 $PGF_{2\alpha}$ 可以引起子宫收缩和痛经样疼痛。

在妊娠过程中，母亲和胎儿组织均可产生 $PGE_2$ 和 $PGF_{2\alpha}$，不论在体内及体外它们均可刺激子宫收缩，此外它们也能促发相应的炎性反应，导致宫颈的扩张和变薄。

## 二、肾上腺

肾上腺是除卵巢外合成并分泌甾体激素的最重要的器官。肾上腺皮质，该器官在组织学以及功能上都有明显的分区，这些分区决定了盐皮质激素、糖皮质激素和肾上腺雄激素的相对产生速度。球状带合成盐皮质激素，束状带合成糖皮质激素，而网状带和胎儿的肾上腺皮质产生雄激素。

## 三、甲状腺

甲状腺分泌的三碘甲状腺原氨酸（$T_3$）和甲状腺素（$T_4$）是参与机体各种物质的新陈代谢的重要激素，对机体组织的分化、生长发育起重要的作用并直接参与生殖过程，对性腺的发育成熟、维持正常的月经和生殖功能均十分必要。

甲状腺功能低下可导致先天性女性生殖器官畸形、先天性无卵巢、原发性闭经、月经初潮延迟等。性成熟后若发生甲状腺功能低下，表现为月经过少、稀发，甚至闭经，由于影响排卵及受孕，患者可合并不孕，自然流产和畸胎的发生率增加。

　　当甲状腺功能亢进时，初期对下丘脑起正反馈调节，雌激素的分泌与释放增多，内膜发生过度增生，临床表现月经过多、过频，或月经不规则。当病情发展至中、重度时，雌孕激素的分泌、释放及代谢等过程受抑制，临床表现为月经稀发、月经血量减少或闭经。

（宋继荣）

# 第二章

# 生殖内分泌疾病

女性生殖内分泌疾病是妇科常见病，通常由下丘脑－垂体－卵巢轴功能异常或靶器官效应异常所致，部分还涉及遗传因素、女性生殖器发育异常等。

## 第一节　异常子宫出血

### 一、概论

异常子宫出血（AUB）是妇科常见的症状和体征，是指与正常月经的周期频率、规律性、经期长度、经期出血量中的任何 1 项不符、源自子宫腔的异常出血。本节内容仅限定于生育期非妊娠妇女，不包括妊娠期、产褥期、青春期前和绝经后出血。

### （一）相关术语

正常子宫出血即月经。月经的临床评价指标至少包括周期频率和规律性、经期长度、经期出血量 4 个要素，我国暂定的相关术语见表 2-1，其他还应有经期有无不适，如痛经、腰酸、下坠等。

表 2-1　AUB 术语范围

| 月经临床评价指标 | 术语 | 范围 |
| --- | --- | --- |
| 周期频率 | 月经频发 | <21 日 |
| | 月经稀发 | >35 日 |
| 周期规律性（近 1 年） | 规律月经 | <7 日 |
| | 不规律月经 | ≥7 日 |
| | 闭经 | ≥6 个月无月经 |
| 经期长度 | 经期延长 | >7 日 |
| | 经期过短 | <3 日 |
| 经期出血量 | 月经过多 | >80 mL |
| | 月经过少 | <5 mL |

根据出血时间，AUB 可分为：经间期出血（IMB）、不规则子宫出血、突破性出血（BTB）。出血较多者为出血，量少者为点滴出血。

根据发病急缓，AUB 可分为慢性和急性两类：慢性 AUB 指近 6 个月内至少出现 3 次 AUB，无须紧急临床处理但需进行规范诊疗的 AUB；急性 AUB 指发生了严重的大出血，需要紧急处理以防进一步失血的 AUB，可见于有或无慢性 AUB 史者。

### （二）病因及分类

AUB 病因分为两大类 9 个类型，按英语首字母缩写为"PALM-COEIN"，"PALM"存在结构性改变、可采用影像学技术和（或）病理学方法明确诊断，而"COEIN"无子宫结构性改变，"PALM-COEIN"具体指：子宫内膜息肉（Polyp）所致 AUB（AUB-P）、子宫腺肌病（Adenomyosis）所致 AUB（AUB-A）、子宫平滑肌瘤（Leiomyoma）所致 AUB（AUB-L）、子宫内膜恶变和不典型增生所致 AUB（AUB-M）；全身凝血相关疾病（Coagulopathy）所致 AUB（AUB-C）、排卵障碍（Ovulatory Dysfunction）相关的 AUB（AUB-O）、子宫内膜局部异常（Endometrial）所致 AUB（AUB-E）、医源性（Iatrogenic）AUB（AUB-I）、未分类（Not Yet Classified）的 AUB（AUB-N）。导致 AUB 的原因可以是单一因素，也可多因素并存，有时还存在原发病导致的其他临床表现。

既往所称的功能失调性子宫出血（功血），包括"无排卵功血"和"排卵性月经失调"两类，前者属于 AUB-O；后者包括黄体功能不足（LPD）和子宫内膜不规则脱落等，涉及 AUB-O 和 AUB-E，根据中华医学会妇产科学分会内分泌学组 2014 年建议，不再使用"功能失调性子宫出血（功血）"。

## 二、无排卵性异常子宫出血

### （一）病因及病理生理

正常月经的发生是基于排卵后黄体生命期结束，雌激素和孕激素撤退，使子宫内膜功能层皱缩坏死而脱落出血。正常月经的周期、持续时间和血量表现为明显的规律性和自限性。当机体受内部和外界各种因素，如精神紧张、营养不良、代谢紊乱、慢性疾病、环境及气候骤变、饮食紊乱、过度运动、酗酒以及其他药物等影响时，可通过大脑皮层和中枢神经系统，引起下丘脑 - 垂体 - 卵巢轴功能调节或靶器官效应异常导致月经失调。

无排卵性 AUB 常见于青春期、绝经过渡期，生育期也可发生。在青春期，下丘脑 - 垂体 - 卵巢轴激素间的反馈调节尚未成熟，大脑中枢对雌激素的正反馈作用存在缺陷，下丘脑和垂体与卵巢间尚未建立稳定的周期性调节，FSH 呈持续低水平，无促排卵性 LH 峰形成，卵巢虽有卵泡生长，但卵泡发育到一定程度即发生退行性变，形成闭锁卵泡，无排卵发生；在绝经过渡期，卵巢功能不断衰退，卵泡近于耗尽，剩余卵泡往往对垂体促性腺激素的反应性低下，故雌激素分泌量锐减，以致促性腺激素水平升高，FSH 常比 LH 更高，不形成排卵期前 LH 高峰，故不排卵。生育期妇女有时因应激、肥胖或 PCOS 等因素影响，也可发生无排卵。各种原因引起的无排卵均可导致子宫内膜受单一雌激素作用而无孕酮对抗，从而引起雌激素突破性出血。雌激素突破性出血有两种类型：①雌激素缓慢累积维持在阈值水平，可发生间断性少量出血，内膜修复慢，出血时间长；②雌激素累积维持在较高水平，子宫内膜持续增厚，但因无孕激素作用，脆弱脱落而局部修复困难，临床表现为少量出血淋漓不断或一段时间闭经后的大量出血。无排卵性 AUB 的另一出血机制是雌激素撤退性出血，即在单一雌激素的持久刺激下子宫内膜持续增生，此时，若有一批卵泡闭锁，或由于大量雌激素对

FSH 的负反馈作用，使雌激素水平突然下降，内膜因失去雌激素支持而剥脱，其表现与外源性雌激素撤药所引起的出血相似。

另外，无排卵性 AUB 还与子宫内膜出血自限机制缺陷有关。主要表现为：①组织脆性增加。在单纯雌激素的作用下，子宫内膜间质缺乏孕激素作用反应不足，致使子宫内膜组织脆弱，容易自发破溃出血；②子宫内膜脱落不完全。由于雌激素波动子宫内膜脱落不规则和不完整，子宫内膜某一区域在雌激素作用下修复，而另一区域发生脱落和出血，这种持续性增生子宫内膜的局灶性脱落缺乏足够的组织丢失量，使内膜的再生和修复困难；③血管结构与功能异常。单一雌激素的持续作用，子宫内膜破裂的毛细血管密度增加，小血管多处断裂，加之缺乏螺旋化，收缩不力造成流血时间延长，流血量增多。多次组织破损活化纤溶酶，引起更多的纤维蛋白裂解，子宫内膜纤溶亢进。另外，增殖期子宫内膜前列腺素 $E_2$（$PGE_2$）含量高于 $PGF_{2\alpha}$，过度增生的子宫内膜组织中 $PGE_2$ 含量和敏感性更高，血管易于扩张，出血增加。

## （二）病理

无排卵性 AUB，根据体内雌激素水平的高低和持续作用时间的长短，以及子宫内膜对雌激素反应的敏感性，子宫内膜可表现出不同程度的增生性变化，少数可呈萎缩性改变。

**1. 增殖期子宫内膜**

子宫内膜所见与正常月经周期的增殖内膜无区别，只是在月经周期后半期甚至月经期仍表现为增殖期形态。

**2. 子宫内膜增生**

根据 2014 年世界卫生组织（WHO）女性生殖系统肿瘤学分类，如下。

（1）不伴有不典型的增生：指子宫内膜腺体过度增生，大小和形态不规则，腺体和间质比例高于增殖期子宫内膜，但无明显的细胞不典型。包括既往所称的单纯型增生和复杂型增生，是长期雌激素作用而无孕激素拮抗所致，发生子宫内膜癌的风险极低。

（2）不典型增生（AH）／子宫内膜上皮内瘤变（EIN）指子宫内膜增生伴有细胞不典型，镜下表现为管状或分支腺体排列拥挤，并伴有细胞不典型（包括细胞核增大、多形性、圆形、极性丧失和核仁），病变区域内腺体比例超过间质，腺体拥挤，仅有少量间质分隔，发生子宫内膜癌的风险较高，属于癌前病变。

**3. 萎缩型子宫内膜**

内膜萎缩菲薄，腺体少而小，腺管狭而直，腺上皮为单层立方形或矮柱状细胞，间质少而致密，胶原纤维相对增多。

## （三）临床表现

少数无排卵妇女可有规律的月经周期，临床上称为"无排卵月经"，但多数不排卵女性表现为月经紊乱，即失去正常周期和出血自限性，出血间隔长短不一，短者几日，长者数月，常误诊为闭经；出血量多少不一，出血量少者只有点滴出血，多者大量出血，不能自止，导致贫血或休克。出血的类型取决于血雌激素水平及其下降速度、雌激素对子宫内膜持续作用的时间及子宫内膜的厚度。

## （四）诊断

诊断前必须首先除外生殖道或全身器质性病变所致。

**1. 病史**

应注意患者年龄、月经史、婚育史及避孕措施；排除妊娠；是否存在引起异常子宫出血的器质性疾病，包括生殖器肿瘤、感染、血液系统及肝、肾、甲状腺疾病等，了解疾病经过和诊疗情况；近期有无服用干扰排卵的药物等。通过详细询问病史，确认其特异的出血模式。

**2. 体格检查**

包括妇科检查和全身检查，及时发现相关体征。妇科检查应排除阴道、宫颈及子宫结构异常和器质性病变，确定出血来源。

**3. 辅助检查**

主要目的是鉴别诊断和确定病情的严重程度及是否有合并症。

（1）全血细胞计数、凝血功能检查。

（2）尿妊娠试验或血 hCG 检测：除外妊娠相关疾病。

（3）超声检查：了解子宫内膜厚度及回声，以明确有无宫腔占位性病变及其他生殖道器质性病变等。

（4）基础体温测定（BBT）：是诊断无排卵性 AUB 最常用的手段，无排卵性基础体温呈单相型（图 2-1）。

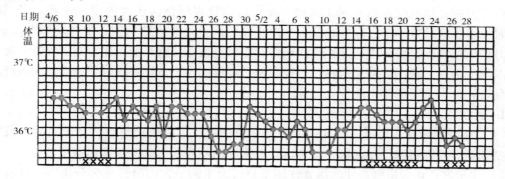

**图 2-1 基础体温单相型（无排卵异常子宫出血）**

（5）生殖内分泌测定：通过测定下次月经前 5~9 日（相当于黄体中期）的血孕酮水平估计患者有无排卵，孕酮浓度 <3 ng/mL 提示无排卵。同时应在早卵泡期测定血 LH、FSH、催乳素（PRL）、雌二醇（$E_2$）、睾酮（T）、促甲状腺素（TSH）水平，以全面了解患者无排卵的病因。

（6）刮宫（D&C）或子宫内膜活组织检查：以明确子宫内膜病理诊断，而刮宫兼有诊断和止血双重作用。适用于年龄 >35 岁、药物治疗无效或存在子宫内膜癌高危因素的异常子宫出血患者。为确定有无排卵或黄体功能，应在月经来潮前 1~2 日或月经来潮 6 小时内刮宫；为降低大出血风险，除外器质性疾病后，可随时刮宫；为确定是否子宫内膜不规则脱落，需在月经第 5~7 日刮宫。

（7）宫腔镜检查：可直接观察到宫颈管、子宫内膜的生理和病理情况，直视下活检的诊断准确率显著高于盲取。

（8）宫颈黏液结晶检查：根据羊齿植物叶状结晶的出现与否判断有无排卵，月经前仍可见羊齿状结晶表示无排卵。目前已较少应用。

## （五）鉴别诊断

### 1. 全身性疾病

如血液病、肝功能损害、甲状腺功能亢进或减退等。通过检查血常规、肝功能和甲状腺激素等得以鉴别。

### 2. 异常妊娠或妊娠并发症

如流产、异位妊娠、葡萄胎、子宫复旧不良、胎盘残留等。

### 3. 生殖器感染

如急性或慢性子宫内膜炎、子宫肌炎等。

### 4. 生殖器肿瘤

如子宫内膜癌、子宫颈癌、子宫肌瘤、卵巢肿瘤、滋养细胞肿瘤等。

### 5. 生殖道损伤

如阴道裂伤出血、阴道异物等。

### 6. 其他

性激素类药物使用不当、宫内节育器或异物引起的异常子宫出血。

## （六）治疗

治疗原则是出血期止血并纠正贫血，血止后调整周期预防子宫内膜增生和 AUB 复发，有生育要求者应促排卵治疗。青春期少女以止血、调整月经周期为主；生育期妇女以止血、调整月经周期和促排卵为主；绝经过渡期妇女则以止血、调整月经周期、减少经量、防止子宫内膜癌变为主。常用性激素药物止血和调整月经周期。出血期可辅以促进凝血和抗纤溶药物，促进止血。必要时手术治疗。

### 1. 止血

（1）性激素为首选药物，尽量使用最低有效剂量，为尽快止血而药量较大时应及时合理调整剂量，治疗过程严密观察，以免因性激素应用不当而引起医源性出血。

1）孕激素：止血机制是使雌激素作用下持续增生的子宫内膜转化为分泌期，停药后内膜脱落较完全，故又称为"子宫内膜脱落法"或"药物刮宫"。适用于体内已有一定水平雌激素的患者。适用于血红蛋白大于 80 g/L、生命体征稳定的患者。因停药后短期内必然会引起撤药性出血，故不适用于严重贫血者。孕激素止血的具体用法：地屈孕酮片 10 mg，口服，每日 2 次，共 10 日；微粒化孕酮 200~300 mg，口服，每日 1 次，共 10 日；黄体酮 20~40 mg，肌内注射，每日 1 次，共 3~5 日；醋酸甲羟孕酮（MPA）6~10 mg，口服，每日 1 次，共 10 日。

2）雌激素：也称子宫内膜修复法，应用大剂量雌激素可迅速提高血雌激素水平，促使子宫内膜生长，短期内修复创面而止血，适用于血红蛋白低于 80 g/L 的青春期患者。止血有效剂量与患者内源性雌激素水平有关，具体用量按出血量多少决定，首选口服药物，根据出血量和患者状态决定初治用药间隔和用药剂量。例如，戊酸雌二醇：每次 2 mg，口服，每 6~8 小时一次；结合雌激素：每次 1.25~2.5 mg，口服，每 6~8 小时一次。不能耐受口服药物者可用苯甲酸雌二醇 3~4 mg/d，分 2~3 次肌内注射，若出血量明显减少，维持剂量，若出血量未见减少则加量，每日最大量不超过 12 mg。对大量出血患者，应该在性激素治疗的 6 小时内见效，24~48 小时内出血基本停止。若 96 小时仍不止血，应考虑有器质性病变存在的可能。经上述用药，患者止血后每 3 日递减 1/3 量，直至维持量，如戊酸雌二醇 1～2 mg/d，或结合雌激素每次 0.625～1.25 mg，维持至血止后的第 20 日以上。在此期间，应给予补血药物或适当输血，使患者血红蛋白尽快上升。所有雌激素疗法在患者血红蛋白增加至 80～90 g/L 以上后，均必须加用孕激素，使子宫内膜转化，并在与雌孕激素同时撤退后同步脱落。

3）复方短效口服避孕药：适用于长期而严重的无排卵出血。目前应用的是第 3 代短效口服避孕药，如去氧孕烯 - 炔雌醇、孕二烯酮 - 炔雌醇或复方醋酸环丙孕酮，用法为 1～2 片/次，每 6～8 小时一次，血止后每 3 日逐渐减 1/3 量至 1 片/日，维持至血止后的 21 日停药。严重持续无规律出血建议连续用复方短效口服避孕药 3 个月等待贫血纠正。

4）孕激素内膜萎缩法：高效合成孕激素可使内膜萎缩，达到止血目的，此法不适用于青春期患者。炔诺酮治疗出血量较多时，首剂量为 5 mg，每 8 小时一次，血止后每隔 3 日递减 1/3 量，直至维持量为 2.5～5.0 mg/d；持续用至血止后 21 日停药，停药后 3～7 日发生撤药性出血。也可用左炔诺孕酮 1.5～2.25 mg/d，血止后按同样原则减量。

5）雄激素：雄激素有拮抗雌激素的作用，能增强子宫平滑肌及子宫血管张力，减轻盆腔充血而减少出血量，可给丙酸睾酮 25～50 mg/d，肌内注射，用 1～3 日。但大出血时雄激素不能立即改变内膜脱落过程，也不能使其立即修复，单独应用止血效果不佳。

6）GnRHa：也可用于止血的目的。但如应用 GnRHa 治疗大于 3 个月，推荐应用雌激素反向添加治疗。

（2）刮宫术：刮宫可迅速止血并具有诊断价值，适用于大量出血且药物治疗无效需立即止血或需要子宫内膜组织学检查的患者。可了解内膜病理，除外恶性病变，对于绝经过渡期及病程长的生育期患者应首先考虑刮宫术，对无性生活史青少年除非要除外子宫内膜癌，否则不行刮宫术。对于超声提示宫腔内异常者可在宫腔镜下活检，以提高诊断率。

**2. 调节周期**

对于 AUB-O 的患者，止血只是治疗的第一步，几乎所有患者都需要调整周期。调整月经周期是治疗的根本，也是巩固疗效、避免复发的关键。调整周期的方法根据患者的年龄、激素水平、生育要求等而有所不同。

（1）孕激素：使用范围相对广泛，适用于体内有一定雌激素水平的各年龄段的患者。可于撤退性出血第 15 日起，口服地屈孕酮 10～20 mg/d，用药 10 日；或微粒化孕酮 200～300 mg/d，用药 10 日；或甲羟孕酮 4～12 mg/d，每日分 2～3 次口服，连用 10～14 日。酌情应用 3～6 个周期。

（2）口服避孕药：可很好控制周期，尤其适用于有避孕需求的患者。一般在止血用药撤退性出血后，周期性使用口服避孕药 3 个周期，病情反复者酌情延至 6 个周期。生育期、有长期避孕需求、无避孕药禁忌证者可长期应用。

（3）雌、孕激素序贯法：如孕激素治疗后不出现撤退性出血，考虑是否为内源性雌激素水平不足，可用雌孕激素序贯法，常用于青春期患者（图 2-2）。

（4）左炔诺孕酮宫内缓释系统（LNG-IUS）：宫腔内局部释放左炔诺孕酮 20 μg/d，抑制子宫内膜生长。多种药物治疗失败且无生育要求者，选择 LNG-IUS 常有效。适用于生育期或围绝经期、无生育需求的患者。

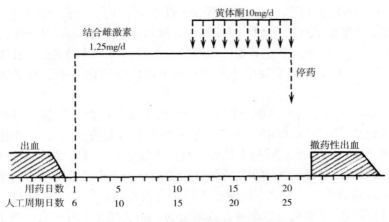

图2-2 雌、孕激素序贯疗法示意图

**3. 促排卵**

用于生育期、有生育需求者，尤其是不孕患者。青春期患者不应采用促排卵药物来控制月经周期。

（1）氯米芬：月经期第 5 日起，每晚服 50 mg，连续 5 日。一般在停药 7~9 日排卵。若排卵失败，可重复用药，氯米芬剂量逐渐增至 100~150 mg/d。若内源性雌激素不足，可配伍少量雌激素，一般连用 3 个月。

（2）人绒毛膜促性腺素（hCG）：有类似 LH 作用而诱发排卵，适用于体内 FSH 有一定水平、雌激素中等水平者。一般与其他促排卵药联用。超声监测卵泡发育接近成熟时，可大剂量肌内注射 hCG 5 000~10 000 U 以诱发排卵。

（3）尿促性素（hMG）：每支含 FSH 及 LH 各 75 U。月经期第 5 日每日肌注 hMG 1~2 支，直至卵泡成熟，停用 hMG，加用 hCG 5 000~10 000 U，肌内注射，以提高排卵率，此法称 hMG-hCG 促排卵法。应警惕用 hMG 时并发卵巢过度刺激综合征，故仅适用于对氯米芬效果不佳、要求生育，尤其是不孕的患者。

**4. 手术治疗**

适用于药物治疗无效、不愿或不适合子宫切除术、无生育要求而药物治疗的患者，尤其是不易随访的年龄较大者，应考虑手术治疗。若刮宫诊断为癌前病变或癌变者，按相关疾病处理。

（1）子宫内膜去除术：利用宫腔镜下电切割或激光切除子宫内膜，或采用滚动球电凝或热疗等方法，直接破坏大部分或全部子宫内膜和浅肌层，使月经减少甚至闭经。术前需排除癌或癌前病变。术前 1 个月口服达那唑 600 mg，每日 1 次；或孕三烯酮 2.5 mg，2 次/周，4~12 周；或用 GnRHa 3.75 mg，每 28 日 1 次，1~3 次，可使子宫内膜萎缩，子宫体积缩小，减少血管再生，使手术时间缩短，出血减少，易于施术，增加手术安全性，且可在月经周期任何时期进行。治疗优点是微创、有效，可减少月经量的 80%~90%，部分患者可达到闭经。但术前必须有明确的病理学诊断，以避免误诊和误切。

（2）子宫切除术：患者经各种治疗效果不佳，了解所有药物治疗的可行方法后，由患者和家属知情选择后接受子宫切除。

## （七）预后

青春期无排卵性 AUB 患者最终能否建立正常月经周期与病程长短有关。发病 4 年内建立正常周期者占 63.2%，病程长于 4 年者较难自然痊愈（如多囊卵巢综合征）。生育期患者应用促排卵药后妊娠可能性很大，但产后仅部分患者能有规律排卵或稀发排卵，多数仍为无排卵，月经可不规律。绝经过渡期患者病程可长可短，但能以绝经告终，仅个别发生癌变。

# 三、排卵性异常子宫出血

排卵性异常子宫出血（排卵性月经失调）较无排卵性少见，多发生于生育期女性。患者有周期性排卵，因此临床上有可辨认的月经周期。主要包含黄体功能不足、子宫内膜不规则脱落和子宫内膜局部异常所致的 AUB。

## （一）黄体功能不足

月经周期中有卵泡发育及排卵，但黄体期孕激素分泌不足或黄体过早衰退，导致子宫内膜分泌反应不良和黄体期缩短。

**1. 发病机制**

足够水平的 FSH 和 LH 以及卵巢对 LH 良好的反应，是黄体健全发育的必要前提。黄体功能不足可由多种因素造成：卵泡期 FSH 缺乏，使卵泡发育缓慢，雌激素分泌减少，从而对垂体及下丘脑正反馈不足；LH 脉冲峰值不高及排卵峰后 LH 低脉冲缺陷，使排卵后黄体发育不全，孕激素分泌减少；卵巢本身发育不良，排卵后颗粒细胞黄素化不良，孕激素分泌减少。此外，生理性因素如初潮、分娩后、绝经过渡期等也可导致黄体功能不足。

**2. 病理**

子宫内膜形态一般表现为分泌期内膜、腺体分泌不良，间质水肿不明显或腺体与间质发育不同步。内膜活检显示分泌反应落后 2 日。

**3. 临床表现**

常表现为月经周期缩短。有时月经周期虽在正常范围内，但卵泡期延长、黄体期缩短，以致患者不易受孕或在妊娠早期流产。

**4. 诊断**

根据病史、妇科检查无引起异常子宫出血的生殖器器质性病变；基础体温双相型，但高温相小于 11 日（图 2-3）；子宫内膜活检显示分泌反应至少落后 2 日，可做出诊断。

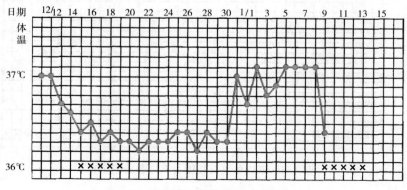

图 2-3 基础体温双相型（黄体期短）

**5. 治疗**

（1）促进卵泡发育：针对其发生原因，促使卵泡发育和排卵。①卵泡期使用低剂量雌激素：月经第5日起，每日口服妊马雌酮0.625 mg或戊酸雌二醇1 mg，连续5~7日；②氯米芬：月经第3~5日，每日开始口服氯米芬50 mg，连服5日。

（2）促进月经中期LH峰形成在卵泡成熟后，给予绒促性素5 000~10 000 U一次或分两次肌内注射。

（3）黄体功能刺激疗法：基础体温上升后开始，隔日肌内注射绒促性素1 000~2 000 U，共5次。

（4）黄体功能补充疗法：一般选用天然黄体酮制剂，自排卵后开始每日肌内注射黄体酮10 mg，共10~14日。

（5）口服避孕药：尤其适用于有避孕需求的患者。一般周期性使用口服避孕药3个周期，病情反复者酌情延至6个周期。

## （二）子宫内膜不规则脱落

月经周期有排卵，黄体发育良好，但萎缩过程延长，导致子宫内膜不规则脱落。

**1. 发病机制**

由于下丘脑-垂体-卵巢轴调节功能紊乱或溶黄体机制失常，引起黄体萎缩不全，内膜持续受孕激素影响，以致不能如期完整脱落。

**2. 病理**

正常月经第3~4日时，分泌期子宫内膜已全部脱落。黄体萎缩不全时，月经期第5~6日仍能见到呈分泌反应的子宫内膜。常表现为混合型子宫内膜，即残留的分泌期内膜与出血坏死组织及新增生的内膜混合共存。

**3. 临床表现**

表现为月经周期正常但经期延长，长达9~10日，且出血量多。

**4. 诊断**

临床表现为经期延长，基础体温呈双相型，但下降缓慢（图2-4）。在月经第5~7日行诊断性刮宫，病理检查作为确诊依据。

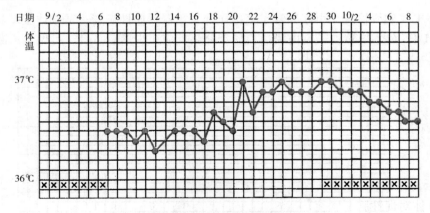

**图2-4　基础体温双相型（黄体萎缩不全）**

**5. 治疗**

（1）孕激素：排卵后第 1~2 日或下次月经前 10~14 日开始，每日口服甲羟孕酮 10 mg，连服 10 日。有生育要求者肌内注射黄体酮注射液。无生育要求者也可口服单相口服避孕药，自月经周期第 5 日始，每日 1 片，连续 21 日为一周期。

（2）绒促性素：用法同黄体功能不足，有促进黄体功能的作用。

（3）复方短效口服避孕药：抑制排卵，控制周期。

### （三）子宫内膜局部异常所致异常子宫出血

指原发于子宫内膜局部异常引起的异常子宫出血。当异常子宫出血（AUB）发生在有规律且有排卵的周期，特别是经排查未发现其他原因可解释时，则可能是原发于子宫内膜局部异常所致的异常子宫出血。

**1. 临床表现**

可表现为月经过多（ >80 mL）、经间期出血或经期延长，而周期、经期持续时间正常。其机制可能涉及子宫内膜局部凝血纤溶调节机制异常、子宫内膜修复机制异常，如子宫内膜炎症、感染、炎性反应及子宫内膜血管生成异常等。

**2. 诊断**

目前尚无特异方法诊断子宫内膜局部异常，主要基于在有排卵月经的基础上排除其他明确异常后而确定。

**3. 治疗**

建议先行药物治疗，推荐的治疗顺序为：①左炔诺孕酮宫内缓释系统（LNG-IUS），适合于近 1 年以上无生育要求者；②氨甲环酸抗纤溶治疗或非甾体消炎药，可用于不愿或不能使用性激素治疗或想尽快妊娠者；③短效口服避孕药；④孕激素子宫内膜萎缩治疗，如炔诺酮 5 mg，每日 3 次，从周期第 5 日开始，连续服用 21 日。刮宫术仅用于紧急止血及病理检查。对于无生育要求者可考虑保守性手术，如子宫内膜切除术。

（吴丽华）

# 第二节　多囊卵巢综合征

多囊卵巢综合征（PCOS）是一种最常见的妇科内分泌疾病之一。在临床上以雄激素过高的临床或生化表现、持续无排卵、卵巢多囊改变为特征，常伴有胰岛素抵抗和肥胖。其病因至今尚未阐明，目前研究认为，其可能是由于某些遗传基因与环境因素相互作用所致。

## 一、内分泌特征与病理生理

内分泌特征有：①雄激素过多；②雌酮过多；③黄体生成激素/卵泡刺激激素（LH/FSH）比值增大；④胰岛素过多。产生这些变化的可能机制如下。

**1. 下丘脑－垂体－卵巢轴调节功能异常**

由于垂体对促性腺激素释放激素（GnRH）敏感性增加，分泌过量 LH，刺激卵巢间质、卵泡膜细胞产生过量雄激素。卵巢内高雄激素抑制卵泡成熟，不能形成优势卵泡，但卵巢中的小卵泡仍能分泌相当于早卵泡期水平的雌二醇（$E_2$），加之雄烯二酮在外周组织芳香化酶作用下转化为雌酮（$E_1$），形成高雌酮血症。持续分泌的雌酮和一定水平的雌二醇作用于下丘脑及垂体，对 LH 分泌呈正反馈，使 LH 分泌幅度及频率增加，呈持续高水平，无周期性，不形成月经中期 LH 峰，故无排卵发生。雌激素又对 FSH 分泌呈负反馈，使 FSH 水平相对降低，LH/FSH 比例增大。高水平 LH 又促进卵巢分泌雄激素；低水平 FSH 的持续刺激，使卵巢内小卵泡发育停止，无优势卵泡形成，从而形成雄激素过多、持续无排卵的恶性循环，导致卵巢多囊样改变。

**2. 胰岛素抵抗和高胰岛素血症**

外周组织对胰岛素的敏感性降低，胰岛素的生物学效能低于正常，称为胰岛素抵抗。约50% 患者存在不同程度的胰岛素抵抗及代偿性高胰岛素血症。过量胰岛素作用于垂体的胰岛素受体，可增强 LH 释放并促进卵巢和肾上腺分泌雄激素，又通过抑制肝脏性激素结合球蛋白（SHBG）合成，使游离睾酮增加。

**3. 肾上腺内分泌功能异常**

50% 患者存在脱氢表雄酮（DHEA）及脱氢表雄酮硫酸盐（DHEAS）升高，可能与肾上腺皮质网状带 P450 c17α 酶活性增加、肾上腺细胞对促肾上腺皮质激素（ACTH）敏感性增加和功能亢进有关。脱氢表雄酮硫酸盐升高，提示过多的雄激素部分来自肾上腺。

## 二、病理

**1. 卵巢变化**

大体检查：双侧卵巢均匀性增大，为正常妇女的 2～5 倍，呈灰白色，包膜增厚、坚韧。切面见卵巢白膜均匀性增厚，较正常的厚 2～4 倍，白膜下可见大小不等、≥12 个囊性卵泡，直径在 2～9 mm。镜下见白膜增厚、硬化，皮质表层纤维化，细胞少，血管显著存在。白膜下见多个不成熟阶段呈囊性扩张的卵泡及闭锁卵泡，无成熟卵泡生成及排卵迹象。

**2. 子宫内膜变化**

因无排卵，子宫内膜长期受雌激素刺激，呈现不同程度增生性改变，甚至呈不典型增生。长期持续无排卵可增加子宫内膜癌的发生概率。

## 三、临床表现

PCOS 多起病于青春期，主要临床表现包括月经失调、雄激素过量和肥胖。

**1. 月经失调**

月经失调为最主要症状。多表现为月经稀发（周期 35 日～6 个月）或闭经，闭经前常有经量过少或月经稀发，也可表现为不规则子宫出血，月经周期或行经期或经量无规律性。

**2. 不孕**

生育期妇女因排卵障碍导致不孕。

**3. 多毛、痤疮**

多毛、痤疮是高雄激素血症最常见的表现。出现不同程度多毛，以性毛为主，阴毛浓密且呈男性型倾向，延及肛周、腹股沟或腹中线，也有出现上唇和（或）下颌细须或乳晕周围有长毛等。油脂性皮肤及痤疮常见，与体内雄激素积聚刺激皮脂腺分泌旺盛有关。

**4. 肥胖**

50% 以上患者肥胖（体重指数≥25），且常呈腹部肥胖型（腰围/臀围≥0.80）。肥胖与胰岛素抵抗、雄激素过多、游离睾酮比例增加及与瘦素抵抗有关。

**5. 黑棘皮症**

阴唇、颈背部、腋下、乳房下和腹股沟等处皮肤皱褶部位出现灰褐色色素沉着，呈对称性，皮肤增厚，质地柔软。

# 四、辅助检查

**1. 基础体温测定**

表现为单相型基础体温曲线。

**2. 超声检查**

可见卵巢增大，包膜回声增强，轮廓较光滑，间质回声增强；一侧或两侧卵巢各有 12 个及以上直径为 2~9 mm 的无回声区，围绕卵巢边缘，呈车轮状排列，称为"项链征"。连续监测未见主导卵泡发育及排卵迹象。

**3. 腹腔镜检查**

可见卵巢增大，包膜增厚，表面光滑，呈灰白色，有新生血管。包膜下显露多个卵泡，无排卵征象，如无排卵孔、无血体、无黄体。镜下取卵巢活组织检查可确诊。

**4. 诊断性刮宫**

应选在月经前数日或月经来潮 6 小时内进行，刮出的子宫内膜呈不同程度增生改变，无分泌期变化。对闭经或月经不规律者，可以了解子宫内膜增生情况。目前临床较少使用。

**5. 内分泌测定**

（1）血清雄激素：睾酮水平通常不超过正常范围上限的 2 倍，雄烯二酮常升高，脱氢表雄酮、硫酸脱氢表雄酮正常或轻度升高。

（2）血清 FSH、LH：血清 FSH 正常或偏低，LH 升高，但无排卵前 LH 峰值出现。LH/FSH 比值≥2~3。LH/FSH 比值升高多出现于非肥胖型患者，肥胖患者因瘦素等因素对中枢 LH 的抑制作用，LH/FSH 比值也可在正常范围。

（3）血清雌激素：雌酮（$E_1$）升高，雌二醇（$E_2$）正常或轻度升高，并恒定于早卵泡期水平，$E_1/E_2 > 1$，高于正常周期。

（4）尿 17-酮类固醇：正常或轻度升高。正常时提示雄激素来源于卵巢，升高时提示肾上腺功能亢进。

（5）血清催乳素（PRL）：20%~35% 的患者可伴有血清 PRL 轻度增高。

（6）抗米勒管激素（AMH）：血清 AMH 多为正常人 2~4 倍。

（7）其他：腹部肥胖型患者，应检测空腹血糖及口服葡萄糖耐量试验（OGTT），还应检测空腹胰岛素及葡萄糖负荷后血清胰岛素。肥胖型患者可有甘油三酯增高。

# 五、诊断

PCOS 的诊断是排除性诊断。因临床表型的异质性，诊断标准存在争议。国际上先后制定 NIH、鹿特丹、AES 等多个诊断标准，目前采用较多的是鹿特丹标准：①稀发排卵或无排卵；②高雄激素的临床表现和（或）高雄激素血症；③卵巢多囊改变：超声提示一侧或双侧卵巢直径 2~9 mm 的卵泡≥12 个，和（或）卵巢体积≥10 mL；④B 项中符合 2 项并排除其他高雄激素病因。为更适应我国临床实际，原卫生部颁布了《多囊卵巢综合征诊断》

（WS 330—2011），具体如下：月经稀发、闭经或不规则子宫出血是诊断的必需条件；同时符合下列 2 项中的一项，并排除其他可能引起高雄激素和排卵异常的疾病即可诊断为 PCOS：①高雄激素的临床表现或高雄激素血症；②超声表现为 PCO。

## 六、鉴别诊断

### 1. 卵泡膜细胞增殖症

临床表现及内分泌检查与 PCOS 相仿但更严重，血睾酮高值，血硫酸脱氢表雄酮正常，LH/FSH 比值可正常。卵巢活组织检查，镜下见卵巢皮质黄素化的卵泡膜细胞群，皮质下无类似 PCOS 的多个小卵泡。

### 2. 肾上腺皮质增生或肿瘤

清硫酸脱氢表雄酮值超过正常范围上限 2 倍时，应与肾上腺皮质增生或肿瘤相鉴别。肾上腺皮质增生患者的血 $17\alpha$ 羟孕酮明显增高，ACTH 兴奋试验反应亢进，地塞米松抑制试验抑制率≤0.70。肾上腺皮质肿瘤患者对上述两项试验均无明显反应。

### 3. 分泌雄激素的卵巢肿瘤

卵巢支持细胞 - 间质细胞肿瘤、卵巢门细胞瘤等均可产生大量雄激素，多为单侧、实性肿瘤。超声、CT 或磁共振可协助诊断。

### 4. 其他

催乳素水平升高明显，应排除垂体催乳素腺瘤。

## 七、治疗

### 1. 调整生活方式

对肥胖型多囊卵巢综合征患者，应控制饮食、增加运动，以降低体重、缩小腰围，可增加胰岛素敏感性，降低胰岛素、睾酮水平，从而恢复排卵及生育功能。

### 2. 药物治疗

（1）调节月经周期：定期合理应用药物，对控制月经周期非常重要。

1）口服避孕药：为雌孕激素联合周期疗法，孕激素通过负反馈抑制垂体 LH 异常高分泌，减少卵巢产生雄激素，并可直接作用于子宫内膜，抑制子宫内膜过度增生和调节月经周期。雌激素可促进肝脏产生性激素结合球蛋白，减少游离睾酮。常用口服短效避孕药，周期性服用，疗程一般为 3~6 个月，可重复使用。能有效抑制毛发生长和治疗痤疮。

2）孕激素后半周期疗法：可调节月经并保护子宫内膜，对 LH 过高分泌同样有抑制作用。也可达到恢复排卵效果。

（2）降低血雄激素水平。

1）糖皮质激素：适用于多囊卵巢综合征的雄激素过多为肾上腺来源或肾上腺和卵巢混合来源者。常用药物为地塞米松，每晚 0.25 mg 口服，能有效抑制脱氢表雄酮硫酸盐浓度。剂量不宜超过每日 0.5 mg，以免过度抑制垂体 - 肾上腺轴功能。

2）环丙孕酮：为 17-羟孕酮类衍生物，具有很强的抗雄激素作用，能抑制垂体促性腺激素的分泌，使体内睾酮水平降低。与炔雌醇组成口服避孕药，对降低高雄激素血症和治疗高雄激素体征有效。

3）螺内酯：是醛固酮受体的竞争性抑制剂，抗雄激素机制是抑制卵巢和肾上腺合成雄激素，增强雄激素分解，并有在毛囊竞争雄激素受体作用。剂量为每日 40～200 mg，治疗多毛需用药 6～9 个月。出现月经不规则，可与口服避孕药联合应用。

（3）改善胰岛素抵抗：对肥胖或有胰岛素抵抗患者常用胰岛素增敏剂。二甲双胍可抑制肝脏合成葡萄糖，增加外周组织对胰岛素的敏感性。通过降低血胰岛素水平达到纠正患者高雄激素状态，改善卵巢排卵功能，提高促排卵治疗的效果。常用剂量为每次口服 500 mg，每日 2～3 次。

（4）诱发排卵：对有生育要求者，在生活方式调整、抗雄激素和改善胰岛素抵抗等基础治疗后，再进行促排卵治疗。氯米芬为传统一线促排卵药物，氯米芬抵抗患者可给予来曲唑或二线促排卵药物（如促性腺激素）等。诱发排卵时易发生卵巢过度刺激综合征（OHSS），需严密监测，加强预防措施。

**3. 手术治疗**

（1）腹腔镜下卵巢打孔术（LOD）：对 LH 和游离睾酮升高者效果较好。LOD 的促排卵机制为破坏产生雄激素的卵巢间质，间接调节垂体 - 卵巢轴，使血清 LH 及睾酮水平下降，增加妊娠机会，并可能降低流产的风险。在腹腔镜下对多囊卵巢应用电针或激光打孔，每侧卵巢打孔以 4 个为宜，并且注意打孔深度和避开卵巢门，可获得 90% 的排卵率和 70% 的妊娠率。LOD 可能出现的问题有治疗无效、盆腔粘连及卵巢功能低下。

（2）卵巢楔形切除术：将双侧卵巢各楔形切除 1/3 可降低雄激素水平，减轻多毛症状，提高妊娠率。术后卵巢周围粘连发生率较高，临床已不常用。

（吴丽华）

# 第三节　闭经

闭经为常见的妇科症状，表现为无月经或月经停止。根据既往有无月经来潮，分为原发性闭经和继发性闭经两类。原发性闭经指年龄超过 14 岁，第二性征未发育；或年龄超过 16 岁，第二性征已发育，月经还未来潮。继发性闭经指正常月经建立后月经停止 6 个月，或按自身原有月经周期计算停止 3 个周期以上者。青春期前、妊娠期、哺乳期及绝经后的月经不来潮属生理现象，不在本节讨论。

按生殖轴病变和功能失调的部位分类，闭经可为下丘脑性闭经、垂体性闭经、卵巢性闭经、子宫性闭经以及下生殖道发育异常导致的闭经；世界卫生组织（WHO）也将闭经归纳为三型：Ⅰ型为无内源性雌激素产生，促卵泡生成素（FSH）水平正常或低下，催乳素（PRL）正常水平，无下丘脑 - 垂体器质性病变的证据；Ⅱ型为有内源性雌激素产生，FSH及 PRL 水平正常；Ⅲ型为 FSH 升高，提示卵巢功能衰竭。

## 一、病因

正常月经的建立和维持，有赖于下丘脑 - 垂体 - 卵巢轴的神经内分泌调节、靶器官子宫内膜对性激素的周期性反应和下生殖道的通畅，其中任何一个环节发生障碍均可导致闭经。

### （一）原发性闭经

较少见，多为遗传原因或先天性发育缺陷引起。约 30% 患者伴有生殖道异常。根据第二性征的发育情况，分为第二性征存在和第二性征缺乏两类。

**1. 第二性征存在的原发性闭经**

（1）MRKH 综合征，又称米勒管发育不全综合征：约占青春期原发性闭经的20%。由副中肾管发育障碍引起的先天畸形，可能由基因突变所致，和半乳糖代谢异常相关，但染色体核型正常，为46，XX。促性腺激素正常，有排卵，外生殖器、输卵管、卵巢及女性第二性征正常。主要异常表现为始基子宫或无子宫、无阴道。约15%伴肾异常（肾缺如、盆腔肾或马蹄肾），40%有双套尿液集合系统，5%~12%伴骨骼畸形。

（2）雄激素不敏感综合征：又称睾丸女性化完全型。为男性假两性畸形，染色体核型为46，XY，但X染色体上的雄激素受体基因缺陷。性腺为睾丸，位于腹腔内或腹股沟。睾酮水平在正常男性范围，靶细胞睾酮受体缺陷，不发挥生物学效应，睾酮能通过芳香化酶转化为雌激素，故表型为女型，致青春期乳房隆起丰满，但乳头发育不良，乳晕苍白，阴毛、腋毛稀少，阴道为盲端，较短浅，子宫及输卵管缺如。

（3）对抗性卵巢综合征：或称卵巢不敏感综合征。其特征有：①卵巢内多数为始基卵泡及初级卵泡；②内源性促性腺激素，特别是FSH升高；③卵巢对外源性促性腺激素不敏感；④临床表现为原发性闭经，女性第二性征存在。

（4）生殖道闭锁：任何生殖道闭锁引起的横向阻断，均可导致闭经，如阴道横隔、无孔处女膜等。

（5）真两性畸形：非常少见，同时存在男性和女性性腺，染色体核型可为XX、XY或嵌合体。女性第二性征存在。

**2. 第二性征缺乏的原发性闭经**

（1）低促性腺激素性腺功能减退：多因下丘脑分泌GnRH不足或垂体分泌促性腺激素不足而致原发性闭经。最常见为体质性青春发育延迟，其次为嗅觉缺失综合征，为下丘脑GnRH先天性分泌缺乏，同时伴嗅觉丧失或减退。临床表现为原发性闭经，女性第二性征缺如，嗅觉减退或丧失，但女性内生殖器分化正常。

（2）高促性腺激素性腺功能减退：原发于性腺衰竭所致的性激素分泌减少可引起反馈性LH和FSH升高，常与生殖道异常同时出现。

1）特纳综合征：属于性腺先天性发育不全。性染色体异常，核型为45，XO或45，XO/46，XX或45，XO、47，XXX。表现为原发性闭经，卵巢不发育，身材矮小，第二性征发育不良，常有蹼颈、盾胸、后发际低、腭高耳低、鱼样嘴、肘外翻等临床特征，可伴主动脉缩窄及肾、骨骼畸形、自身免疫性甲状腺炎、听力下降及高血压等。

2）46，XX单纯性腺发育不全：体格发育无异常，卵巢呈条索状无功能实体，子宫发育不良，女性第二性征发育差，但外生殖器为女型。

3）46，XY单纯性腺发育不全：又称Swyer综合征。主要表现为条索状性腺及原发性闭经。具有女性生殖系统，但无青春期性发育，女性第二性征发育不良。由于存在Y染色体，患者在10~20岁时易发生性腺母细胞瘤或无性细胞瘤，故诊断确定后应切除条索状性腺。

## （二）继发性闭经

发生率明显高于原发性闭经。病因复杂，根据控制正常月经周期的5个主要环节，以下丘脑性最常见，其次为垂体、卵巢、子宫性及下生殖道发育异常闭经。

**1. 下丘脑性闭经**

指中枢神经系统及下丘脑各种功能和器质性疾病引起的闭经，以功能性原因为主。此类闭经的特点是下丘脑合成和分泌 GnRH 缺陷，或下降导致垂体促性腺激素（Gn），即促卵泡生成素（FSH），特别是黄体生成素（LH）的分泌功能低下，故属低促性腺激素性闭经，治疗及时尚可逆。

（1）精神应激：突然或长期精神压抑、紧张、忧虑、环境改变、过度劳累、情感变化、寒冷等，均可能引起神经内分泌障碍而导致闭经，其机制可能与应激状态下下丘脑分泌的促肾上腺皮质激素释放激素和皮质素分泌增加，进而刺激内源性阿片肽和多巴胺分泌，抑制下丘脑分泌促性腺激素释放激素和垂体分泌促性腺激素有关。

（2）体重下降和神经性厌食：中枢神经对体重急剧下降极敏感，1 年内体重下降10%左右，即使仍在正常范围也可引发闭经。若体重减轻 10%～15% 或体脂丢失 30% 时，将出现闭经。饮食习惯改变也是原因之一。严重的神经性厌食在内在情感剧烈矛盾或为保持体型强迫节食时发生，临床表现为厌食、极度消瘦、低 Gn 性闭经、皮肤干燥、低体温、低血压、各种血细胞计数及血浆蛋白低下，重症者可危及生命，其死亡率达 9%。持续进行性消瘦还可使 GnRH 降至青春期前水平，使促性腺激素和雌激素水平低下。因过度节食，导致体重急剧下降，最终导致下丘脑多种神经激素分泌降低，引起垂体前叶多种促激素包括 LH、FSH、促肾上腺皮质激素（ACTH）等分泌下降。

（3）运动性闭经：长期剧烈运动或芭蕾舞、现代舞等训练易致闭经，与患者的心理背景、应激反应程度及体脂下降有关。初潮发生和月经维持有赖于一定比例（17%～22%）的机体脂肪，肌肉/脂肪比率增加或总体脂肪减少，均可使月经异常。运动剧增后，GnRH 释放受抑制使 LH 释放受抑制，也可引起闭经。目前认为体内脂肪减少和营养不良引起瘦素水平下降，是生殖轴功能受抑制的机制之一。

（4）药物性闭经：长期应用甾体类避孕药及某些药物，如吩噻嗪衍生物（奋乃静、氯丙嗪）、利血平等，可引起继发性闭经，其机制是药物抑制下丘脑分泌 GnRH 或通过抑制下丘脑多巴胺，使垂体分泌催乳素增多。药物性闭经通常是可逆的，停药后 3～6 个月月经多能自然恢复。

（5）颅咽管瘤：瘤体增大可压迫下丘脑和垂体柄引起闭经、生殖器萎缩、肥胖、颅内压增高、视力障碍等症状，也称肥胖生殖无能营养不良症。

**2. 垂体性闭经**

主要病变在垂体。腺垂体器质性病变或功能失调，均可影响促性腺激素分泌，继而影响卵巢功能引起闭经。

（1）垂体梗死：常见的为希恩综合征。由于产后大出血休克，导致垂体尤其是腺垂体促性腺激素分泌细胞缺血坏死，引起腺垂体功能低下而出现一系列症状，闭经、无泌乳、性欲减退、毛发脱落、第二性征衰退、生殖器萎缩，以及肾上腺皮质、甲状腺功能减退，出现畏寒、嗜睡、低血压，可伴有严重而局限的眼眶后方疼痛、视野缺损及视力减退等症状，基础代谢率降低。

（2）垂体肿瘤：位于蝶鞍内的腺垂体各种腺细胞均可发生肿瘤。最常见的是分泌 PRL 的腺瘤，闭经程度与 PRL 对下丘脑 GnRH 分泌的抑制程度有关。其他的还包括蝶鞍内的腺垂体各种腺细胞发生的生长激素腺瘤、促甲状腺激素腺瘤、促肾上腺皮质激素腺瘤以及无功能的垂体腺瘤，可出现闭经及相应症状，系因肿瘤分泌激素抑制 GnRH 分泌和（或）压迫分泌细胞，使促性腺激素分泌减少所致。

（3）空蝶鞍综合征：蝶鞍隔因先天性发育不全、肿瘤或手术破坏，使脑脊液流入蝶鞍的垂体窝，使蝶鞍扩大，垂体受压缩小，称空蝶鞍。垂体柄受脑脊液压迫而使下丘脑与垂体间的门脉循环受阻时，出现闭经和高催乳素血症。X 线检查仅见蝶鞍稍增大，CT 或磁共振检查可精确显示在扩大垂体窝中见萎缩的垂体和低密度的脑脊液。

**3. 卵巢性闭经**

闭经的原因在卵巢。卵巢分泌的性激素水平低下，子宫内膜不发生周期性变化而导致闭经。这类闭经促性腺激素升高，属高促性腺素性闭经。

（1）卵巢早衰（POF）：40 岁前，由于卵巢内卵泡耗竭或医源性损伤发生卵巢功能衰竭，称为卵巢早衰。病因可因遗传因素、自身免疫性疾病、医源性损伤（放疗、化疗对性腺的破坏或手术所致的卵巢血供受影响）或特发性原因引起。以低雌激素及高促性腺激素为特征，表现为继发性闭经，常伴围绝经期症状。激素特征为高促性腺激素，特别是 FSH 升高，FSH >40 U/L，伴雌激素水平下降。早发性卵巢功能不全（POI）是指女性在 40 岁以前出现卵巢功能减退，主要表现为月经异常（闭经、月经稀发或频发）、促性腺激素升高（FSH >25 IU/L）、雌激素缺乏。POF 是 POI 的终末阶段。

（2）卵巢功能性肿瘤：分泌雄激素的卵巢支持 - 间质细胞瘤，产生过量雄激素，抑制下丘脑 - 垂体 - 卵巢轴功能而闭经。分泌雌激素的卵巢颗粒 - 卵泡膜细胞瘤，持续分泌雌激素抑制排卵，使子宫内膜持续增生而闭经。

（3）多囊卵巢综合征：以长期无排卵及高雄激素血症为特征。临床表现为闭经、不孕、多毛和肥胖。

**4. 子宫性闭经**

闭经原因在子宫。继发性子宫性闭经的病因包括感染、创伤导致宫腔粘连引起的闭经。月经调节功能正常，第二性征发育也正常。

（1）Asherman 综合征：为子宫性闭经最常见原因。多因人工流产刮宫过度或产后、流产后出血刮宫损伤子宫内膜，导致宫腔粘连而闭经。流产后感染、产褥感染、子宫内膜结核感染及各种宫腔手术所致的感染，也可造成闭经。宫颈锥切手术所致的宫颈管粘连、狭窄也可致闭经。当仅有宫颈管粘连时有月经产生而不能流出，宫腔完全粘连时则无月经。

（2）手术切除子宫或放疗：破坏子宫内膜也可闭经。

**5. 其他**

内分泌功能异常甲状腺、肾上腺、胰腺等功能紊乱也可引起闭经。常见的疾病有甲状腺功能减退或亢进、肾上腺皮质功能亢进、肾上腺皮质肿瘤等。

# 二、诊断

闭经是症状，诊断时需先寻找闭经原因，确定病变部位，然后再明确是何种疾病所引起的。

## （一）病史

详细询问月经史，包括初潮年龄、月经周期、经期、经量和闭经期限及伴随症状等。发病前有无导致闭经的诱因，如精神因素、环境改变、体重增减、饮食习惯、剧烈运动、各种疾病及用药情况、职业或学习成绩等。已婚妇女需询问生育史及产后并发症史。原发性闭经应询问第二性征发育情况，了解生长发育史，有无先天缺陷或其他疾病及家族史。

## （二）体格检查

检查全身发育状况，有无畸形（包括智力、身高、体重，第二性征发育情况），有无体格发育畸形，甲状腺有无肿大，乳房有无溢乳，皮肤色泽及毛发分布。测量体重、身高，四肢与躯干比例，五官特征。原发性闭经伴性征幼稚者还应检查嗅觉有无缺失。观察精神状态、智力发育、营养和健康状况。妇科检查应注意内外生殖器发育，有无先天缺陷、畸形，已有性生活妇女可通过检查阴道及宫颈黏液了解体内雌激素的水平。腹股沟区有无肿块，第二性征（如毛发分布、乳房）发育是否正常，乳房有无乳汁分泌等。其中第二性征检查有助于鉴别原发性闭经的病因，缺乏女性第二性征提示从未受过雌激素刺激。多数解剖异常可以通过体格检查发现，但无阳性体征仍不能排除有解剖异常。

## （三）辅助检查

生育期妇女闭经首先需排除妊娠。通过病史及体格检查，对闭经病因及病变部位有初步了解，再通过有选择的辅助检查明确诊断。

**1. 功能试验**

（1）药物撤退试验：用于评估体内雌激素水平，以确定闭经程度。

1）孕激素试验：常用黄体酮、地屈孕酮或醋酸甲羟孕酮，详见表2-2。停药后出现撤药性出血（阳性反应），提示子宫内膜已受一定水平雌激素影响。停药后无撤药性出血（阴性反应），应进一步行雌孕激素序贯试验。

表2-2  孕激素试验用药方法

| 药物 | 剂量 | 用药时间 |
| --- | --- | --- |
| 黄体酮针 | 每次20 mg，1次/日，肌内注射 | 3~5日 |
| 醋酸甲羟孕酮 | 每次10 mg，1次/日，口服 | 8~10日 |
| 地屈孕酮 | 每次10~20 mg，1次/日，口服 | 8~10日 |
| 微粒化黄体酮 | 每次100 mg，2次/日，口服 | 10日 |
| 黄体酮凝胶 | 每次90 mg，1次/日，阴道 | 10日 |

2）雌孕激素序贯试验：适用于孕激素试验阴性的闭经患者。每晚睡前戊酸雌二醇2 mg或结合雌激素1.25 mg，连服20日，最后10日加用地屈孕酮或醋酸甲羟孕酮，两药停药后发生撤药性出血者为阳性，提示子宫内膜功能正常，可排除子宫性闭经，引起闭经的原因是患者体内雌激素水平低落，应进一步寻找原因。无撤药性出血者为阴性，应重复一次试验，若仍无出血，提示子宫内膜有缺陷或被破坏，可诊断为子宫性闭经。

（2）垂体兴奋试验：又称GnRH刺激试验，了解垂体对GnRH的反应性。注射LHRH后LH值升高，说明垂体功能正常，病变在下丘脑；经多次重复试验，LH值无升高或升高不显著，说明垂体功能减退，如希恩综合征。

**2. 激素测定**

建议停用雌孕激素药物至少两周后，行FSH、LH、PRL、促甲状腺激素（TSH）等激素测定，以协助诊断。

（1）血甾体激素测定：包括雌二醇、孕酮及睾酮测定。血孕酮水平升高，提示排卵。雌激素水平低，提示卵巢功能不正常或衰竭；睾酮水平高，提示可能为多囊卵巢综合征或卵巢支持－间质细胞瘤等。

（2）催乳素及垂体促性腺激素测定。

（3）肥胖、多毛、痤疮患者还需行胰岛素、雄激素（血睾酮、硫酸脱氢表雄酮、尿17酮等）测定，以及口服葡萄糖耐量试验（OGTT）、胰岛素释放试验等，以确定是否存在胰岛素抵抗、高雄激素血症或先天性21-羟化酶功能缺陷等。Cushing 综合征可测定 24 小时尿皮质醇或 1 mg 地塞米松抑制试验排除。

**3. 影像学检查**

（1）盆腔超声检查：观察盆腔有无子宫，子宫形态、大小及内膜厚度，卵巢大小、形态、卵泡数目等。

（2）子宫输卵管造影：了解有无宫腔病变和宫腔粘连。

（3）CT 或磁共振显像：用于盆腔及头部蝶鞍区检查，了解盆腔肿块和中枢神经系统病变性质，诊断卵巢肿瘤、下丘脑病变、垂体微腺瘤、空蝶鞍等。

（4）静脉肾盂造影：怀疑米勒管发育不全综合征时，用以确定有无肾脏畸形。

**4. 宫腔镜检查**

能精确诊断宫腔粘连。

**5. 腹腔镜检查**

能直视下观察卵巢形态、子宫大小，对诊断多囊卵巢综合征等有价值。

**6. 染色体检查**

对原发性闭经病因诊断及鉴别性腺发育不全病因，指导临床处理有重要意义。

**7. 其他检查**

如靶器官反应检查，包括基础体温测定、子宫内膜取样等。怀疑结核或血吸虫病时，应行内膜培养。

# 三、治疗

**1. 全身治疗**

占重要地位，包括积极治疗全身性疾病，提高机体体质，供给足够营养，保持标准体重。运动性闭经者应适当减少运动量；应激或精神因素所致闭经，应进行耐心的心理治疗，缓解精神紧张和焦虑；肿瘤、多囊卵巢综合征等引起的闭经，应对因治疗。

**2. 激素治疗**

明确病变环节及病因后，给予相应激素治疗以补充体内激素不足或拮抗其过多，达到治疗目的。

（1）性激素补充治疗。目的：①维持女性全身健康及生殖健康，包括心血管系统、骨骼及骨代谢、神经系统等；②促进和维持第二性征和月经。主要治疗方法如下。

1）雌激素补充治疗：适用于无子宫者。戊酸雌二醇 1 mg/d，妊马雌酮 0.625 mg/d 或微粒化 17-β 雌二醇 1 mg/d，连用 21 日，停药 1 周后重复给药。

2）雌、孕激素人工周期疗法：适用于有子宫者。上述雌激素连服 21 日，最后 10 日同时给予地屈孕酮 10~20 mg/d 或醋酸甲羟孕酮 6~10 mg/d。

3）孕激素疗法：适用于体内有一定内源性雌激素水平的Ⅰ度闭经患者，可于月经周期后半期（或撤药性出血第 16~25 日）口服地屈孕酮 10~20 mg/d 或醋酸甲羟孕酮 6~10 mg/d。

（2）促排卵：适用于有生育要求的患者。对于低 Gn 闭经患者，在采用雌激素治疗促进生殖器发育，子宫内膜已获得对雌孕激素的反应后，可采用尿促性素（hMG）联合绒促性素（hCG）促进卵泡发育及诱发排卵，由于可能导致卵巢过度刺激综合征（OHSS），严重者可危及生命，故使用促性腺素诱发排卵必须由有经验的医师在有超声和激素水平监测的条件下用药；对于 FSH 和 PRL 正常的闭经患者，由于患者体内有一定内源性雌激素，可首选氯米芬作为促排卵药物；对于 FSH 升高的闭经患者，由于其卵巢功能衰竭，不建议采用促排卵药物治疗。

1）氯米芬：是最常用的促排卵药物。适用于有一定内源性雌激素水平的无排卵者。作用机制是通过竞争性结合下丘脑细胞内的雌激素受体，以阻断内源性雌激素对下丘脑的负反馈作用，促使下丘脑分泌更多的 GnRH 及垂体促性腺激素。给药方法为月经第 5 日始，每日 50～100 mg，连用 5 日，治疗剂量选择主要根据体重或 BMI、女性年龄和不孕原因，卵泡或孕酮监测不增加治疗妊娠率。不良反应主要包括黄体功能不足、对宫颈黏液的抗雌激素影响、黄素化未破裂卵泡综合征（LUFS）及卵子质量欠佳。

2）促性腺激素：适用于低促性腺激素闭经及氯米芬促排卵失败者。促卵泡发育的制剂有：①尿促性素（hMG），内含 FSH 和 LH 各 75 U；②促卵泡生成素，包括尿提取 FSH、纯化 FSH、基因重组 FSH。促成熟卵泡排卵的制剂为绒促性素（hCG）。常用 hMG 或 FSH 和 hCG 联合用药促排卵。hMG 或 FSH 一般每日剂量 75～150 U，于撤退性出血第 3～5 日开始，卵巢无反应，每隔 7～14 日增加半支（37.5 IU），直至超声下见优势卵泡，最大 225 IU/d，待优势卵泡达成熟标准时，再使用 hCG 5 000～10 000 U 促排卵。并发症为多胎妊娠和 OHSS。

3）促性腺激素释放激素（GnRH）：利用其天然制品促排卵，用脉冲皮下注射或静脉给药，适用于下丘脑性闭经。

（3）溴隐亭：为多巴胺受体激动剂。通过与垂体多巴胺受体结合，直接抑制垂体 PRL 分泌，恢复排卵；溴隐亭还可直接抑制分泌 PRL 的垂体肿瘤细胞生长。单纯高 PRL 血症患者，每日 2.5～5 mg，一般在服药的第 5～6 周能使月经恢复。垂体催乳素瘤患者，每日 5～7.5 mg，敏感者在服药 3 个月后肿瘤明显缩小，较少采用手术。

（4）其他激素治疗

1）肾上腺皮质激素：适用于先天性肾上腺皮质增生所致的闭经，一般用泼尼松或地塞米松。

2）甲状腺素：如甲状腺片，适用于甲状腺功能减退引起的闭经。

**3. 辅助生殖技术**

对于有生育要求、诱发排卵后未成功妊娠、合并输卵管问题的闭经患者或男方因素不孕者，可采用辅助生殖技术治疗。

**4. 手术治疗**

针对各种器质性病因，采用相应的手术治疗。

（1）生殖器畸形：如处女膜闭锁、阴道横隔或阴道闭锁，均可通过手术切开或成形，使经血流畅。宫颈发育不良若无法手术矫正，则应行子宫切除术。

（2）Asherman 综合征：多采用宫腔镜直视下分离粘连，随后加用大剂量雌激素和放置宫腔内支撑的治疗方法。术后宫腔内支撑放置 7～10 日，每日口服妊马雌酮 2.5 mg，第 3 周始用醋酸甲羟孕酮每日 10 mg，共 7 日，根据撤药出血量，重复上述用药 3～6 个月。宫颈狭窄和粘连可通过宫颈扩张治疗。

（3）肿瘤：卵巢肿瘤一经确诊，应予手术治疗。垂体肿瘤患者，应根据肿瘤部位、大小及性质确定治疗方案。对于催乳素瘤，常采用药物治疗，手术多用于药物治疗无效或巨腺瘤产生压迫症状者。其他中枢神经系统肿瘤多采用手术和（或）放疗。含 Y 染色体的高促性腺激素闭经者，性腺易发生肿瘤，应行手术治疗。

（吴丽华）

# 第四节　痛经

痛经为最常见的妇科症状之一，指行经前后或月经期出现下腹部疼痛、坠胀，伴有腰酸或其他不适。症状严重者影响生活和工作。痛经分为原发性和继发性两类，原发性痛经指生殖器无器质性病变的痛经，占痛经90%以上；继发性痛经指由盆腔器质性疾病引起的痛经。本节仅叙述原发性痛经。

## 一、病因

原发性痛经的发生主要与月经来潮时子宫内膜前列腺素（prostaglandin，PG）含量增高有关。研究表明，痛经患者子宫内膜和月经血中 $PGF_{2\alpha}$ 和 $PGE_2$ 含量均比正常妇女明显升高，$PGF_{2\alpha}$ 含量升高是造成痛经的主要原因。$PGF_{2\alpha}$ 和 $PGE_2$ 是花生四烯酸脂肪酸的衍生物，在月经周期中，分泌期子宫内膜前列腺素浓度较增殖期子宫内膜高。月经期因溶酶体酶溶解子宫内膜细胞而大量释放，使 $PGF_{2\alpha}$ 及 $PGE_2$ 含量增高。$PGF_{2\alpha}$ 含量高可引起子宫平滑肌过强收缩，血管挛缩，造成子宫缺血、乏氧状态而出现痛经。增多的前列腺素进入血液循环，还可引起心血管和消化道等症状。血管加压素、内源性缩宫素以及 β-内啡肽等物质的增加也与原发性痛经有关。此外，原发性痛经还受精神、神经因素影响，疼痛的主观感受也与个体痛阈有关。无排卵的增殖期子宫内膜因无孕酮刺激，所含前列腺素浓度很低，通常不发生痛经。

## 二、临床表现

主要特点为：①原发性痛经在青春期多见，常在初潮后1~2年内发病；②疼痛多自月经来潮后开始，最早出现在经前12小时，以行经第1日疼痛最剧烈，持续2~3日后缓解，疼痛常呈痉挛性，通常位于下腹部耻骨上，可放射至腰骶部和大腿内侧；③可伴有恶心、呕吐、腹泻、头晕、乏力等症状，严重时面色发白、出冷汗；④妇科检查无异常发现。

## 三、诊断与鉴别诊断

根据月经期下腹坠痛、妇科检查无阳性体征即可诊断痛经。诊断时需与子宫内膜异位症、子宫腺肌病、盆腔炎性疾病引起的继发性痛经相鉴别。继发性痛经常在初潮后数年方出现症状，多有妇科器质性疾病史或宫内节育器放置史，妇科检查有异常发现，必要时可行腹腔镜检查加以鉴别。

## 四、治疗

### 1. 一般治疗

应重视心理治疗，说明月经时的轻度不适是生理反应，消除紧张和顾虑可缓解疼痛。足够的休息和睡眠、规律而适度的锻炼、戒烟均对缓解疼痛有一定的帮助。疼痛不能忍受时可辅以药物治疗。

**2. 药物治疗**

（1）前列腺素合成酶抑制剂：通过抑制前列腺素合成酶的活性，减少前列腺素产生，防止过强子宫收缩和痉挛，从而减轻或消除痛经，该类药物治疗有效率可达 80%。月经来潮即开始服用药物效果佳，连服 2～3 日。常用的药物有布洛芬、酮洛芬、甲氯芬那酸、双氯芬酸、甲芬那酸、萘普生。布洛芬 200～400 mg，每日 3～4 次，或酮洛芬 50 mg，每日 3 次。

（2）口服避孕药：通过抑制排卵减少月经血前列腺素含量，适用于要求避孕的痛经妇女，有效率达 90% 以上。

（梁 田）

# 第五节 经前期综合征

经前期综合征指反复在黄体期出现周期性以情感、行为和躯体障碍为特征的综合征，月经来潮后症状自然消失。

## 一、病因

病因尚无定论，可能与精神、社会因素、卵巢激素失调和神经递质异常有关。

**1. 精神社会因素**

经前期综合征患者对安慰剂治疗的反应率高达 30%～50%，部分患者精神症状突出，且情绪紧张时常使原有症状加重，提示社会环境与患者精神心理因素间的相互作用，参与经前期综合征的发生。

**2. 卵巢激素失调**

最初认为雌、孕激素比例失调是经前期综合征的发病原因，患者孕激素不足或组织对孕激素敏感性失常，雌激素水平相对过高，引起水钠潴留，致使体重增加。近年来研究发现，经前期综合征患者体内并不存在孕激素绝对或相对不足，补充孕激素不能有效缓解症状，认为可能与黄体后期雌、孕激素撤退有关。临床补充雌、孕激素合剂减少性激素周期性生理性变动，能有效缓解症状。

**3. 神经递质异常**

经前期综合征患者在黄体后期循环中类阿片肽浓度异常降低，表现内源性类阿片肽撤退症状，影响精神、神经及行为方面的变化。其他还包括 5-羟色胺等活性改变等。

## 二、临床表现

多见于 25～45 岁妇女，症状出现于月经前 1～2 周，月经来潮后迅速减轻直至消失。主要症状归纳如下：①躯体症状：头痛、背痛、乳房胀痛、腹部胀满、便秘、肢体水肿、体重增加、运动协调功能减退；②精神症状：易怒、焦虑、抑郁、情绪不稳定、疲乏以及饮食、睡眠、性欲改变，而易怒是其主要症状；③行为改变：注意力不集中、工作效率低、记忆力减退、神经质、易激动等。周期性反复出现为其临床表现特点。

## 三、诊断与鉴别诊断

根据经前期出现周期性典型症状，诊断多不困难。诊断时一般需考虑下述 3 个因素：一是经前期综合征的症状；二是黄体晚期持续反复发生；三是对日常工作、学习产生负面影响。诊断时需与轻度精神障碍及心、肝、肾等疾病引起的水肿相鉴别。必要时可同时记录基础体温，以了解症状出现与卵巢功能的关系。

## 四、治疗

**1. 心理治疗**

帮助患者调整心理状态，给予心理安慰与疏导，让精神放松，有助于减轻症状。患者症状重者可进行认知行为心理治疗。

**2. 调整生活状态**

包括合理的饮食及营养、戒烟、限制钠盐和咖啡的摄入。适当的身体锻炼，可协助缓解神经紧张和焦虑。

**3. 药物治疗**

（1）抗焦虑药：适用于有明显焦虑症状者。阿普唑仑经前用药，0.25 mg，每日 2~3 次口服，逐渐增量，最大剂量为每日 4 mg，用至月经来潮第 2~3 日。

（2）抗忧郁药：适用于有明显忧郁症状者。氟西汀能选择性抑制中枢神经系统 5-羟色胺的再摄取。黄体期用药，20 mg，每日 1 次口服，能明显缓解精神症状及行为改变，但对躯体症状疗效不佳。

（3）醛固酮受体的竞争性抑制剂：螺内酯 20~40 mg，每日 2~3 次口服，可拮抗醛固酮而利尿，减轻水潴留，对改善精神症状也有效。

（4）维生素 $B_6$：可调节自主神经系统与下丘脑-垂体-卵巢轴的关系，还可抑制催乳素合成。10~20 mg，每日 3 次口服，可改善症状。

（5）口服避孕药：通过抑制排卵缓解症状，并可减轻水钠潴留症状，抑制循环和内源性激素的波动。也可用促性腺激素释放激素类似物（GnRHa）抑制排卵。连用 4~6 个周期。

（梁　田）

# 第六节　绝经综合征

绝经综合征指妇女绝经前后出现性激素波动或减少所致的一系列躯体及精神心理症状。绝经分为自然绝经和人工绝经。自然绝经指卵巢内卵泡生理性耗竭所致的绝经；人工绝经指两侧卵巢经手术切除或放射线照射等所致的绝经。人工绝经者更易发生绝经综合征。

## 一、内分泌变化

绝经前后最明显变化是卵巢功能衰退，随后表现为下丘脑-垂体功能退化。

**1. 雌激素**

卵巢功能衰退的最早征象是卵泡对 FSH 敏感性降低，FSH 水平升高。绝经过渡早期雌激素水平波动很大，由于 FSH 升高对卵泡过度刺激引起雌二醇分泌过多，甚至可高于正常卵泡期水平，因此整个绝经过渡期雌激素水平并非逐渐下降，只是在卵泡完全停止生长发育后，雌激素水平才迅速下降。绝经后卵巢极少分泌雌激素，但妇女循环中仍有低水平雌激素，主要来自肾上腺皮质和来自卵巢的雄烯二酮经周围组织中芳香化酶转化的雌酮。绝经后妇女循环中雌酮（$E_1$）高于雌二醇（$E_2$）。

**2. 孕酮**

绝经过渡期卵巢尚有排卵功能，仍有孕酮分泌。但因卵泡发育质量下降，黄体功能不良，导致孕酮分泌减少。绝经后无孕酮分泌。

**3. 雄激素**

绝经后雄激素来源于卵巢间质细胞及肾上腺，总体雄激素水平下降。其中雄烯二酮主要来源于肾上腺，量约为绝经前的一半。卵巢主要产生睾酮，由于升高的 LH 对卵巢间质细胞的刺激增加，使睾酮水平较绝经前有所增高。

**4. 促性腺激素**

绝经过渡期 FSH 水平升高，呈波动型，LH 仍在正常范围，FSH/LH 仍 <1。绝经后雌激素水平降低，诱导下丘脑释放促性腺激素释放激素增加，刺激垂体释放 FSH 和 LH 增加，其中 FSH 升高较 LH 更显著，FSH/LH >1。卵泡闭锁导致雌激素和抑制素水平降低以及 FSH 水平升高，是绝经的主要信号。

**5. 促性腺激素释放激素（GnRH）**

绝经后 GnRH 分泌增加，并与 LH 相平衡。

**6. 抑制素**

绝经后妇女血抑制素水平下降，较雌二醇下降早且明显，可能成为反映卵巢功能衰退更敏感的指标。

**7. 抗米勒管激素（AMH)**

绝经后抗米勒管激素水平下降，较 FSH 升高、雌二醇下降早，能较早反映卵巢功能衰退。

# 二、临床表现

**1. 近期症状**

（1）月经紊乱：月经紊乱是绝经过渡期的常见症状，由于稀发排卵或无排卵，致使月经周期不规则、经期持续时间长及经量增多或减少。此期症状的出现取决于卵巢功能状态的波动性变化。

（2）血管舒缩症状：主要表现为潮热，为血管舒缩功能不稳定所致，是雌激素降低的特征性症状。其特点是反复出现短暂的面部和颈部及胸部皮肤阵阵发红，伴有发热，继而出汗，一般持续 1~3 分钟。症状轻者每日发作数次，严重者发作十余次或更多，夜间或应激状态易促发。该症状可持续 1~2 年，有时长达 5 年或更长。潮热严重时可影响妇女的工作、生活和睡眠，是绝经后期妇女需要性激素治疗的主要原因。

（3）自主神经失调症状：常出现自主神经失调症状，如心悸、眩晕、头痛、失眠、耳鸣等。

（4）精神神经症状：围绝经期妇女常表现为注意力不易集中，并且情绪波动大，如激动易怒、焦虑不安或情绪低落、抑郁、不能自我控制等情绪症状。记忆力减退也较常见。

**2. 远期症状**

（1）泌尿生殖器绝经后综合征（GSM）：>50% 的绝经期女性会出现该综合征，主要表现为泌尿生殖道萎缩症状，出现阴道干燥、性交困难及反复阴道感染，排尿困难、尿痛、尿急等反复发生的尿路感染。

（2）骨质疏松：绝经后妇女雌激素缺乏使骨质吸收增加，导致骨量快速丢失，而出现骨质疏松。50 岁以上妇女半数以上会发生绝经后骨质疏松，一般发生在绝经后 5~10 年内，最常发生在椎体。

（3）阿尔茨海默病：绝经后期妇女比老年男性患病风险高，可能与绝经后内源性雌激素水平降低有关。

（4）心血管病变：绝经后妇女糖脂代谢异常的发病率增加，动脉硬化、冠心病的发病风险较绝经前明显增加，可能与雌激素低下有关。

## 三、诊断

根据病史及临床表现不难诊断。但需注意除外相关症状的器质性病变及精神疾病，卵巢功能评价等实验室检查有助于诊断。

**1. 血清 FSH 值及 $E_2$ 值测定**

检查血清 FSH 值及 $E_2$ 值了解卵巢功能。绝经过渡期血清 FSH > 10 U/L，提示卵巢储备功能下降。闭经、FSH > 40 U/L 且 $E_2$ < 10~20 pg/mL，提示卵巢功能衰竭。

**2. 抗米勒管激素（AMH）测定**

AMH 低至 1.1 ng/mL 提示卵巢储备下降；若低于 0.2 ng/mL 提示即将绝经；绝经后 AMH 一般测不出。

## 四、治疗

治疗目标：应能缓解近期症状，并能早期发现、有效预防骨质疏松症、动脉硬化等老年性疾病。

**1. 一般治疗**

通过心理疏导，使绝经过渡期妇女了解绝经过渡期的生理过程，并以乐观的心态相适应。必要时选用适量镇静药以助睡眠，如睡前服用艾司唑仑 2.5 mg。谷维素有助于调节自主神经功能，口服 20 mg，每日 3 次。鼓励建立健康生活方式，包括坚持身体锻炼，健康饮食，增加日晒时间，摄入足量蛋白质及含钙丰富食物，预防骨质疏松。

**2. 激素补充治疗（HRT）**

有适应证且无禁忌证时选用。HRT 是针对绝经相关健康问题而采取的一种医疗措施，可有效缓解绝经相关症状，从而改善生活质量。

（1）适应证。

1）绝经相关症状：潮热，盗汗，睡眠障碍，疲倦，情绪障碍，如易激动、烦躁、焦虑、紧张或情绪低落等。

2）泌尿生殖道萎缩相关的问题：阴道干涩、疼痛、排尿困难、性交痛、反复发作的阴道炎、反复泌尿系统感染、夜尿多、尿频和尿急。

3）低骨量及骨质疏松症：有骨质疏松症的危险因素（如低骨量）及绝经后期骨质疏

松症。

（2）禁忌证：已知或可疑妊娠、原因不明的阴道流血、已知或可疑患有乳腺癌、已知或可疑患有性激素依赖性恶性肿瘤、最近6个月内患有活动性静脉或动脉血栓栓塞性疾病、严重肝及肾功能障碍、血卟啉症、耳硬化症、脑膜瘤（禁用孕激素）等。

（3）慎用情况：慎用情况并非禁忌证，但在应用前和应用过程中，应该咨询相关专业的医师，共同确定应用的时机和方式，并采取比常规随诊更为严密的措施，监测病情的进展。慎用情况包括：子宫肌瘤、子宫内膜异位症、子宫内膜增生史、尚未控制的糖尿病及严重高血压、有血栓形成倾向、胆囊疾病、癫痫、偏头痛、哮喘、高催乳素血症、系统性红斑狼疮、乳腺良性疾病、乳腺癌家族史，及已完全缓解的部分性激素依赖性妇科恶性肿瘤，如子宫内膜癌、卵巢上皮性癌等。

（4）制剂及剂量选择：主要药物为雌激素，辅以孕激素。单用雌激素治疗仅适用于子宫已切除者，单用孕激素适用于绝经过渡期功能失调性子宫出血。剂量和用药方案应个体化，以最小剂量且有效为佳。

1）雌激素制剂：应用雌激素原则上应选择天然制剂。常用雌激素有：①戊酸雌二醇，每日口服0.5~2 mg；②结合雌激素，每日口服0.3~0.625 mg；③17β-雌二醇经皮贴膜，有每周更换两次和每周更换一次剂型；④尼尔雌醇，为合成长效雌三醇衍生物。每2周服1~2 mg。

2）组织选择性雌激素活性调节剂：替勃龙，根据靶组织不同，其在体内的3种代谢物分别表现出雌激素、孕激素及弱雄激素活性。每日口服1.25~2.5 mg。

3）孕激素制剂：常用醋酸甲羟孕酮（MPA），每日口服2~6 mg。近年来倾向于选用天然孕激素制剂，如微粒化孕酮，每日口服100~300 mg。

（5）用药途径及方案。

1）口服：主要优点是血药浓度稳定，但对肝脏有一定损害，还可刺激产生肾素底物及凝血因子。用药方案如下：①单用雌激素：适用于已切除子宫的妇女；②雌、孕激素联合：适用于有完整子宫的妇女，包括序贯用药和联合用药，前者模拟生理周期，在用雌激素的基础上，每后半月加用孕激素10~14日。两种用药又分周期性和连续性，前者每周期停用激素5~7日，有周期性出血，也称为预期计划性出血，适用于年龄较轻、绝经早期或愿意有月经样定期出血的妇女；后者连续性用药，避免周期性出血，适用于年龄较长或不愿意有月经样出血的绝经后期妇女。

2）胃肠道外途径：能缓解潮热，防止骨质疏松，能避免肝脏首过效应，对血脂影响较小。①经阴道给药：常用药物有$E_3$栓和$E_2$阴道环及结合雌激素霜。主要用于治疗下泌尿生殖道局部低雌激素症状；②经皮肤给药：包括皮肤贴膜及涂胶，主要药物为17β-雌二醇，每周使用1~2次。可使雌激素水平恒定，方法简便。

（6）用药剂量与时间：选择最小剂量和与治疗目的相一致的最短时期，在卵巢功能开始衰退并出现相关症状时即可开始应用。需定期评估，明确受益大于风险方可继续应用。停止雌激素治疗时，一般主张应缓慢减量或间歇用药，逐步停药，防止症状复发。

（7）副作用及危险性。

1）子宫出血：性激素补充治疗时的子宫异常出血，多为突破性出血，必须高度重视，查明原因，必要时行诊断性刮宫，排除子宫内膜病变。

2）性激素副作用。①雌激素：剂量过大可引起乳房胀、白带多、头痛、水肿、色素沉着等，应酌情减量或改用雌三醇；②孕激素：副作用包括抑郁、易怒、乳房痛和水肿，患者常不易耐受；③雄激素：有发生高血脂、动脉粥样硬化、血栓栓塞性疾病危险，大量应用可出现体重增加、多毛及痤疮，口服时影响肝功能。

3）子宫内膜癌：长期单用雌激素，可使子宫内膜异常增生和子宫内膜癌危险性增加，所以对有子宫者已不再单用雌激素。联合应用雌孕激素，不增加子宫内膜癌发病风险。

4）卵巢癌：长期应用 HRT，卵巢癌的发病风险可能轻度增加。

5）乳腺癌：应用天然或接近天然的雌孕激素可使增加乳腺癌的发病风险减小，但乳腺癌仍是 HRT 的禁忌证。

6）心血管疾病及血栓性疾病：绝经对心血管疾病的发生有负面影响，HRT 对降低心血管疾病发生有益，但一般不主张 HRT 作为心血管疾病的二级预防。没有证据证明天然雌孕激素会增加血栓风险，但对于有血栓疾病者尽量选择经皮给药。

7）糖尿病：HRT 能通过改善胰岛素抵抗而明显降低糖尿病风险。

**3. 非激素类药物**

（1）选择性5-羟色胺再摄取抑制剂：盐酸帕罗西汀20 mg，每日1次早晨口服，可有效改善血管舒缩症状及精神神经症状。

（2）钙剂：氨基酸螯合钙胶囊每日口服1粒（含1 g），可减缓骨质丢失。

（3）维生素D：适用于围绝经期妇女缺少户外活动者，每日口服400~500 U，与钙剂合用有利于钙的吸收完全。

（梁 田）

# 第三章

# 外阴肿瘤

外阴肿瘤包括良性肿瘤和恶性肿瘤。鳞状上皮内病变与外阴鳞状细胞癌关系密切，其中高级别鳞状上皮内病变为癌前病变，故在本章一并介绍。

## 第一节　外阴鳞状上皮内病变

外阴鳞状上皮内病变指与 HPV 感染相关的临床和病理改变，或有进展为浸润癌潜在风险的局限于外阴鳞状上皮内的一组病变。该病多见于 45 岁左右妇女，近年来在年轻妇女中有增加的趋势。约 50% 的患者伴有其他部位的上皮内病变，约 38% 患者的病变可自行消退，仅 2%~4% 进展为浸润癌。

## 一、命名及病理

外阴鳞状上皮内病变以往称为外阴鳞状上皮内瘤变（VIN）、原位癌、外阴鲍文病和 Queyral 增殖性红斑。2014 年世界卫生组织（WHO）女性生殖器肿瘤分类将外阴鳞状上皮内病变分为：低级别鳞状上皮内病变、高级别鳞状上皮内病变和分化型外阴上皮内瘤变。其主要病理特征为上皮层内细胞有不同程度的增生伴核异型、核分裂增加，排列紊乱，

**1. 低级别鳞状上皮内病变（LSIL）**

以往称为普通型 VIN Ⅰ、轻度不典型增生、扁平湿疣、不典型挖空细胞等。与低危和高危型 HPV 感染均相关，是 HPV 感染所致的临床表现和病理改变。多见于年轻女性，超过 30% 的病例合并下生殖道其他部位上皮内病变（以宫颈部位最常见）。病变常常自行退化，进展为浸润癌的风险极低。

**2. 高级别鳞状上皮内病变（HSIL）**

包括以往所称的 VIN Ⅱ（中度不典型增生）、VIN Ⅲ（重度不典型增生）、原位癌、鲍文病、鲍文样不典型增生等。多发生于绝经前女性，绝大部分为 HPV16 型感染所致，若不治疗进展为浸润癌的风险很高。局部完全切除后的复发率为 15%；若切缘受累，则复发率高达 50%。

**3. 分化型外阴上皮内瘤变**

以往称为分化型 VIN、单纯性原位癌。和 HPV 感染无关，可能系 p53 突变所致。多发生于老年女性，常伴硬化性苔藓、扁平苔藓，有时伴有角化型鳞癌。虽然进展为浸润癌的风

险尚不清楚，但一旦发生，常在半年以内进展为浸润癌。

## 二、临床表现

症状无特异性，多表现为外阴瘙痒、皮肤破损及溃疡，部分患者无症状。病变可发生于外阴任何部位，最常见外阴病变为丘疹、斑点、斑块或乳头状疣，单个或多个，呈灰白、粉红色、少数为略高出皮肤的黑色素沉着，严重者可呈弥漫状覆盖整个外阴。

## 三、诊断

确诊需依据病理学检查。对任何可疑病灶应作多点活组织病理检查，也可在阴道镜下定点活检。取材时应注意避免遗漏浸润癌，采用局部涂抹 3%～5% 醋酸或 1% 甲苯胺蓝，有助于提高病灶活检的准确率。需与外阴湿疹、外阴白色病变、痣、黑色素瘤、棘皮瘤等疾病相鉴别。生殖道 HPV 检测可协助诊断。

## 四、治疗

治疗目的在于消除病灶，缓解症状，阻断浸润癌发生。治疗决策时应综合考虑：①疾病因素，包括患者年龄、症状、病变的位置和大小、病理类型、病变级别；②考虑治疗方式对外阴形态和功能的影响，制订个体化方案。

**1. LSIL 的处理**

若无明显症状可暂不予治疗，定期随访。有症状者可选择局部用药，如咪喹莫特软膏、5-氟尿嘧啶软膏、1% 西多福韦。激光治疗适用于病灶广泛的年轻患者。

**2. HSIL 的处理**

病灶局限的病变可采用病灶局部表浅切除术，切缘超过病灶外至少 0.5 cm。较大融合型病灶或病变较广泛或为多灶性，尤其疑为浸润癌时，可考虑行外阴皮肤切除术。病变累及阴蒂周围或肛周可采用 $CO_2$ 激光消融术。

**3. 分化型外阴上皮内瘤变的处理**

由于病变会迅速发展为浸润癌，需彻底切除病灶，老年、病灶广泛的患者可采用单纯外阴切除术，手术切除范围包括外阴皮肤及部分皮下组织，不切除会阴筋膜。合并外阴浸润癌者，则按外阴癌处理。

## 五、随访

各类外阴鳞状上皮内病变治疗后均有不同程度的复发率，复发的高危因素为高级别病变、切缘阳性、高危 HPV 持续感染等，所以治疗后应定期随访。

（俞炽阳）

# 第二节　外阴恶性肿瘤

外阴恶性肿瘤约占女性生殖道原发恶性肿瘤的 3%～5%，以鳞状细胞癌最常见，其他包括恶性黑色素瘤、基底细胞癌、前庭大腺癌、疣状癌、肉瘤等。

# 一、外阴鳞状细胞癌

外阴鳞状细胞癌占全部外阴恶性肿瘤的 80%~90%，主要发生于绝经后妇女，年轻女性发病率有升高趋势。

## （一）发病相关因素

发病与以下因素相关：①人乳头瘤病毒（HPV）感染：40%~60% 的外阴癌与 HPV 感染相关，其中16 型感染超过50%；②非 HPV 感染相关病变，如外阴硬化性苔藓、分化型外阴鳞状上皮内瘤变等。

## （二）病理

癌灶为浅表溃疡或硬结节，可伴感染、坏死、出血，周围皮肤可增厚及色素改变。镜下见多数外阴鳞癌分化好，有角化珠和细胞间桥。前庭和阴蒂部位的病灶倾向于分化差或未分化，常有淋巴管和神经周围的侵犯。

## （三）临床表现

**1. 症状**

最常见的症状是外阴瘙痒、局部肿块或溃疡，合并感染或较晚期癌可出现疼痛、渗液和出血。

**2. 体征**

癌灶以大阴唇最多见，其次为小阴唇、阴蒂、会阴、尿道口、肛门周围等。若已转移至腹股沟淋巴，可扪及增大、质硬、固定淋巴结。

## （四）转移途径

直接浸润、淋巴转移较常见，晚期可经血行播散。

**1. 直接浸润**

癌灶逐渐增大，沿皮肤及邻近黏膜浸润至尿道、阴道、肛门，晚期可累及膀胱、直肠等。

**2. 淋巴转移**

癌细胞通常沿淋巴管扩散，汇入腹股沟浅淋巴结，再至腹股沟深淋巴结，进入髂外、闭孔和髂内淋巴结，最终转移至腹主动脉旁淋巴结和左锁骨下淋巴结。肿瘤一般向同侧淋巴结转移，但中线部位的癌灶常向两侧转移并可绕过腹股沟浅淋巴结直接至腹股沟深淋巴结，外阴后部及阴道下段癌可避开腹股沟浅层淋巴结而直接转移至盆腔淋巴结。若癌灶累及尿道、阴道、直肠、膀胱可直接转移至盆腔淋巴结。

**3. 血行播散**

晚期经血行播散至肺、骨等。

## （五）诊断

诊断主要根据下述几个方面进行全面评估：①病史及症状结合妇科检查：早期可为外阴结节或小溃疡、晚期可累及全外阴伴溃破、出血、感染。应注意病灶部位、大小、质地、活动度、色素改变，与邻近器官关系（尿道、阴道、肛门直肠有无受累）及双侧腹股沟区是否有肿大的淋巴结，并应仔细检查阴道、宫颈，以排除有无肿瘤；②组织学检查：是确诊外阴癌的唯一方法。对一切外阴赘生物、溃疡和可疑病灶均需尽早作活组织病理检查，取材应有足够的深度，建议包含邻近的正常皮肤及皮下组织，可在阴道镜指引下在可疑病灶部位活检；③其他：外阴细胞学检查、影像检查（超声、磁共振、CT、全身 PET-CT）、膀胱镜和直肠镜检查、HPV 检测、血清 HIV 检测等有助于诊断。

## （六）分期

采用国际妇产科联盟的手术病理分期，见表 3-1。

**表 3-1　外阴癌 FIGO 分期**

| FIGO | 肿瘤累及范围 |
| --- | --- |
| Ⅰ期 | 肿瘤局限于外阴和（或）会阴，淋巴结无转移 |
| ⅠA 期 | 肿瘤最大直径≤2 cm 且间质浸润≤1.0 mm* |
| ⅠB 期 | 肿瘤最大直径 >2 cm 或间质浸润 >1.0 mm* |
| Ⅱ期 | 肿瘤侵犯下列任何部位：下 1/3 尿道、下 1/3 阴道、肛门，无淋巴结转移 |
| Ⅲ期 | 肿瘤有或无侵犯下列任何部位：下 1/3 尿道、下 1/3 阴道、肛门，有腹股沟 – 股淋巴结转移 |
| ⅢA 期 | （i）1 个淋巴结转移（≥5 mm），或（ii）1~2 个淋巴结转移（<5 mm） |
| ⅢB 期 | （i）≥2 淋巴结转移（≥5 mm），或（ii）≥3 个淋巴结转移（<5 mm） |
| ⅢC 期 | 淋巴结阳性伴淋巴结囊外扩散 |
| Ⅳ期 | 肿瘤侵犯其他区域（上 2/3 尿道、上 2/3 阴道）或远处转移 |
| ⅣA 期 | 肿瘤侵犯下列任何部位：（i）上尿道和（或）阴道黏膜、膀胱黏膜、直肠黏膜，或固定在骨盆壁，或（ii）腹股沟 – 股淋巴结出现固定或溃疡形成 |
| ⅣB 期 | 包括盆腔淋巴结的任何部位远处转移 |

注：*浸润深度指肿瘤邻近最表浅真皮乳头的表皮 – 间质连续处至浸润最深点。

## （七）治疗

早期肿瘤以手术为主，局部晚期肿瘤手术结合放化疗，转移病例以姑息、对症及支持治疗，对早期患者在不影响预后的前提下，尽量缩小手术范围，最大限度保留外阴的正常结构，以提高生活质量。

**1. 手术治疗**

（1）早期肿瘤（Ⅰ期和小病灶Ⅱ期）：先行病灶活检，根据病变大小及浸润深度分期，然后按分期决定术式。要求手术切缘距离肿瘤边缘至少 1 cm，深度应达会阴深筋膜（2~3 cm），即位于阔筋膜水平面且覆盖耻骨联合的筋膜层。ⅠA 期行外阴局部扩大切除术，术后随访即可。ⅠB 期者根据病灶位置决定术式：①单侧病变（病灶距外阴中线≥2 cm），行局部广泛切除术或改良广泛外阴切除术及单侧腹股沟淋巴结评估（前哨淋巴结绘图活检或单侧腹股沟/股淋巴结切除术）；②中线部位病变（前部或后部），行局部广泛切除术或改良广泛外阴切除术及双侧腹股沟/股淋巴结评估（前哨淋巴结绘图活检或双侧腹股沟/股淋巴结切除术）。术后均根据原发灶及淋巴结的病理结果决定辅助治疗。

（2）局部晚期肿瘤（病灶 >4 cm 的Ⅱ期和Ⅲ期）：腹股沟淋巴结和外阴病灶分步处理。先行影像学评估和淋巴结病理检查，再根据结果采取个体化的手术或与放化疗结合的综合治疗。

（3）肿瘤转移超出盆腔：可考虑局部控制或姑息性外照射放疗和（或）全身治疗，或者采用最佳的支持治疗。

**2. 放射治疗**

虽然鳞癌对放射治疗较敏感，但外阴皮肤对放射线耐受性极差，易发生放射皮肤反应（肿胀、糜烂、剧痛），难以达到放射根治剂量。因此，外阴癌放射治疗常用于术前辅助治疗、转移淋巴结区域照射和术后辅助治疗。

**3. 化学药物或靶向治疗**

多用于同步放化疗及晚期癌或复发癌的综合治疗。常用化疗药物：铂类、紫杉醇、氟尿嘧啶、丝裂霉素 C、吉西他滨等，常采用静脉注射或局部动脉灌注。靶向治疗药物：埃罗替尼、帕姆单抗等。

## （八）随访及预后

术后应定期随访。外阴癌的预后与分期有关，其中以淋巴结转移最为密切。

## 二、外阴恶性黑色素瘤

外阴恶性黑色素瘤较少见，居外阴原发恶性肿瘤的第 2 位（2%~4%）。肿瘤恶性程度高，预后差。多见于 65~75 岁妇女，常诉外阴瘙痒、出血、色素沉着范围增大。病灶常位于小阴唇，其次是阴蒂周围，呈痣样、结节状生长、有色素沉着（肿瘤多为棕褐色或蓝黑色），可伴溃疡。诊断需活组织病理检查。分期参照皮肤恶性黑色素瘤 Clark 分期、Chung 分期和 Breslow 分期系统。治疗：①手术。真皮层浸润≤1 mm 者，手术切缘距离病变边缘至少1 cm，不必行淋巴结切除术；真皮层浸润 >1 mm 者，手术切缘应距离病变边缘至少 2~3 cm，并切除腹股沟淋巴结；②免疫治疗。可选用 α-干扰素、免疫检测点抑制剂等，后者目前 FDA 批准应用于临床的有 PD-1/PD-L1 抑制剂、CTLA4 基因工程单克隆抗体，可用于术前后辅助治疗或不能手术的晚期患者；③化疗。一般用于晚期患者的姑息治疗。

## 三、外阴基底细胞癌

外阴基底细胞癌罕见，发病平均年龄 70 岁。病灶多位于大阴唇，其次是小阴唇、阴蒂和阴唇系带，可有局部瘙痒或无症状，病灶呈湿疹或癣样改变伴有色素沉着，也可呈结节状肿物。因症状不典型，诊断常延误，确诊需作活组织病理检查。应检查全身皮肤有无基底细胞癌。外阴基底细胞癌是一种局限于真皮层内、生长缓慢的肿瘤，可行病灶广泛局部切除，手术切缘应距离病变边缘至少 1 cm，不需行腹股沟淋巴结切除术。

（俞炽阳）

# 第四章

# 子宫颈肿瘤

子宫颈肿瘤包括良性肿瘤和恶性肿瘤。子宫颈癌是最常见的妇科恶性肿瘤，起源于子宫颈上皮内病变，为高危型 HPV 感染所致。

## 第一节　子宫颈鳞状上皮内病变

子宫颈鳞状上皮内病变（SIL），是与子宫颈浸润癌密切相关的一组子宫颈病变，常发生于 25～35 岁的妇女。大部分低级别鳞状上皮内病变（LSIL）可自然消退，但高级别鳞状上皮内病变（HSIL）具有癌变潜能。SIL 反映了子宫颈癌发生发展中的连续过程，通过筛查发现 SIL，及时治疗高级别病变是预防子宫颈浸润癌行之有效的措施。

高级别子宫颈腺上皮内瘤变（HG-CGIN）比较少见，本节仅介绍 SIL。

### 一、发病相关因素

SIL 和子宫颈癌与人乳头瘤病毒（HPV）感染、多个性伴侣、吸烟、性生活过早（＜16 岁）、性传播疾病、经济状况低下、口服避孕药和免疫抑制等因素相关。

#### 1. HPV 感染

目前已知 HPV 共有 160 多个型别，40 余种与生殖道感染有关，其中 13～15 种与 SIL 和子宫颈癌发病密切相关。已在接近 90% 的 SIL 和 99% 的子宫颈癌组织发现有高危型 HPV 感染，其中约 70% 与 HPV16 和 18 型相关，高危型 HPV 产生病毒癌蛋白，其中 E6 和 E7 分别作用于宿主细胞的抑癌基因 p53 和 Rb 使之失活或降解，继而通过一系列分子事件导致癌变，接种 HPV 预防性疫苗可以实现子宫颈癌的一级预防。

#### 2. 性行为及分娩次数

多个性伴侣、初次性生活＜16 岁、早年分娩、多产与子宫颈癌发生有关。与有阴茎癌、前列腺癌或其性伴侣曾患子宫颈癌的高危男子性接触的妇女，也易患子宫颈癌。

#### 3. 其他

吸烟可增加感染 HPV 的效应，屏障避孕法有一定的保护作用。

### 二、子宫颈组织学特点

子宫颈上皮由子宫颈阴道部鳞状上皮和子宫颈管柱状上皮组成。

**1. 子宫颈阴道部鳞状上皮**

由深至浅可分为基底带、中间带及浅表带3个带。基底带由基底细胞和旁基底细胞组成。基底细胞为储备细胞，无明显细胞增殖表现，在某些因素刺激下可以增生，也可以增生成为不典型鳞状细胞或分化为成熟鳞状细胞，旁基底细胞为增生活跃的细胞，偶见核分裂象。中间带与浅表带为完全不增生的分化细胞，细胞渐趋死亡、脱落。

**2. 子宫颈管柱状上皮**

柱状上皮为分化良好细胞，而柱状上皮下细胞为储备细胞，具有分化或增殖能力。

**3. 转化区**

也称为移行带，因其位于子宫颈鳞状上皮与柱状上皮交接部，又称为鳞-柱状交接部或鳞-柱交接。鳞-柱状交接部又分为原始鳞-柱状交接部和生理鳞-柱状交接部。

在胎儿期，来源于泌尿生殖窦的鳞状上皮向头侧生长，至子宫颈外口与子宫颈管柱状上皮相邻，形成原始鳞-柱状交接部。青春期后，在雌激素作用下，子宫颈发育增大，子宫颈管黏膜组织向尾侧移动，即子宫颈管柱状上皮及其下的间质成分到达子宫颈阴道部，使原始鳞-柱状交接部外移。原始鳞-柱状交接的内侧，由于覆盖的子宫颈管单层柱状上皮菲薄，其下间质透出呈红色，外观呈细颗粒状的红色区，称为柱状上皮异位。由于肉眼观似糜烂，过去称为"宫颈糜烂"，实际上并非真性糜烂；此后，在阴道酸性环境或致病菌作用下，外移的柱状上皮由原始鳞-柱状交接部的内侧向子宫颈口方向逐渐被鳞状上皮替代，形成新的鳞-柱状交接部，即生理鳞-柱状交接部。原始鳞-柱状交接部和生理鳞-柱状交接部之间的区域称为转化区。在转化区形成过程中，新生的鳞状上皮覆盖子宫颈腺管口或伸入腺管，将腺管口堵塞，腺管周围的结缔组织增生或形成瘢痕压迫腺管，使腺管变窄或堵塞，腺体分泌物潴留于腺管内形成囊肿，称为子宫颈腺囊肿。子宫颈腺囊肿可作为辨认转化区的一个标志。绝经后雌激素水平下降，子宫颈萎缩，原始鳞-柱状交接部退回至子宫颈管内。转化区表面被覆的柱状上皮被鳞状上皮替代的机制如下：①鳞状上皮化生：暴露于子宫颈阴道部的柱状上皮受阴道酸性影响，柱状上皮下未分化储备细胞开始增殖，并逐渐转化为鳞状上皮，继之柱状上皮脱落，被复层鳞状细胞所替代；②鳞状上皮化：子宫颈阴道部鳞状上皮直接长入柱状上皮与其基底膜之间，直至柱状上皮完全脱落而被鳞状上皮替代。

转化区成熟的化生鳞状上皮对致癌物的刺激相对不敏感，但未成熟的化生鳞状上皮却代谢活跃，在人乳头瘤病毒等的作用下，发生细胞异常增生、分化不良、排列紊乱、细胞核异常、有丝分裂增加，最后形成SIL。

## 三、临床表现

无特殊症状。偶有阴道排液增多，伴或不伴臭味。也可在性生活或妇科检查后发生接触性出血。检查子宫颈可光滑或仅见局部红斑、白色上皮，或子宫颈糜烂样表现，未见明显病灶。

## 四、诊断

**1. 子宫颈细胞学检查**

是SIL及早期子宫颈癌筛查的基本方法，细胞学检查特异性高，但敏感性较低。可选用巴氏涂片法或液基细胞涂片法。筛查应在性生活开始3年后或21岁以后开始，并定期复查。

子宫颈细胞学检查的报告形式主要有 TBS 分类系统，该系统较好地结合了细胞学、组织学与临床处理方案，推荐使用。

**2. HPV 检测**

敏感性较高，特异性较低。可与细胞学检查联合应用于 25 岁以上女性的子宫颈癌筛查；也可用于 21～25 岁女性细胞学初筛为轻度异常的分流，当细胞学为意义未明的不典型鳞状细胞（ASCUS）时进行高危型 HPV 检测，阳性者行阴道镜检查，阴性者 12 个月后行细胞学检查；也可作为 25 岁以上女性的子宫颈癌初筛，阳性者用细胞学分流，阴性者常规随访。

**3. 阴道镜检查**

筛查发现有异常，如细胞学 ASCUS 伴 HPV 检测阳性，或细胞学 LSIL 及以上，或 HPV 检测 16/18 型阳性者，建议行阴道镜检查。

**4. 子宫颈活组织检查**

是确诊子宫颈鳞状上皮内病变的可靠方法。任何肉眼可疑病灶或阴道镜诊断为高级别病变者，均应行单点或多点活检。若需要了解子宫颈管的病变情况，应行子宫颈管搔刮术（ECC）。

# 五、治疗

**1. LSIL**

约 60% 会自然消退，细胞学检查为 LSIL 及以下者可仅观察随访。在随访过程中病变发展或持续存在 2 年者宜进行治疗。细胞学为 HSIL，阴道镜检查充分者可采用冷冻和激光等消融治疗；若阴道镜检查不充分，或不能排除 HSIL，或 ECC 阳性者采用子宫颈锥切术。

**2. HSIL**

可发展为浸润癌，需要治疗。阴道镜检查充分者可用子宫颈锥切术或消融治疗；阴道镜检查不充分者宜采用子宫颈锥切术，包括子宫颈环形电切除术（LEEP）和冷刀锥切术。经子宫颈锥切确诊、年龄较大、无生育要求、合并有其他妇科良性疾病手术指征的 HSIL 也可行筋膜外全子宫切除术。

（孙国莉）

# 第二节　子宫颈癌

子宫颈癌是最常见的妇科恶性肿瘤，高发年龄为 50～55 岁。由于子宫颈癌筛查的普及，得以早期发现和治疗子宫颈癌和癌前病变，其发病率和死亡率明显下降。

# 一、发病相关因素

同子宫颈鳞状上皮内病变。

# 二、病理

**1. 浸润性鳞状细胞癌**

占子宫颈癌的 75%～80%。

（1）巨检：微小浸润性鳞状细胞癌肉眼观察无明显异常，或类似子宫颈柱状上皮异位。

随病变发展，可形成4种类型（图4-1）。

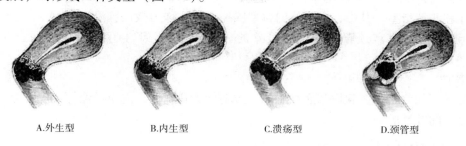

A.外生型　　　　B.内生型　　　　C.溃疡型　　　　D.颈管型

**图4-1　子宫颈癌类型（巨检）**

1）外生型：最常见，癌灶向外生长呈乳头状或菜花样，组织脆，触之易出血。常累及阴道。

2）内生型：癌灶向子宫颈深部组织浸润，子宫颈表面光滑或仅有柱状上皮异位，子宫颈肥大变硬，呈桶状。常累及宫旁组织。

3）溃疡型：上述两型癌组织继续发展合并感染坏死，脱落后形成溃疡或空洞，似火山口状。

4）颈管型：癌灶发生于子宫颈管内，常侵入子宫颈管和子宫峡部供血层，转移至盆腔淋巴结。

（2）显微镜检。

1）微小浸润性鳞状细胞癌：指在HSIL（CIN 3）基础上镜检发现小滴状、锯齿状癌细胞团突破基底膜，浸润间质。诊断标准见临床分期。

2）浸润性鳞状细胞癌：指癌灶浸润间质范围超出微小浸润癌，多呈网状或团块状浸润间质。根据癌细胞核的多形性与大小及核分裂程度等，可将鳞状细胞癌分为高（Ⅰ级）、中（Ⅱ级）、低分化（Ⅲ级）3种，这种分级法可能提供了肿瘤对化疗和放疗相关的预后信息，但目前更倾向于分为角化型和非角化型。角化型：大致相当于高分化鳞癌，细胞体积大，有明显角化珠形成，可见细胞间桥，细胞异型性较轻，无核分裂或核分裂罕见。非角化型：大致相当于中分化和低分化鳞癌。细胞体积大或较小，可有单细胞角化但无角化珠，细胞间桥不明显，细胞异型性常明显，核分裂象多见。除上述最常见的两种亚型外还有以下多种亚型：乳头状鳞状细胞癌、基底细胞样鳞状细胞癌、湿疣样癌、疣状癌、鳞状移形细胞癌和淋巴上皮样瘤样癌。

**2. 腺癌**

近年来子宫颈腺癌的发生率有上升趋势，占子宫颈癌的20%~25%。

（1）巨检：来自子宫颈管内，浸润管壁；或自子宫颈管内向子宫颈外口突出生长；常可侵犯宫旁组织；病灶向子宫颈管内生长时，子宫颈外观可正常，但因子宫颈管膨大，形如桶状。

（2）显微镜检。

1）普通型宫颈腺癌：最常见的组织学业型，约占宫颈腺癌的90%。虽然来源于子宫颈管柱状黏液细胞，偶尔间质内可见黏液池形成，但肿瘤细胞内见不到明确黏液，胞浆双嗜性或嗜酸性。镜下见腺体结构复杂，呈筛状和乳头状，腺上皮细胞增生呈复层，核异型性明显，核分裂象多见。该亚型绝大部分呈高－中分化。

2）黏液性腺癌：该亚型的特征是细胞内可见明确黏液，又进一步分为胃型、肠型、印戒细胞样和非特指型。其中，高分化的胃型腺癌，既往称为微偏腺癌（MDA），虽然分化非常好，但几乎是所有宫颈腺癌中预后最差的一种亚型，5 年生存率仅为普通宫颈腺癌的一半。

### 3. 其他

少见类型如腺鳞癌、腺样基底细胞癌、绒毛状管状腺癌、内膜样癌等上皮性癌、神经内分泌肿瘤、间叶性肿瘤等。

## 三、转移途径

主要为直接蔓延和淋巴转移，血行转移极少见。

### 1. 直接蔓延

最常见，癌组织向邻近器官及组织扩散。常向下累及阴道壁，极少向上累及宫腔。向两侧扩散可累及主韧带及子宫颈旁、阴道旁组织直至骨盆壁；癌灶压迫或侵及输尿管时，可引起输尿管阻塞及肾积水。晚期可向前、后蔓延侵及膀胱或直肠。

### 2. 淋巴转移

癌灶侵入淋巴管形成瘤栓，随淋巴液引流进入局部淋巴结。淋巴转移一级组包括子宫旁、闭孔、髂内、髂外、髂总、骶前淋巴结；二级组包括腹股沟深浅淋巴结、腹主动脉旁淋巴结。

### 3. 血行转移

极少见，晚期可转移至肺、肝或骨骼等。

## 四、分期

采用国际妇产科联盟的临床分期标准（表 4-1）。临床分期在治疗前进行，治疗后不再更改。

表 4-1　子宫颈癌临床分期

| | |
|---|---|
| Ⅰ期 | 肿瘤局限在子宫颈（扩展至宫体应被忽略） |
| Ⅰ A | 镜下浸润癌（所有肉眼可见的病灶，包括表浅浸润，均为Ⅰ B 期） |
| | 间质浸润深度 <5 mm，宽度 ≤7 mm |
| Ⅰ A1 | 间质浸润深度 ≤3 mm，宽度 ≤7 mm |
| Ⅰ A2 | 间质浸润深度 >3 mm 且 <5 mm，宽度 ≤7 mm |
| Ⅰ B | 肉眼可见癌灶局限于子宫颈，或者镜下病灶 >Ⅰ A |
| Ⅰ B1 | 肉眼可见癌灶 ≤4 cm |
| Ⅰ B2 | 肉眼可见癌灶 >4 cm |
| Ⅱ期 | 肿瘤超越子宫，但未达骨盆壁或未达阴道下 1/3 |
| Ⅱ A | 肿瘤侵犯阴道上 2/3，无明显宫旁浸润 |
| Ⅱ A1 | 肉眼可见癌灶 ≤4 cm |
| Ⅱ A2 | 肉眼可见癌灶 >4 cm |
| Ⅱ B | 有明显宫旁浸润，但未达到盆壁 |

| Ⅲ期 | 肿瘤已扩展到骨盆壁，在进行直肠指诊时，在肿瘤和盆壁之间无间隙。肿瘤累及阴道下 1/3。由肿瘤引起的肾盂积水或肾无功能的所有病例，除非已知道由他原因所引起 |
| --- | --- |
| ⅢA | 肿瘤累及阴道下 1/3，没有扩展到骨盆壁 |
| ⅢB | 肿瘤扩展到骨盆壁，或引起肾盂积水或肾无功能 |
| Ⅳ期 | 肿瘤超出了真骨盆范围，或侵犯膀胱和/或直肠黏膜 |
| ⅣA | 肿瘤侵犯邻近的盆腔器官 |
| ⅣB | 远处转移 |

## 五、临床表现

早期子宫颈癌常无明显症状和体征。子宫颈管型患者因子宫颈外观正常易漏诊或误诊。随病变发展，可出现以下表现。

**1. 症状**

（1）阴道流血：常表现为接触性出血，即性生活或妇科检查后阴道流血。也可表现为不规则阴道流血，或经期延长、经量增多。老年患者常为绝经后不规则阴道流血。出血量根据病灶大小和侵及间质内血管情况而不同，若侵蚀大血管可引起大出血。一般外生型癌出血较早，量多；内生型癌出血较晚。

（2）阴道排液：多数患者有白色或血性、稀薄如水样或米泔状、有腥臭味的阴道排液。晚期患者因癌组织坏死伴感染，可有大量米泔样或脓性恶臭白带。

（3）晚期症状：根据癌灶累及范围出现不同的继发性症状，如尿频、尿急、便秘、下肢肿痛等；癌肿压迫或累及输尿管时，可引起输尿管梗阻、肾盂积水及尿毒症；晚期可有贫血、恶病质等全身衰竭症状。

**2. 体征**

微小浸润癌可无明显病灶，子宫颈光滑或糜烂样改变。随病情发展，可出现不同体征。外生型子宫颈癌可见息肉状、菜花状赘生物，常伴感染，质脆易出血；内生型表现为子宫颈肥大、质硬、子宫颈管膨大；晚期癌组织坏死脱落，形成溃疡或空洞伴恶臭。阴道壁受累时，可见赘生物生长或阴道壁变硬；宫旁组织受累时，双合诊、三合诊检查可扪及子宫颈旁组织增厚、结节状、质硬或形成冰冻骨盆状。

## 六、诊断

早期病例的诊断应采用子宫颈细胞学检查和（或）HPV 检测、阴道镜检查、子宫颈活组织检查的"三阶梯"程序，确诊依据为组织学诊断。检查方法同子宫颈鳞状上皮内病变。子宫颈有明显病灶者，可直接在癌灶取材。

对子宫颈活检为 HSIL 但不能除外浸润癌者，或活检为可疑微小浸润癌需要测量肿瘤范围或除外进展期浸润癌者，需行子宫颈锥切术。切除组织应作连续病理切片（24~36 张）检查。

确诊后根据具体情况选择胸部 X 线或 CT 平扫、静脉肾盂造影、膀胱镜检查、直肠镜检查、超声检查及盆腔或腹腔增强 CT 或磁共振、PET-CT 等影像学检查。

## 七、鉴别诊断

主要依据子宫颈活组织病理检查，应与有类似临床症状或体征的各种子宫颈病变鉴别，包括：①子宫颈良性病变。子宫颈柱状上皮异位、子宫颈息肉、子宫颈子宫内膜异位症和子宫颈结核性溃疡等；②子宫颈良性肿瘤。子宫颈管肌瘤、子宫颈乳头瘤等；③子宫颈转移性癌等。

## 八、治疗

根据临床分期、患者年龄、生育要求、全身情况、医疗技术水平及设备条件等，综合考虑制订适当的个体化治疗方案。采用手术和放疗为主、化疗为辅的综合治疗。

**1. 手术治疗**

手术的优点是年轻患者可保留卵巢及阴道功能，主要用于早期子宫颈癌（ⅠA~ⅡA 期）患者。①ⅠA1 期：无淋巴脉管间隙浸润者行筋膜外全子宫切除术，有淋巴脉管间隙浸润者按ⅠA2 期处理；②ⅠA2 期：行改良广泛性子宫切除术及盆腔淋巴结切除术或考虑前哨淋巴结绘图活检；③ⅠB1 期和ⅡA1 期：行广泛性子宫切除术及盆腔淋巴结切除术或考虑前哨淋巴结绘图活检，必要时行腹主动脉旁淋巴取样；④部分ⅠB2 期和ⅡA2 期：行广泛性子宫切除术及盆腔淋巴结切除术和选择性腹主动脉旁淋巴结取样；或同期放、化疗后行全子宫切除术；也有采用新辅助化疗后行广泛性子宫切除术及盆腔淋巴结切除术和选择性腹主动脉旁淋巴结取样。未绝经、<45 岁的鳞癌患者可保留卵巢。要求保留生育功能的年轻患者，ⅠA1 期无淋巴脉管间隙浸润者可行子宫颈锥形切除术（至少 3 mm 阴性切缘）；ⅠA1 期有淋巴脉管间隙浸润和ⅠA2 期可行子宫颈锥形切除术加盆腔淋巴结切除术或考虑前哨淋巴结绘图活检，或和ⅠB1 期处理相同；一般推荐肿瘤直径 <2 cm 的ⅠB1 期行广泛性子宫颈切除术及盆腔淋巴结切除术或考虑前哨淋巴结绘图活检，但若经腹或腹腔镜途径手术，肿瘤直径也可扩展至 2~4 cm。

**2. 放射治疗**

①根治性放疗：适用于部分ⅠB2 期、ⅡA2 期、ⅡB~ⅣA 期患者和全身情况不适宜手术的（ⅠA1~ⅠB1 期）/ⅡA1 期患者；②辅助放疗：适用于手术后病理检查发现有中、高危因素的患者；③姑息性放疗：适用于晚期患者局部减瘤放疗或对转移病灶姑息放疗。放射治疗包括体外照射和腔内放疗。外照射放疗以三维适形放疗及调强放疗为主，主要针对子宫、宫旁及转移淋巴结。腔内放疗多采用铱-192（$^{192}$Ir）高剂量率腔内及组织间插值放疗，主要针对宫颈、阴道及部分宫旁组织给以大剂量照射。外照射和腔内放疗的合理结合，使病变部位的剂量分布更符合肿瘤生物学特点，可提高局部控制率。

**3. 全身治疗**

包括全身化疗和靶向治疗、免疫治疗。化疗主要用于晚期、复发转移患者和根治性同期放化疗，也可用于手术前后的辅助治疗。常用抗癌药物有顺铂、卡铂、紫杉醇、拓扑替康等，多采用静脉联合化疗，也可用动脉局部灌注化疗。靶向药物主要是贝伐珠单抗，常与化疗联合应用。方案如顺铂/紫杉醇/贝伐珠单抗、顺铂/紫杉醇、拓扑替康/紫杉醇/贝伐珠单抗、卡铂/紫杉醇方案等。免疫治疗如 PD-1/PD-L1 抑制剂等也已在临床试用中。

## 九、预防

子宫颈癌是可以预防的肿瘤。①推广 HPV 预防性疫苗接种（一级预防），通过阻断 HPV 感染预防子宫颈癌的发生；②普及、规范子宫颈癌筛查，早期发现 SIL（二级预防）；及时治疗高级别病变，阻断子宫颈浸润癌的发生（三级预防）；③开展预防子宫颈癌知识宣教，提高预防性疫苗注射率和筛查率，建立健康的生活方式。

（孙国莉）

# 第五章

# 子宫肿瘤

子宫肿瘤有良性肿瘤和恶性肿瘤之分，常见的良性肿瘤为子宫平滑肌瘤（子宫肌瘤），常见的恶性肿瘤为子宫内膜癌和子宫肉瘤。

## 第一节　子宫肌瘤

子宫肌瘤是女性生殖器最常见的良性肿瘤，由平滑肌及结缔组织组成。常见于 30~50 岁妇女，20 岁以下少见。据尸检统计，30 岁以上妇女约 20% 有子宫肌瘤。因肌瘤多无症状或很少有症状，临床报道发病率远低于肌瘤真实发病率。

### 一、发病相关因素

确切病因尚未明了。因肌瘤好发于生育期，青春期前少见，绝经后萎缩或消退，提示其发生可能与雌激素相关。生物化学检测证实肌瘤中雌二醇的雌酮转化明显低于正常肌组织；肌瘤中雌激素受体浓度明显高于周边肌组织，故认为肌瘤组织局部对雌激素的高敏感性是肌瘤发生的重要因素之一。此外，研究还证实孕激素有促进肌瘤有丝分裂、刺激肌瘤生长的作用。细胞遗传学研究显示，25%~50% 子宫肌瘤存在细胞遗传学的异常，包括 12 号和 14 号染色体长臂片段相互换位、12 号染色体长臂重排、7 号染色体长臂部分缺失等。分子生物学研究提示子宫肌瘤是由单克隆平滑肌细胞增殖而成，多发性子宫肌瘤是由不同克隆平滑肌细胞增殖形成。

### 二、分类

**1. 按肌瘤生长部位**

分为宫体肌瘤（约90%）和宫颈肌瘤（约10%）。

**2. 按肌瘤与子宫肌壁的关系**

（1）肌壁间肌瘤：占60%~70%，肌瘤位于子宫肌壁间，周围均被肌层包围。

（2）浆膜下肌瘤：约占20%，肌瘤向子宫浆膜面生长，并突出于子宫表面，肌瘤表面仅由子宫浆膜覆盖。若瘤体继续向浆膜面生长，仅有一蒂与子宫相连，称为带蒂浆膜下肌瘤，营养由蒂部血管供应。若血供不足肌瘤可变性坏死。若蒂扭转断裂，肌瘤脱落形成游离性肌瘤。若肌瘤位于子宫体侧壁向宫旁生长突出于阔韧带两叶之间，称为阔韧带肌瘤。

（3）黏膜下肌瘤：占 10%～15%。肌瘤向宫腔方向生长，突出于宫腔，表面仅为子宫内膜覆盖。黏膜下肌瘤易形成蒂，在宫腔内生长犹如异物，常引起子宫收缩，肌瘤可被挤出宫颈外口而突入阴道。

子宫肌瘤常为多个，各种类型的肌瘤可发生在同一子宫，称为多发性子宫肌瘤。

## 三、病理

**1. 巨检**

肌瘤为实质性球形包块，表面光滑，质地较子宫肌层硬，压迫周围肌壁纤维形成假包膜，肌瘤与假包膜间有一层疏松网状间隙，故易剥出。肌瘤长大或多个相融合时，呈不规则形状。切面呈灰白色，可见漩涡状或编织状结构。颜色和硬度与纤维结缔组织多少有关。

**2. 镜检**

主要由梭形平滑肌细胞和不等量纤维结缔组织构成。肌细胞大小均匀，排列成漩涡状或棚状，核为杆状。极少情况下尚有一些特殊的组织学类型，如富细胞性、奇异型、核分裂活跃、上皮样平滑肌瘤及静脉内和播散性腹膜平滑肌瘤等，这些特殊类型平滑肌瘤的性质及恶性潜能尚有待确定。

## 四、肌瘤变性

肌瘤变性是指肌瘤失去原有的典型结构，常见的变性如下。

**1. 玻璃样变**

又称透明变性，最常见。肌瘤剖面漩涡状结构消失，由均匀透明样物质取代。镜下见病变区肌细胞消失，为均匀透明无结构区。

**2. 囊性变**

子宫肌瘤玻璃样变继续发展，肌细胞坏死液化即可发生囊性变，此时子宫肌瘤变软，很难与妊娠子宫或卵巢囊肿区别。肌瘤内出现大小不等的囊腔，其间有结缔组织相隔，数个囊腔也可融合成大囊腔，腔内含清亮无色液体，也可凝固成胶冻状。镜下见囊腔为玻璃样变的肌瘤组织构成，内壁无上皮覆盖。

**3. 红色变性**

多见于妊娠期或产褥期，为肌瘤的一种特殊类型坏死，发生机制不清，可能与肌瘤内小血管退行性变引起血栓及溶血、血红蛋白渗入肌纤维间有关。患者可有剧烈腹痛伴恶心、呕吐、发热，白细胞计数升高，检查发现肌瘤增大、压痛。肌瘤剖面为暗红色，如半熟的牛肉，质软，漩涡状结构消失。镜检见组织高度水肿，假包膜内大静脉及瘤体内小静脉血栓形成，广泛出血伴溶血，肌细胞减少，细胞核常溶解消失并有较多脂肪小球沉积。

**4. 肉瘤样变**

较少见，仅为 0.4%～0.8%，多见于绝经后子宫肌瘤伴疼痛和出血的患者。没有证据表明绝经前快速增长的肌瘤有肉瘤变的可能，但若绝经后妇女肌瘤增大仍应警惕恶变可能。肌瘤恶变后，组织变软且脆，切面灰黄色，似生鱼肉状，与周围组织界限不清。镜下见平滑肌细胞增生活跃，排列紊乱，漩涡状结构消失，细胞有异型性，核分裂象易见（＞10 个/10 高倍视野），并可出现肿瘤细胞凝固性坏死。

**5. 钙化**

多见于蒂部细小、血供不足的浆膜下肌瘤以及绝经后妇女的肌瘤。常在脂肪变性后进一步分解成甘油三酯,再与钙盐结合,沉积在肌瘤内。X 线摄片可清楚看到钙化阴影。镜下可见钙化区为层状沉积,呈圆形,有深蓝色微细颗粒。

## 五、临床表现

**1. 症状**

多无明显症状,仅在体检时发现。症状与肌瘤部位、大小和有无变性相关,而与肌瘤数目关系不大。常见症状如下。

(1)经量增多及经期延长:是子宫肌瘤最常见的症状。多见于大的肌壁间肌瘤及黏膜下肌瘤,肌瘤使宫腔增大,子宫内膜面积增加并影响子宫收缩,此外肌瘤可能使肿瘤附近的静脉受挤压,导致子宫内膜静脉丛充血与扩张,从而引起经量增多、经期延长。黏膜下肌瘤伴有坏死感染时,可有不规则阴道流血或血样脓性排液。长期经量增多可继发贫血,出现乏力、心悸等症状。

(2)下腹包块:肌瘤较小时在腹部摸不到肿块,当肌瘤逐渐增大使子宫超过 3 个月妊娠大时,可从腹部触及。较大的黏膜下肌瘤可脱出于阴道外,患者可因外阴脱出肿物就诊。

(3)白带增多:肌壁间肌瘤使宫腔面积增大,内膜腺体分泌增多,致使白带增多;子宫黏膜下肌瘤一旦感染,可有大量脓样白带。若肌瘤溃烂、坏死、出血时,可有血性或脓血性、伴有恶臭的阴道流液。

(4)压迫症状:子宫前壁下段肌瘤可压迫膀胱引起尿频;宫颈肌瘤可引起排尿困难、尿潴留;子宫后壁肌瘤可引起便秘等症状。阔韧带肌瘤或宫颈巨大肌瘤向侧方发展,嵌入盆腔内压迫输尿管使上泌尿道受阻,造成输尿管扩张甚至肾盂积水。

(5)其他:包括下腹坠胀、腰酸背痛。肌瘤红色样变时有急性下腹痛,伴呕吐、发热及肿瘤局部压痛;浆膜下肌瘤蒂扭转可有急性腹痛;子宫黏膜下肌瘤由宫腔向外排出时也可引起腹痛。黏膜下肌瘤和引起宫腔变形的肌壁间肌瘤可引起不孕或流产。

**2. 体征**

与肌瘤大小、位置、数目及有无变性相关。较大肌瘤可在下腹部扪及实质性肿块。妇科检查扪及子宫增大,表面不规则单个或多个结节状突起。浆膜下肌瘤可扪及单个实质性球状肿块与子宫有蒂相连。黏膜下肌瘤位于宫腔内者子宫均匀增大,脱出于宫颈外口者,阴道窥器检查即可看到宫颈口处有肿物,呈粉红色,表面光滑,宫颈外口边缘清楚。若伴感染时可有坏死、出血及脓性分泌物。

## 六、诊断与鉴别诊断

根据病史、体征和超声检查,诊断多无困难。超声检查能区分子宫肌瘤与其他盆腔肿块。磁共振检查可准确判断肌瘤大小、数目和位置。若有需要,还可选择宫腔镜、腹腔镜、子宫输卵管造影等协助诊断。子宫肌瘤应与下列疾病鉴别。

**1. 妊娠子宫**

肌瘤囊性变时质地较软,应注意与妊娠子宫相鉴别。妊娠者有停经史及早孕反应,子宫随停经月份增大而变软,借助尿或血 hCG 测定、超声检查可确诊。

**2. 卵巢肿瘤**

多无月经改变，肿块多呈囊性，位于子宫一侧。注意实质性卵巢肿瘤与带蒂浆膜下肌瘤鉴别，肌瘤囊性变与卵巢囊肿鉴别。注意肿块与子宫的关系，可借助超声检查协助诊断，必要时腹腔镜检查可明确诊断。

**3. 子宫腺肌病**

可有子宫增大、月经增多等。局限型子宫腺肌病类似子宫肌壁间肌瘤，质硬。但子宫腺肌病继发性痛经明显，子宫多呈均匀增大，较少超过 3 个月妊娠子宫大小。超声检查及外周血 CA125 检测有助于诊断。但有时两者可以并存。

**4. 子宫恶性肿瘤**

（1）子宫肉瘤：好发于老年妇女，生长迅速，多有腹痛、腹部包块及不规则阴道流血，超声及磁共振检查有助于鉴别，但通常术前较难明确诊断。

（2）子宫内膜癌：以绝经后阴道流血为主要症状，好发于老年女性，子宫均匀增大或正常，应注意围绝经期妇女肌瘤可合并子宫内膜癌。诊刮或宫腔镜检查有助于鉴别。

（3）子宫颈癌：有不规则阴道流血及白带增多或不正常阴道排液等症状，外生型宫颈癌较易鉴别，内生型宫颈癌应与宫颈黏膜下肌瘤鉴别。可借助于超声检查、宫颈脱落细胞学检查、HPV 检测、宫颈活检、宫颈管搔刮等鉴别。

**5. 其他**

卵巢子宫内膜异位囊肿、盆腔炎性包块、子宫畸形等，可根据病史、体征及超声等影像学检查鉴别。

# 七、治疗

治疗应根据患者年龄、症状和生育要求，以及肌瘤的类型、大小、数目全面考虑。

**1. 观察**

无症状肌瘤一般不需治疗，特别是近绝经期妇女，绝经后肌瘤多可萎缩和症状消失。每 3~6 个月随访一次，若出现症状可考虑进一步治疗。

**2. 药物治疗**

适用于症状轻、近绝经年龄或全身情况不宜手术者。

（1）促性腺激素释放激素类似物（GnRHa）：采用大剂量连续或长期非脉冲式给药，可抑制 FSH 和 LH 分泌，降低雌激素至绝经后水平，以缓解症状并抑制肌瘤生长使其萎缩，但停药后又逐渐增大。用药后可引起绝经综合征，长期使用可引起骨质疏松等副作用，故不推荐长期用药。应用指征：①缩小肌瘤以利于妊娠；②术前用药控制症状、纠正贫血；③术前用药缩小肌瘤，降低手术难度，或使经阴道或腹腔镜手术成为可能；④对近绝经妇女，提前过渡到自然绝经，避免手术。一般应用长效制剂，每月 1 次。

（2）其他药物：米非司酮，每日 10 mg 或 12.5 mg，口服，可作为术前用药或提前绝经使用。但不宜长期使用，因其拮抗孕激素后，子宫内膜长期受雌激素刺激可增加子宫内膜病变的风险。

**3. 手术治疗**

手术适应证：①因肌瘤导致月经过多，致继发贫血；②严重腹痛、性交痛或慢性腹痛、有蒂肌瘤扭转引起的急性腹痛；③肌瘤体积大压迫膀胱、直肠等引起相应症状；④因肌瘤造成不孕或反复流产；⑤疑有肉瘤变。

（1）肌瘤切除术：适用于希望保留生育功能的患者，包括肌瘤经腹剔除、黏膜下肌瘤和突向宫腔的肌壁间肌瘤宫腔镜下切除，以及突入阴道的黏膜下肌瘤阴道内摘除。术后有残留或复发可能。

（2）子宫切除术：不要求保留生育功能或疑有恶变者，可行子宫切除术，包括全子宫切除和次全子宫切除。术前应行宫颈细胞学检查，排除子宫颈鳞状上皮内病变或子宫颈癌，发生于围绝经期的子宫肌瘤要注意排除合并子宫内膜癌。

手术可经腹、经阴道或经宫腔镜及腹腔镜进行。若选择腹腔镜手术行肌瘤剔除或子宫次全切除，需要使用粉碎器取出切除的肌瘤或子宫体，因此，术前应尽可能排除子宫肉瘤或合并子宫内膜癌，并向患者及家属说明其风险。

**4. 其他治疗**

为非主流治疗方法，主要适用于不能耐受或不愿手术者。

（1）子宫动脉栓塞术（UAF）：通过阻断子宫动脉及其分支，减少肌瘤的血供，从而延缓肌瘤的生长，缓解症状。但该方法可能引起卵巢功能减退并增加潜在的妊娠并发症的风险，对有生育要求的妇女一般不建议使用。

（2）高能聚焦超声（HIFU）：通过物理能量使肌瘤组织坏死，逐渐吸收或瘢痕化，但存在肌瘤残留、复发，并需要除外恶性病变。类似治疗方法还有微波消融等。

（3）子宫内膜切除术（TCRE）：经宫腔镜切除子宫内膜，以减少月经量或造成闭经。

（李　敏）

# 第二节　子宫内膜癌

子宫内膜癌是发生于子宫内膜的一组上皮性恶性肿瘤，以来源于子宫内膜腺体的腺癌最常见。为女性生殖道三大恶性肿瘤之一，占女性全身恶性肿瘤7%，占女性生殖道恶性肿瘤20%~30%。近年来发病率在世界范围内呈上升趋势。平均发病年龄为60岁，其中75%发生于50岁以上妇女。

## 一、发病相关因素

病因尚不明确。通常将子宫内膜癌分为两种类型，Ⅰ型是雌激素依赖型，其发生可能是在无孕激素拮抗的雌激素长期作用下，发生子宫内膜增生、不典型增生，继而癌变。子宫内膜增生主要分为两类：不伴有不典型的增生和不典型增生（AH），前者属良性病变，后者属癌前病变，有可能发展为癌。Ⅰ型子宫内膜癌多见，均为子宫内膜样癌，患者较年轻，常伴有肥胖、高血压、糖尿病、不孕或不育及绝经延迟，或伴有无排卵性疾病、功能性卵巢肿瘤、长期服用单一雌激素或他莫昔芬等病史，肿瘤分化较好，雌、孕激素受体阳性率高，预后好。PTEN基因失活和微卫星不稳定是常见的分子事件。Ⅱ型子宫内膜癌是非雌激素依赖型，发病与雌激素无明确关系。这类子宫内膜癌的病理形态属少见类型，如子宫内膜浆液性癌、透明细胞癌、癌肉瘤等。多见于老年妇女，在癌灶周围可以是萎缩的子宫内膜，肿瘤恶性度高，分化差，雌、孕激素受体多呈阴性或低表达，预后不良。*p53* 基因突变和 *HER2* 基因过度表达为常见的分子事件。

近年来的研究发现，这种子宫内膜癌的二元论分型存在分子特征的交叉，部分病例与病理特征并不完全一致，因此有学者通过基因组序列分析，根据分子特征将子宫内膜癌分为 4 种亚型：POLE 突变型、微卫星不稳定型（MSI）、低拷贝型（CN-low）和高拷贝型（CN-high）。该分子分型对子宫内膜癌的预后有较高的预测价值，POLE 突变型预后较好，而高拷贝型预后最差。

大多数子宫内膜癌为散发性，但约有 5% 与遗传有关，其中关系最密切的遗传综合征是林奇综合征，也称遗传性非息肉结直肠癌综合征（HNPCC），是一种由错配修复基因突变引起的常染色体显性遗传病，与年轻女性的子宫内膜癌发病有关。

## 二、病理

### 1. 巨检

不同组织学类型内膜癌的肉眼观无明显区别。大体可分为弥散型和局灶型。①弥散型：子宫内膜大部或全部为癌组织侵犯，并突向宫腔，常伴有出血、坏死；癌灶也可侵入深肌层或宫颈，若阻塞宫颈管可引起宫腔积脓；②局灶型：多见于宫腔底部或宫角部，癌灶小，呈息肉或菜花状，易浸润肌层。

### 2. 镜检及病理类型

（1）内膜样癌：占 80%～90%，内膜腺体高度异常增生，上皮复层，并形成筛孔状结构。癌细胞异型明显，核大、不规则、深染，核分裂活跃，分化差的内膜样癌腺体少，腺结构消失，成实性癌块。根据细胞分化程度或实性成分所占比例分为三级，高分化（$G_1$）、中分化（$G_2$）和低分化（$G_3$），低分化肿瘤的恶性程度高。

（2）浆液性癌：占 1%～9%。癌细胞异型性明显，多为不规则复层排列，呈乳头状、腺样及实性巢片生长，1/3 可伴砂粒体，恶性程度高，易有深肌层浸润和腹腔播散，以及淋巴结及远处转移，无明显肌层浸润时也可能发生腹腔播散，预后差。

（3）黏液性癌：约占 5%，肿瘤半数以上由胞质内充满黏液的细胞组成，大多腺体结构分化良好，生物学行为与内膜样癌相似，预后较好。

（4）透明细胞癌：占不足 5%，多呈实性片状、腺管样或乳头状排列，细胞质丰富、透亮，核呈异型性，或由靴钉状细胞组成。恶性程度高，易早期转移。

（5）癌肉瘤：较少见，是一种由恶性上皮和恶性间叶成分混合组成的子宫恶性肿瘤，也称恶性米勒管混合瘤（MMMT），现认为其为上皮来源恶性肿瘤向间叶转化。常见于绝经后妇女。肿瘤体积可以很大，并侵犯子宫肌层，伴出血坏死。镜下见恶性上皮成分通常为米勒管型上皮，间叶成分分为同源性和异源性，后者常见恶性软骨、横纹肌成分，恶性程度高。

## 三、转移途径

多数子宫内膜癌生长缓慢，局限于内膜或在宫腔内时间较长，部分特殊病理类型（浆液性癌、透明细胞癌、癌肉瘤）和高级别（$G_3$）内膜样癌可发展很快，短期内出现转移。其主要转移途径为直接蔓延、淋巴转移和血行转移。

### 1. 直接蔓延

癌灶初期沿子宫内膜蔓延生长，向上可沿子宫角波及输卵管，向下可累及宫颈管及阴道。若癌瘤向肌壁浸润，可穿透子宫肌层，累及子宫浆膜，种植于盆腹腔腹膜、直肠子宫陷凹及大网膜等部位。

**2. 淋巴转移**

为子宫内膜癌的主要转移途径。当肿瘤累及子宫深肌层、宫颈间质或为高级别时，易发生淋巴转移。转移途径与癌肿生长部位有关：宫底部癌灶常沿阔韧带上部淋巴管网经骨盆漏斗韧带转移至腹主动脉旁淋巴结。子宫角或前壁上部病灶沿圆韧带淋巴管转移至腹股沟淋巴结。子宫下段或已累及子宫颈管癌灶的淋巴转移途径与子宫颈癌相同，可累及宫旁、闭孔、髂内、髂外及髂总淋巴结。子宫后壁癌灶可沿宫骶韧带转移至直肠旁淋巴结。约10%内膜癌经淋巴管逆行引流累及阴道前壁。

**3. 血行转移**

晚期患者经血行转移至全身各器官，常见转移部位为肺、肝、骨等。

# 四、分 期

子宫内膜癌的分期，采用国际妇产科联盟修订的手术–病理分期，见表5-1。

表 5-1　子宫内膜癌手术–病理分期

| Ⅰ期 | 肿瘤局限于子宫体 |
|---|---|
| ⅠA | 肿瘤浸润深度 <1/2 肌层 |
| ⅠB | 肿瘤浸润深度 ≥1/2 肌层 |
| Ⅱ期 | 肿瘤侵犯宫颈间质，但无宫体外蔓延 |
| Ⅲ期 | 肿瘤局部和（或）区域扩散 |
| ⅢA | 肿瘤累及子宫浆膜和（或）附件 |
| ⅢB | 肿瘤累及阴道和（或）宫旁组织 |
| ⅢC | 盆腔淋巴结和（或）腹主动脉旁淋巴结转移 |
| ⅢC1 | 盆腔淋巴结转移 |
| ⅢC2 | 腹主动脉旁淋巴结转移伴（或不伴）盆腔淋巴结转移 |
| Ⅳ期 | 肿瘤侵及膀胱和（或）直肠黏膜，和（或）远处转移 |
| ⅣA | 肿瘤侵及膀胱和（或）直肠黏膜 |
| ⅣB | 远处转移，包括腹腔内和（或）腹股沟淋巴结转移 |

# 五、临床表现

**1. 症状**

约90%的患者可出现阴道流血或阴道排液症状。

（1）阴道流血：主要表现为绝经后阴道流血，量一般不多。尚未绝经者可表现为经量增多、经期延长或月经紊乱。

（2）阴道排液：多为血性液体或浆液性分泌物，合并感染则有脓血性排液、恶臭。因异常阴道排液就诊者约占25%。

（3）下腹疼痛及其他：若肿瘤累及宫颈内口，可引起宫腔积脓，出现下腹胀痛及痉挛样疼痛。肿瘤浸润子宫周围组织或压迫神经者可引起下腹及腰骶部疼痛。晚期可出现贫血、消瘦及恶病质等相应症状。

**2. 体征**

早期患者妇科检查可无异常发现。晚期可有子宫增大，合并宫腔积脓时可有明显压痛，宫颈管内偶有癌组织脱出，触之易出血。癌灶浸润周围组织时，子宫固定或在宫旁扪及不规则结节状物。

## 六、诊断

**1. 病史及临床表现**

对于绝经后阴道流血、绝经过渡期月经紊乱，均应排除子宫内膜癌后再按良性疾病处理。对有以下情况的异常阴道流血妇女要警惕子宫内膜癌：①有子宫内膜癌发病高危因素（如肥胖、不育、绝经延迟者）；②有长期应用雌激素、他莫昔芬或雌激素增高疾病史者；③有乳腺癌、子宫内膜癌家族史者。

**2. 影像学检查**

经阴道超声检查可了解子宫大小、宫腔形状、宫腔内有无赘生物、子宫内膜厚度、肌层有无浸润及深度，可对异常阴道流血的原因作出初步判断，并为选择进一步检查提供参考。典型子宫内膜癌的超声图像有宫腔内不均回声区，或宫腔线消失、肌层内有不均回声区。彩色多普勒显像可显示丰富血流信号。其他影像学检查更多用于治疗前评估，磁共振成像对肌层浸润深度和宫颈间质浸润有较准确的判断，腹部 CT 可协助判断有无子宫外转移。

**3. 诊断性刮宫**

是常用而有价值的诊断方法。常行分段诊刮，以同时了解宫腔和宫颈的情况。对病灶较小者，诊断性刮宫可能会漏诊。组织学检查是子宫内膜癌的确诊依据。

**4. 宫腔镜检查**

可直接观察宫腔及宫颈管内有无癌灶存在，癌灶大小及部位，直视下活检，对局灶型子宫内膜癌的诊断和评估宫颈是否受侵更为准确。

**5. 其他**

（1）子宫内膜微量组织学或细胞学检查：操作方法简便，据国外文献报道，其诊断的准确性与诊断性刮宫相当。

（2）血清 CA125 测定：有子宫外转移者或浆液性癌，血清 CA125 值可升高，也可作为疗效观察的指标。

## 七、鉴别诊断

绝经后及绝经过渡期异常子宫出血为子宫内膜癌最常见的症状，故子宫内膜癌应与引起阴道流血的各种疾病相鉴别。

**1. 萎缩性阴道炎**

主要表现为血性白带。检查时可见阴道黏膜变薄、充血或有出血点、分泌物增多等表现。超声检查宫腔内无异常发现，治疗后可好转。必要时可先抗炎治疗后，再做诊断性刮宫。

**2. 子宫黏膜下肌瘤或内膜息肉**

有月经过多或不规则阴道流血，可行超声检查、宫腔镜检查以及诊断性刮宫以明确诊断。

**3. 内生型子宫颈癌、子宫肉瘤及输卵管癌**

均可有阴道排液增多或不规则流血。内生型子宫颈癌因癌灶位于宫颈管内，宫颈管变粗、硬或呈桶状，子宫肉瘤可有子宫明显增大、质软。输卵管癌以阴道流血、下腹隐痛、间歇性阴道排液为主要症状，可有附件包块。分段诊刮及影像学检查可协助鉴别。

# 八、治疗

根据肿瘤累及范围及组织学类型，结合患者年龄及全身情况制订适宜的治疗方案。早期患者以手术为主，术后根据高危因素选择辅助治疗方式。影响子宫内膜癌预后的高危因素有：非子宫内膜样腺癌、高级别腺癌、肌层浸润超过 1/2、脉管间隙受侵、肿瘤直径大于 2 cm、宫颈间质受侵、淋巴结转移和子宫外转移等。晚期患者采用手术、放射、药物等综合治疗。对于影像学评估病灶局限于子宫内膜的高分化的年轻子宫内膜样癌患者，可考虑采用孕激素治疗为主的保留生育功能治疗。

**1. 手术治疗**

为首选治疗方法，手术目的：一是进行手术－病理分期，确定病变范围及预后相关因素，二是切除病变子宫及其他可能存在的转移病灶。分期手术步骤包括：①留取腹腔积液或盆腔冲洗液，行细胞学检查；②全面探查盆腹腔，对可疑病变取样送病理检查；③切除子宫及双侧附件，术中常规剖检子宫标本，必要时行冰冻切片检查，以确定肌层侵犯程度；④切除盆腔及腹主动脉旁淋巴结。手术可经腹或腹腔镜途径进行。切除的标本应常规进行病理学检查，癌组织还应行雌、孕激素受体检测，作为术后选用辅助治疗的依据。

病灶局限于子宫体者的基本式式是筋膜外全子宫切除及双侧附件切除术，但对年轻、无高危因素者可考虑保留卵巢；对于伴有高危因素者应同时行盆腔和腹主动脉旁淋巴结切除，也可以考虑前哨淋巴结绘图活检，以避免系统淋巴结切除引起的并发症。病变侵犯宫颈间质者行改良广泛性子宫切除、双侧附件切除及盆腔和腹主动脉旁淋巴结切除。病变超出子宫者实施肿瘤细胞减灭术，以尽可能切除所有肉眼可见病灶为目的。

**2. 放疗**

是治疗子宫内膜癌有效方法之一，分近距离照射及体外照射两种。近距离照射多用后装治疗机，放射源多为铱-192、钴-60 或铯-137。体外照射以三维适形放疗及调强放疗为主，常用直线加速器或钴-60 治疗机。

单纯放疗：仅用于有手术禁忌证的患者或无法手术切除的晚期患者。近距离照射总剂量按低剂量率计算为 40~50 Gy，体外照射总剂量 40~45 Gy。对 I 期、高分化者选用单纯腔内近距离照射外，其他各期均应采用腔内联合体外照射治疗。

放疗联合手术：II 期、IIIC 和伴有高危因素的 I 期（深肌层浸润、$G_3$）患者，术后应辅助放疗，可降低局部复发，改善无瘤生存期。对 III 期和 IV 期病例，通过手术、放疗和化疗联合应用，可提高疗效。

**3. 化疗**

为全身治疗，适用于晚期或复发子宫内膜癌，也可用于术后有复发高危因素患者的治疗，以期减少盆腔外的远处转移。常用化疗药物有顺铂、多柔比星、紫杉醇等。可单独或联合应用，也可与孕激素合并应用。子宫浆液性癌术后应常规给予化疗，方案同卵巢上皮性癌。

**4. 孕激素治疗**

主要用于保留生育功能的早期子宫内膜癌患者，也可作为晚期或复发子宫内膜癌患者的综合治疗方法之一。以高效、大剂量、长期应用为宜，至少应用 12 周方可评定疗效。孕激素受体（PR）阳性者有效率可达 80%。常用药物及用法：醋酸甲羟孕酮 250~500 mg/d 口服；甲地孕酮 160~320 mg/d 口服；己酸孕酮 500 mg 肌内注射，每周 2 次。长期使用可有水钠潴留或药物性肝炎等副作用，停药后可恢复。有血栓性疾病史者慎用。

## 九、预防

预防措施：①重视绝经后妇女阴道流血和绝经过渡期妇女月经紊乱的诊治；②正确掌握雌激素应用指征及方法；③对有高危因素的人群，如肥胖、不育、绝经延迟、长期应用雌激素及他莫昔芬等，应密切随访或监测；④加强对林奇综合征妇女的监测，建议在 30~35 岁后开展每年一次的妇科检查、经阴道超声和内膜活检，甚至建议在完成生育后可预防性切除子宫和双侧附件。

（李　敏）

# 第三节　子宫肉瘤

子宫肉瘤少见，恶性程度高，占子宫恶性肿瘤 2%~4%，占女性生殖道恶性肿瘤 1%。来源于子宫肌层、肌层内结缔组织和内膜间质，也可继发于子宫平滑肌瘤。多见于 40~60 岁以上妇女。

## 一、组织发生及病理

根据不同的组织发生来源，分为单一间叶来源和混合性上皮间叶来源。

**1. 子宫平滑肌肉瘤（LMS）**

分为原发性和继发性两种。原发性平滑肌肉瘤是指由具有平滑肌分化的细胞组成的恶性肿瘤，是子宫最常见的恶性间叶性肿瘤，发自子宫肌层或肌壁间血管壁的平滑肌组织。此种肉瘤呈弥漫性生长，与子宫壁之间无明显界限，无包膜。继发性平滑肌肉瘤为原已存在的平滑肌瘤恶变，很少见。肌瘤恶变常自肌瘤中心部分开始，向周围扩展直到整个肌瘤发展为肉瘤，可侵及包膜，通常肿瘤的体积较大，切面为均匀一致的黄色或红色结构，呈鱼肉状或豆渣样。镜下平滑肌肉瘤细胞呈梭形，细胞大小不一致，形态各异，排列紊乱，有核异型，染色质深，核仁明显，细胞质呈碱性，有时有巨细胞出现，核分裂象 >10 个/10 高倍视野，有凝固性坏死。子宫平滑肌肉瘤易发生血行转移，如肺转移。继发性平滑肌肉瘤的预后比原发性好。

**2. 子宫内膜间质肉瘤（ESS）**

来自子宫内膜间质细胞，按照核分裂象、血管侵袭及预后情况分为 3 种类型。

（1）低级别子宫内膜间质肉瘤：大体见肿瘤呈息肉状或结节状，突向宫腔或侵及肌层，但边界欠清。镜下见子宫内膜间质细胞侵入肌层肌束间，细胞形态大小一致，无明显的不典型和多形性，核分裂象一般 <10 个/10 高倍视野，无坏死或坏死不明显。有向宫旁组织转移

倾向，较少发生淋巴及肺转移。复发迟，平均在初始治疗后 5 年复发。

（2）高级别子宫内膜间质肉瘤：大体见宫壁有多发性息肉状赘生物，侵入宫腔。镜下可见肿瘤细胞缺乏均匀一致，具有渗透样浸润性生长方式，肿瘤细胞大，核异型明显，核分裂象通常＞10 个/10 高倍视野。易子宫外转移，预后差。

（3）未分化子宫肉瘤：大体见侵入宫腔内息肉状肿块，伴有出血坏死。肿瘤细胞分化程度差，细胞大小不一致，核异型明显，核分裂活跃，多伴脉管侵犯。恶性度高，预后差。

**3. 腺肉瘤**

指含有良性腺上皮成分及肉瘤样间叶成分的恶性肿瘤。多见于绝经后妇女，也可见于青春期或育龄期女性。腺肉瘤呈息肉样生长，突入宫腔，较少侵犯肌层，切面常呈灰红色，伴出血坏死，可见小囊腔。镜下可见被间质挤压呈裂隙状的腺上皮成分，周围间叶细胞排列密集，细胞轻度异型，核分裂不活跃（2~4 个/10 高倍视野）。

## 二、转移途径

有血行播散、直接蔓延及淋巴转移。

## 三、临床表现

**1. 症状**

无特异性。早期症状不明显，随着病情发展可出现下列表现。

（1）阴道不规则流血：最常见，量多少不等。

（2）腹痛：肉瘤生长快，子宫迅速增大或瘤内出血、坏死、子宫肌壁破裂引起急性腹痛。

（3）腹部包块：患者常诉下腹部包块迅速增大。

（4）压迫症状及其他：可压迫膀胱或直肠，出现尿频、尿急、尿潴留、大便困难等症状。晚期患者全身消瘦、贫血、低热或出现肺、脑转移相应症状。宫颈肉瘤或肿瘤自宫腔脱出至阴道内，常伴有大量恶臭分泌物。

**2. 体征**

子宫增大，外形不规则。宫颈口可有息肉或肌瘤样肿块，呈紫红色，极易出血，继发感染后有坏死及脓性分泌物。晚期肉瘤可累及骨盆侧壁，子宫固定不活动，可转移至肠管及腹腔，但腹腔积液少见。

## 四、诊断

因子宫肉瘤临床表现与子宫肌瘤及其他恶性肿瘤相似，术前诊断较困难。辅助诊断可选用阴道彩色多普勒超声检查、盆腔磁共振、诊断性刮宫等。确诊依据为组织学检查。

## 五、分期

子宫肉瘤的分期采用国际妇产科联盟制定的手术－病理分期，见表5-2。

表5-2 子宫肉瘤手术-病理分期

| | |
|---|---|
| （1）子宫平滑肌肉瘤和子宫内膜间质肉瘤 | |
| Ⅰ期 | 肿瘤局限于子宫体 |
| Ⅰ A | 肿瘤≤5 cm |
| Ⅰ B | 肿瘤＞5 cm |
| Ⅱ期 | 肿瘤侵及盆腔 |
| Ⅱ A | 附件受累 |
| Ⅱ B | 子宫外盆腔内组织受累 |
| Ⅲ期 | 肿瘤侵及腹腔组织（不包括子宫肿瘤突入腹腔） |
| Ⅲ A | 一个病灶 |
| Ⅲ B | 一个以上病灶 |
| Ⅲ C | 盆腔淋巴结和（或）腹主动脉旁淋巴结转移 |
| Ⅳ期 | 膀胱和（或）直肠或有远处转移 |
| Ⅳ A | 肿瘤侵及膀胱和（或）直肠 |
| Ⅳ B | 远处转移 |
| （2）腺肉瘤 | |
| Ⅰ期 | 肿瘤局限于子宫体 |
| Ⅰ A | 肿瘤局限于子宫内膜或宫颈内膜，无肌层浸润 |
| Ⅰ B | 肌层浸润≤1/2 |
| Ⅰ C | 肌层浸润＞1/2 |
| Ⅱ期 | 肿瘤侵及盆腔 |
| Ⅱ A | 附件受累 |
| Ⅱ B | 子宫外盆腔内组织受累 |
| Ⅲ期 | 肿瘤侵及腹腔组织（不包括子宫肿瘤突入腹腔） |
| Ⅲ A | 一个病灶 |
| Ⅲ B | 一个以上病灶 |
| Ⅲ C | 盆腔淋巴结和（或）腹主动脉旁淋巴结转移 |
| Ⅳ期 | 膀胱和（或）直肠或有远处转移 |
| Ⅳ A | 肿瘤侵及膀胱和（或）直肠 |
| Ⅳ B | 远处转移 |

# 六、治疗

治疗原则以手术为主。Ⅰ期和Ⅱ期患者行筋膜外子宫及双侧附件切除术。强调子宫应完整切除并取出，术前怀疑肉瘤者，禁用子宫粉碎器。是否行淋巴结切除尚有争议。根据期别和病理类型，术后化疗或放疗有可能提高疗效。Ⅲ期及Ⅳ期应考虑手术、放疗和化疗综合治疗。低级别子宫内膜间质肉瘤孕激素受体多为高表达，大剂量孕激素治疗有一定效果。

# 七、预后

本病复发率高，预后差，5 年生存率为 20%～30%，预后与肉瘤类型、恶性程度、肿瘤分期、有无转移及治疗方法有关。继发性子宫平滑肌肉瘤及低级别子宫内膜间质肉瘤预后相对较好；高级别子宫内膜间质肉瘤和未分化子宫肉瘤预后差。

（李　敏）

# 第六章

## 卵巢肿瘤

卵巢肿瘤是常见的妇科肿瘤，可发生于任何年龄阶段。其中恶性肿瘤早期病变不易发现，晚期病例缺乏有效的治疗手段，致死率居妇科恶性肿瘤首位。

## 第一节　卵巢肿瘤概论

卵巢肿瘤组织成分非常复杂，是全身各脏器原发肿瘤类型最多的器官，不同类型的组织学结构和生物学行为，均存在很大差异。

### 一、组织学分类

根据世界卫生组织（WHO）制定的女性生殖器肿瘤组织学分类（2014 版），卵巢肿瘤分为 14 大类，其中主要组织学类型为上皮性肿瘤、生殖细胞肿瘤、性索 – 间质肿瘤及转移性肿瘤。

**1. 上皮性肿瘤**

是最常见的组织学类型，占 50%～70%。可分为浆液性、黏液性、子宫内膜样、透明细胞、移行细胞（Brenner 瘤）和浆黏液性肿瘤 6 类，各类别依据生物学行为进一步分类，即良性肿瘤、交界性肿瘤（不典型增生肿瘤）和癌。

**2. 生殖细胞肿瘤**

为来源于生殖细胞的一组肿瘤，占 20%～40%，可分为畸胎瘤、无性细胞瘤、卵黄囊瘤、胚胎性癌、非妊娠性绒癌、混合型生殖细胞肿瘤等。

**3. 性索 – 间质肿瘤**

来源于原始性腺中的性索及间叶组织，占 5%～8%。可分为纯型间质肿瘤、纯型性索肿瘤和混合型性索 – 间质肿瘤。

**4. 转移性肿瘤**

为继发于胃肠道、生殖道、乳腺等部位的原发性癌转移至卵巢形成的肿瘤。

### 二、转移途径

直接蔓延、腹腔种植和淋巴转移是卵巢恶性肿瘤的主要转移途径。其转移特点是盆、腹腔内广泛转移灶，包括横膈、大网膜、腹腔脏器表面、壁腹膜等，以及腹膜后淋巴结转移。

即使原发部位外观为局限的肿瘤，也可发生广泛转移，其中以上皮性癌表现最为典型。淋巴转移途径有 3 种方式：①沿卵巢血管经卵巢淋巴管向上至腹主动脉旁淋巴结；②沿卵巢门淋巴管达髂内、髂外淋巴结，经髂总至腹主动脉旁淋巴结；③沿圆韧带进入髂外及腹股沟淋巴结。横膈为转移的好发部位，尤其右膈下淋巴丛密集、最易受侵犯。血行转移少见，晚期可转移到肺、胸膜及肝实质。

# 三、分期

采用国际妇产科联盟（FIGO）的手术病理分期（表 6-1）。

表 6-1　卵巢癌、输卵管癌、原发性腹膜癌的手术 - 病理分期

| | |
| --- | --- |
| Ⅰ期　病变局限于卵巢或输卵管 | |
| ⅠA | 肿瘤局限于单侧卵巢（包膜完整）或输卵管，卵巢和输卵管表面无肿瘤；腹腔积液或腹腔冲洗液未找到癌细胞 |
| ⅠB | 肿瘤局限于双侧卵巢（包膜完整）或输卵管，卵巢和输卵管表面无肿瘤；腹腔积液或腹腔冲洗液未找到癌细胞 |
| ⅠC | 肿瘤局限于单侧或双侧卵巢或输卵管，并伴有如下任何一项 |
| ⅠC1 | 手术导致肿瘤破裂 |
| ⅠC2 | 手术前包膜已破裂或卵巢、输卵管表面有肿瘤 |
| ⅠC3 | 腹腔积液或腹腔冲洗液发现癌细胞 |
| Ⅱ期　肿瘤累及单侧或双侧卵巢并有盆腔内扩散（在骨盆入口平面以下）或原发性腹膜癌 | |
| ⅡA | 肿瘤蔓延或种植到子宫和（或）输卵管和（或）卵巢 |
| ⅡB | 肿瘤蔓延至其他盆腔内组织 |
| Ⅲ期　肿瘤累及单侧或双侧卵巢、输卵管或原发性腹膜癌，伴有细胞学或组织学证实的盆腔外腹膜转移或证实存在腹膜后淋巴结转移 | |
| ⅢA1 | 仅有腹膜后淋巴结转移（细胞学或组织学证实） |
| ⅢA1（ⅰ）淋巴结转移最大直径≤10 mm | |
| ⅢA1（ⅱ）淋巴结转移最大直径＞10 mm | |
| ⅢA2 | 显微镜下盆腔外腹膜受累，伴或不伴腹膜后淋巴结转移 |
| ⅢB | 肉眼盆腔外腹膜转移，病灶最大直径≤2 cm，伴或不伴腹膜后淋巴结转移 |
| ⅢC | 肉眼盆腔外腹膜转移，病灶最大直径＞2 cm，伴或不伴腹膜后淋巴结转移（包括肿瘤蔓延至肝包膜和脾，但未转移到脏器实质） |
| Ⅳ期　超出腹腔外的远处转移 | |
| ⅣA | 胸腔积液细胞学阳性 |
| ⅣB | 腹膜外器官实质转移（包括肝实质转移和腹股沟淋巴结和腹腔外淋巴结转移） |

# 四、临床表现

## 1. 良性肿瘤

肿瘤较小时多无症状，常在妇科检查时偶然发现。肿瘤增大时，感腹胀或腹部扪及肿块。肿瘤长大占满盆、腹腔时，可出现尿频、便秘、气急、心悸等压迫症状。检查见腹部膨

隆，叩诊实音，无移动性浊音。双合诊和三合诊检查可在子宫一侧或双侧触及圆形或类圆形肿块，多为囊性，表面光滑，活动，与子宫无粘连。

**2. 恶性肿瘤**

早期常无症状。晚期主要症状为腹胀、腹部肿块、腹腔积液及其他消化道症状；部分患者可有消瘦、贫血等恶病质表现；功能性肿瘤可出现不规则阴道流血或绝经后出血。妇科检查可扪及肿块多为双侧，实性或囊实性，表面凹凸不平，活动差，常伴有腹腔积液。三合诊检查可在直肠子宫陷凹处触及质硬结节或肿块。有时可扪及上腹部肿块，及腹股沟、腋下或锁骨上肿大的淋巴结。

## 五、并发症

**1. 蒂扭转**

为常见的妇科急腹症，约10%卵巢肿瘤可发生蒂扭转。好发于瘤蒂较长、中等大小、活动度良好、重心偏于一侧的肿瘤，如成熟畸胎瘤。常在体位突然改变或妊娠期、产褥期子宫大小、位置改变时发生蒂扭转。卵巢肿瘤扭转的蒂由骨盆漏斗韧带、卵巢固有韧带和输卵管组成。发生急性扭转后，因静脉回流受阻，瘤内充血或血管破裂致瘤内出血，导致瘤体迅速增大。若动脉血流受阻，肿瘤可发生坏死、破裂和继发感染。蒂扭转的典型症状是体位改变后突然发生一侧下腹剧痛，常伴恶心、呕吐甚至休克。双合诊检查可扪及压痛的肿块，以蒂部最明显。有时不全扭转可自然复位，腹痛随之缓解，治疗原则是一经确诊，应尽快行手术。

**2. 破裂**

约3%的卵巢肿瘤会发生破裂。有自发性破裂和外伤性破裂。自发性破裂常因肿瘤浸润性生长穿破囊壁所致。外伤性破裂则在腹部受重击、分娩、性交、盆腔检查及穿刺后引起。症状轻重取决于破裂口大小、流入腹腔囊液的量和性质。小的囊肿或单纯浆液性囊腺瘤破裂时，患者仅有轻度腹痛；大囊肿或畸胎瘤破裂后，患者常有剧烈腹痛伴恶心呕吐。破裂也可导致腹腔内出血、腹膜炎及休克。体征有腹部压痛、腹肌紧张，可有腹腔积液征，盆腔原存在的肿块消失或缩小。诊断肿瘤破裂后应立即手术，术中尽量吸净囊液，并涂片行细胞学检查；彻底清洗盆、腹腔。切除的标本送病理学检查。

**3. 感染**

较少见。多继发于蒂扭转或破裂。也可来自邻近器官感染灶（如阑尾脓肿）的扩散。患者可有发热、腹痛、腹部压痛及反跳痛、腹肌紧张、腹部肿块及白细胞升高等。治疗原则是抗感染后，手术切除肿瘤。

**4. 恶变**

肿瘤迅速生长尤其双侧性，应考虑有恶变可能，并应尽早手术。

## 六、诊断

结合病史和体征，辅以必要的辅助检查确定：①肿块来源是否卵巢；②肿块性质是否为肿瘤；③肿块是良性还是恶性；④可能组织学类型；⑤恶性肿瘤的转移范围。常用的辅助检查如下。

**1. 影像学检查**

①超声检查：可根据肿块的囊性或实性、囊内有无乳头等判断肿块性质，诊断符合率＞

90%。彩色多普勒超声扫描可测定肿块血流变化,有助于诊断;②磁共振、CT、PET 检查:磁共振可较好判断肿块性质及其与周围器官的关系,有利于病灶定位及病灶与相邻结构关系的确定;CT 可判断周围侵犯、淋巴结转移及远处转移情况;PET 或 PET-CT 一般不推荐为初次诊断。

**2. 肿瘤标志物**

①血清 CA125:80% 患者的血清 CA125 水平升高,但近半数的早期病例并不升高,不单独用于早期诊断,更多用于病情监测和疗效评估;②血清 AFP:对卵巢卵黄囊瘤有特异性诊断价值。卵巢未成熟畸胎瘤、混合性无性细胞瘤中含卵黄囊成分者,AFP 也可升高;③血清 hCG:对非妊娠性绒癌有特异性;④性激素:卵巢颗粒细胞瘤、卵泡膜细胞瘤可产生较高水平雌激素,而浆液性、黏液性囊腺瘤或勃勒纳瘤有时也可分泌一定量雌激素;⑤血清 HE4:与 CA125 联合应用来判断盆腔肿块的良、恶性。

**3. 腹腔镜检查**

可直接观察肿块外观和盆腔、腹腔及横膈等部位,在可疑部位进行多点活检,抽取腹腔积液行细胞学检查。

**4. 细胞学检查**

抽取腹腔积液或腹腔冲洗液和胸腔积液,查找癌细胞。

# 七、鉴别诊断

**1. 良性肿瘤与恶性肿瘤的鉴别**

见表 6-2。

表 6-2　良性肿瘤和恶性肿瘤的鉴别

| 鉴别内容 | 良性肿瘤 | 恶性肿瘤 |
| --- | --- | --- |
| 病史 | 病程长,逐渐增大 | 病程短,迅速增大 |
| 体征 | 多为单侧,活动,囊性,表面光滑,常无腹腔积液 | 多为双侧,固定;实性或囊实性,表面不平,结节状;常有腹腔积液,多为血性,可查到癌细胞 |
| 一般情况 | 良好 | 恶病质 |
| 超声 | 为液性暗区,可有间隔光带,边缘清晰 | 液性暗区内有杂乱光团、光点,或囊实性,肿块边界不清 |

**2. 良性肿瘤的鉴别诊断**

(1) 卵巢瘤样病变:滤泡囊肿和黄体囊肿最常见。多为单侧,壁薄,直径≤8 cm。观察或口服避孕药 2~3 个月,可自行消失;若肿块持续存在或增大,卵巢肿瘤的可能性较大。

(2) 输卵管卵巢囊肿:为炎性积液,常有盆腔炎性疾病病史。两侧附件区有不规则条形囊性包块,边界较清,活动受限。

(3) 子宫肌瘤:浆膜下肌瘤或肌瘤囊性变,容易与卵巢肿瘤混淆。肌瘤常为多发性,与子宫相连,检查时随宫体及宫颈移动。超声检查可协助鉴别。

(4) 腹腔积液:腹腔积液常有肝、心脏、肾病史,平卧时腹部两侧突出(如蛙腹),叩诊腹部中间鼓音,腹部两侧浊音,移动性浊音阳性。而巨大卵巢囊肿平卧时腹部中间隆起,叩诊浊音,腹部两侧鼓音,无移动性浊音。超声检查有助于鉴别,但恶性卵巢肿瘤常伴有腹腔积液。

**3. 恶性肿瘤的鉴别诊断**

（1）子宫内膜异位症：子宫内膜异位症可有粘连性肿块及直肠子宫陷凹结节，有时与恶性肿瘤相混淆。但内异症常有进行性痛经、月经改变。超声检查、腹腔镜检查有助于鉴别。

（2）结核性腹膜炎：因合并腹腔积液和盆腹腔内粘连性块物而与恶性肿瘤相混淆，但结核性腹膜炎常有肺结核史，多发生于年轻、不孕妇女，伴月经稀少或闭经、低热、盗汗等全身症状；肿块位置较高，叩诊时鼓音和浊音分界不清。影像学检查等有助鉴别，必要时行剖腹探查或腹腔镜检查取活检确诊。

（3）生殖道以外的肿瘤：需要与卵巢癌鉴别的肿瘤包括腹膜后肿瘤、直肠癌、乙状结肠癌等。

## 八、治疗

一经发现，应行手术。手术目的：①明确诊断；②切除肿瘤；③恶性肿瘤进行手术病理分期；④解除并发症。术中应剖检肿瘤，必要时作冰冻切片组织学检查以明确诊断。良性肿瘤可在腹腔镜下手术，而恶性肿瘤一般经腹手术，部分经选择的早期患者也可在腹腔镜下完成分期手术。恶性肿瘤患者术后应根据其组织学类型、细胞分化程度、手术病理分期和残余灶大小决定是否接受辅助性治疗，化疗是主要的辅助治疗。

## 九、预防

**1. 筛查**

主要应用血清 CA125 检测联合盆腔超声检查，但目前还缺乏有循证医学依据的、适用于普通人群的卵巢、输卵管及原发性腹膜癌筛查方案。

**2. 遗传咨询和相关基因检测**

对高风险人群的卵巢癌预防有一定意义。建议有卵巢癌、输卵管癌、腹膜癌、或乳腺癌家族史的妇女，需进行遗传咨询，接受 BRCA 基因检测，对确定有基因突变者，美国国立综合癌症网络（NCCN）建议在完成生育后实施降低卵巢癌风险的预防性双附件切除。对有非息肉结直肠癌、子宫内膜癌、或卵巢癌家族史的妇女行 Lynch Ⅱ 型综合征相关的错配修复基因检测，有突变的妇女进行严密监测。

**3. 预防性输卵管切除**

在实施保留卵巢的子宫切除术时，建议可同时切除双侧输卵管，以降低卵巢癌的风险。

（牛　荔）

# 第二节　卵巢上皮性肿瘤

卵巢上皮性肿瘤为最常见的卵巢肿瘤，占原发性卵巢肿瘤的 50%~70%，占卵巢恶性肿瘤的 85%~90%。多见于中老年妇女，很少发生在青春期前和婴幼儿。

传统认为，各类卵巢上皮性癌均起源于卵巢表面上皮，根据分化方向分为浆液性癌、黏液性癌及子宫内膜样癌等。但目前认为，卵巢上皮性癌的组织学起源具有多样性：卵巢高级别浆液性癌可能为输卵管上皮内癌形成后脱落种植于卵巢表面后发生，卵巢和腹膜高级别浆液性癌中同时发生输卵管癌的比例高达 35%～78%，其中半数以上为输卵管伞端的原位癌，支持"输卵管起源学说"。低级别浆液性癌也可能由正常输卵管上皮脱落至卵巢表面、内陷形成包涵囊肿后再发生癌变，子宫内膜异位则可能是卵巢透明细胞癌、子宫内膜样癌、浆黏液性癌的组织学来源。但是，卵巢上皮性癌多途径起源的学说还有待更多证据的证实。

根据组织学和生物学行为特征，卵巢上皮性肿瘤分为良性、交界性和恶性。交界性肿瘤的镜下特征为上皮细胞增生活跃、无明显间质浸润，临床特征为生长缓慢、复发迟。近年来倾向于将"交界性肿瘤"改称为"不典型增生肿瘤"，因为没有证据显示部分交界性肿瘤（如黏液性肿瘤）有恶性行为。

## 一、发病相关因素

病因尚不清楚，根据临床病理和分子遗传学特征，卵巢上皮性癌可分成 I 型和 II 型两类。I 型肿瘤生长缓慢，临床上多为 I 期，预后较好；组织学类型包括低级别浆液性癌、低级别子宫内膜样癌、黏液性癌及透明细胞癌等；以 KRAS、BRAF、PIK3CA、ERBB2、CTNNB1 及 PTEN 基因突变和高频微卫星不稳定性为分子遗传学特征。II 型肿瘤生长迅速，临床上多表现为进展期，预后不良；组织学类型主要为高级别浆液性癌和高级别子宫内膜样癌，以 p53 基因突变为主要分子遗传学特征。

有 10%～15% 的卵巢癌患者可检测到 BRCA1 或 BRCA2 基因的胚系突变，而高级别浆液性癌者携带的突变比例更高。携带 BRCA1 或 BRCA2 基因胚系突变妇女的卵巢癌的终身发病风险分别为 39%～46% 和 12%～20%，乳腺癌发病风险为 65%～74%，被称为遗传性乳腺癌 – 卵巢癌综合征。

## 二、病理

卵巢上皮性肿瘤组织学类型主要如下。

**1. 浆液性肿瘤**

（1）浆液性囊腺瘤：占卵巢良性肿瘤 25%。多为单侧，囊性，直径 >1 cm，表面光滑，壁薄，囊内充满淡黄色清亮液体。镜下见囊壁为纤维结缔组织，内衬浆液性单层柱状上皮。当肿瘤上皮间质成分占优势时称为腺纤维瘤。

（2）交界性浆液性肿瘤：双侧多见，多为囊性，直径常 >1 cm，囊内壁至少局部呈乳头状生长，少许病例可为卵巢表面乳头。镜下见逐级分支的乳头，浆液性上皮复层化，细胞核有异型，核分裂少见。预后良好。但若在镜下见到以细长无分支的乳头为特征的微乳头变异，则预后较差，与低级别浆液性癌相似。

（3）浆液性癌：占卵巢癌的 75%。多为双侧，体积常较大，可为囊性、多房、囊实性或实性。实性区切面灰白色，质脆，多有出血、坏死。囊内充满质脆乳头，内液清亮、浑浊或血性液体。根据细胞核分级以及核分裂计数，可分为高级别和低级别浆液性癌两类。高级别癌为最常见的组织学类型，约占卵巢癌的 70%。镜下以伴裂隙样空腔的实性生长为主，也可形成乳头、筛孔等结构。细胞核级别高，核分裂象常见（>12 个/10 高倍视野）。预后极差。低级别浆液性癌约为高级别浆液性癌的 5%，以伴间质浸润的乳头状生长为主，细胞核级别低，核分裂象 <12 个/10 高倍视野（常 <5 个/10 高倍视野）。预后远好于高级别癌。

**2. 黏液性肿瘤**

（1）黏液性囊腺瘤：占卵巢良性肿瘤的 20%、黏液性肿瘤的 80%。多为单侧，圆形或卵圆形，体积较大，表面光滑，灰白色。切面常为多房，囊腔内充满胶冻样黏液，囊内很少有乳头生长。镜下见囊壁为纤维结缔组织，内衬单层黏液柱状上皮；可见杯状细胞及嗜银细胞。

（2）黏液性交界性肿瘤：一般较大，几乎均为单侧，瘤体较大，通常直径 >10 cm，表面光滑，切面常为多房或海绵状，囊壁增厚，可有细小、质软乳头形成。镜下见胃肠型细胞复层排列，细胞有异型，可形成绒毛状或纤细丝状乳头。

（3）黏液性癌：绝大多数为转移性癌，卵巢原发性黏液癌并不常见，占卵巢癌的 3%~4%。瘤体巨大（中位 18~22 cm），单侧，表面光滑，切面多房或实性，可有出血、坏死。镜下见异型黏液性上皮排列成腺管状或乳头状，出现融合性或毁损性间质浸润。

（4）腹膜假黏液瘤（PMP）：几乎均继发于低级别阑尾黏液肿瘤或高分化黏液癌，继发于其他胃肠道肿瘤或卵巢黏液性肿瘤者极为罕见。以盆腔和（或）腹腔内见丰富的胶冻样黏液团块为特征。多限于腹膜表面生长，一般不浸润脏器实质，镜下以大量黏液内见少许轻中度异型的黏液性上皮为特征。

**3. 子宫内膜样肿瘤**

良性肿瘤较少见，多为单房，表面光滑，囊壁衬以单层柱状上皮，似正常子宫内膜，间质内可有含铁血黄素的吞噬细胞。交界性肿瘤很少见。子宫内膜样癌占卵巢癌的 10%~15%。肿瘤多为单侧，较大（平均直径 15 cm），切面囊性或实性，有乳头生长，囊液多为血性。镜下特点与子宫内膜癌极相似，多为高分化腺癌，常伴鳞状分化。

# 三、治疗

**1. 卵巢良性肿瘤**

根据患者年龄、生育要求及对侧卵巢情况，确定手术范围。年轻、单侧肿瘤行患侧卵巢肿瘤剔除或卵巢切除术，双侧肿瘤应行肿瘤剔除术，绝经后妇女可行子宫及双侧附件切除术。术中应剖检肿瘤，必要时作冰冻切片组织学检查。术中尽可能防止肿瘤破裂，避免瘤细胞种植于腹腔。巨大良性囊性肿瘤可穿刺放液，待体积缩小后取出，但穿刺前须保护穿刺周围组织，以防被囊液污染。放液速度应缓慢，以免腹压骤降发生休克。

**2. 卵巢癌**

初次治疗原则是手术为主，辅以化疗、放疗等综合治疗。

（1）手术治疗：是治疗卵巢癌的主要手段。初次手术的彻底性与预后密切相关。早期患者应行全面手术分期，包括经腹手术应有足够大的腹部正中直切口；腹腔积液或腹腔冲洗液细胞学检查；全面探查腹膜和腹腔脏器表面，活检和（或）切除任何可疑病灶；正常腹膜随机盲检，如右结肠旁沟、子宫直肠陷凹等部位；全子宫和双附件切除；结肠下网膜切除；选择性盆腔淋巴结切除及腹主动脉旁淋巴结取样；黏液性肿瘤者应行阑尾切除。

对于年轻、希望保留生育功能的早期患者，需考虑其生育问题。手术方式为全面手术分期的基础上行患侧附件切除（适用于ⅠA和ⅠC期患者）或双侧附件切除（适用于ⅠB期患者）。术前应充分知情同意。

晚期患者行肿瘤细胞减灭术（也称减瘤术），手术的目的是尽可能切除所有原发灶和转移灶，使残余肿瘤病灶达到最小，必要时可切除部分肠管、膀胱、脾脏等脏器。若最大残余灶直径小于 1 cm，称满意或理想的肿瘤细胞减灭术。对于经评估无法达到满意肿瘤细胞减灭术的ⅢC、Ⅳ期患者，在获得明确的细胞学或组织学诊断后可先行最多 3 个疗程的新辅助化疗，再行中间型减瘤术，手术后继续化疗。

（2）化学药物治疗：上皮性癌对化疗敏感，即使已有广泛转移也能取得一定疗效。除经过全面分期手术的ⅠA 和ⅠB 期、黏液性癌或低级别浆液性癌和子宫内膜样癌不需化疗外，其他患者均需化疗。化疗主要用于：①初次手术后辅助化疗，以杀灭残余癌灶、控制复发，以缓解症状、延长生存期；②新辅助化疗使肿瘤缩小，为达到满意手术创造条件；③作为不能耐受手术者主要治疗，但较少应用。

常用化疗药物有顺铂、卡铂、紫杉醇、环磷酰胺等。多采用以铂类为基础的联合化疗（表6-3），其中铂类联合紫杉醇为"金标准"一线化疗方案。老年患者可用卡铂或紫杉醇单药化疗。卵巢原发性黏液癌患者也可选择氟尿嘧啶 + 四氢叶酸 + 奥沙利铂或卡培他滨 + 奥沙利铂联合化疗。一般采用静脉化疗，对于初次手术达到满意的患者也可采用静脉腹腔联合化疗。早期患者 3~6 个疗程，晚期患者 6~8 个疗程，疗程间隔一般为 3 周，紫杉醇可采用间隔 1 周给药。

表6-3　卵巢癌常用化疗方案

| 静脉化疗方案（适用于Ⅱ~Ⅳ期） |
| --- |
| 紫杉醇 175 mg/m$^2$，>3 小时静滴；卡铂（AUC 5~6），>1 小时静滴，疗程间隔 3 周 |
| 紫杉醇 80 mg/m$^2$，>1 小时静滴，间隔 1 周（第 1, 8, 15 日）；卡铂（AUC 5~6），>1 小时静滴，疗程间隔 3 周 |
| 紫杉醇 60 mg/m$^2$，>1 小时静滴，卡铂（AUC 2），>30 分钟静滴，疗程间隔 1 周，共 18 周 |
| 卡铂（AUC 5）+脂质体阿霉素 30 mg/m$^2$，疗程间隔 4 周 |
| 多西紫杉醇 60~75 mg/m$^2$，>1 小时静滴，卡铂（AUC 5~6），>1 小时静滴，疗程间隔 3 周 |
| 紫杉醇 135 mg/m$^2$，>24 小时静滴；顺铂 75 mg/m$^2$，>6 小时静滴，疗程间隔 3 周 |
| 紫杉醇 175 mg/m$^2$，>3 小时静滴；卡铂（AUC 5~6），>1 小时静滴，贝伐单抗 7.5 mg/kg，静滴 30~90 分钟，疗程间隔 3 周，共 5~6 周。后继续贝伐单抗 12 疗程 |
| 紫杉醇 175 mg/m$^2$，>3 小时静滴；卡铂（AUC 6），>1 小时静滴，疗程间隔 3 周，共 6 疗程；第二疗程第一日贝伐单抗 15 mg/kg，静滴 30~90 分钟，疗程间隔 3 周，共 22 疗程 |
| 静脉腹腔联合化疗方案（适用于理想肿瘤细胞减灭术的Ⅱ~Ⅲ期患者） |
| 紫杉醇 135 mg/m$^2$，>24 小时静滴，第 1 日；顺铂 75~100 mg/m$^2$，第 2 日腹腔注射；紫杉醇 60 mg/m$^2$，第 8 日腹腔注射，疗程间隔 3 周 |

注：AUC 指曲线下面积，根据患者的肌酐清除率计算卡铂剂量。

（3）靶向治疗：作为辅助治疗手段，如血管内皮生长因子（VEGF）抑制剂贝伐单抗用于初次化疗的联合用药和维持治疗。

（4）放射治疗：其治疗价值有限。对于复发患者可选用姑息性局部放疗。

**3. 交界性肿瘤**

主要采用手术治疗。对于无生育要求的患者，手术方法基本参照卵巢癌，但临床Ⅰ期的患者经仔细探查后可不行后腹膜淋巴结切除术。交界性肿瘤预后较好，即使有卵巢外肿瘤种植，也可行保留生育功能手术。术后一般不选择辅助性化疗，只有对卵巢外浸润性种植者才考虑化疗。

**4. 复发性癌**

一经复发，预后很差，选择治疗时应优先考虑患者的生活质量。手术治疗的作用有限，应仔细、全面评估后实施。主要用于：①解除并发症；②铂敏感复发、孤立复发灶。化疗是复发性癌主要的治疗手段，药物的选择应根据一线化疗的方案、疗效、毒副反应及肿瘤复发时间综合考虑，可按以下原则选择方案：①一线化疗不含铂类者，选择铂类为主的联合化疗；②一线化疗为铂类药物，化疗结束至肿瘤复发时间（无铂间隔）>6个月者，可再选择以铂类为主的联合化疗；无铂间隔<6个月或一线化疗未达完全缓解者，应选用二线药物，如吉西他滨、脂质体阿霉素、拓扑替康、依托泊苷等；③选择靶向治疗，如聚二磷酸腺苷核糖聚合酶（PARP）抑制剂用于 BRCA1/BRCA2 基因突变的铂敏感复发二线化疗的维持治疗。

（牛　荔）

# 第三节　卵巢转移性肿瘤

由其他器官或组织转移至卵巢形成的肿瘤均称为卵巢转移性肿瘤或卵巢继发性肿瘤，占卵巢肿瘤的5%~10%。其中常见的卵巢转移性肿瘤是库肯勃瘤。

## 一、病理

大体见库肯勃瘤以双侧为常见，中等大小占多数，一般均保持卵巢原状或呈肾形或长圆形，包膜完整，无粘连，切面实性，胶质样。镜下见肿瘤细胞为黏液细胞，呈小圆形、多角形或不规则形，核染色质浓染，胞浆内含大量黏液。典型者表现为细胞核被黏液挤向一侧而贴近胞膜呈半月形，形如印戒，故又称为印戒细胞癌。

## 二、转移途径

最常见的原发部位是胃和结肠。确切的转移途径尚不明确，目前较认可的有以下几种。①血行转移：卵巢转移多发生于绝经前血供丰富的卵巢，且卵巢转移常是原发肿瘤全身转移的一部分；②淋巴转移：双侧卵巢丰富的网状淋巴循环引流入腰淋巴结内，当原发灶癌细胞浸润时转移至腰淋巴结，可能因逆流入卵巢内造成播散；③种植转移：这是最早提出的一种途径，认为原发灶肿瘤细胞可突破浆膜层并脱落到腹腔或腹腔积液中，借助肠蠕动和（或）腹腔积液种植于卵巢表面而浸润生长，但有很多早期胃癌也可发生卵巢转移，且病理证实很多卵巢转移灶存在于卵巢深部，被膜并未累及。各种转移途径并非孤立存在，可能通过多种方式转移至卵巢。

## 三、临床表现

临床表现缺乏特异性。可以在诊断原发肿瘤的同时发现卵巢转移，也可以盆腔包块伴腹痛、腹胀和腹腔积液为首发症状，而原发肿瘤的表现并不明显。部分患者表现为妇科疾病的症状，如月经紊乱、阴道不规则流血，或者男性化表现。体格检查可发现盆腔包块，活动度好，常为双侧，合并腹腔积液。可伴有贫血、恶病质等晚期肿瘤征象。

## 四、治疗

治疗原则是缓解和控制症状。若原发瘤已经切除且无其他转移和复发迹象，转移瘤仅局限于盆腔，可进行全子宫及双附件切除术，并尽可能切除盆腔转移灶。术后依据原发肿瘤性质给予化疗或放疗。绝大多数库肯勃瘤治疗效果不佳，预后极差。

（牛　荔）

# 第七章

## 妊娠诊断

妊娠期从末次月经的第一日开始计算，约为 280 日（40 周）。临床上分为 3 个时期：妊娠未达 14 周称为早期妊娠，第 $14\sim27^{+6}$ 周称为中期妊娠，第 28 周及其后称为晚期妊娠。

## 第一节　早期妊娠诊断

早期妊娠也称为早孕，是胚胎形成、胎儿器官分化的重要时期，因此早期妊娠的诊断主要是确定妊娠、胎数、孕龄，排除异位妊娠等病理情况。

### 一、临床表现

**1. 停经**

生育期、有性生活史的健康妇女，平时月经周期规则，一旦月经过期，应考虑到妊娠，停经 10 日以上，尤应高度怀疑妊娠。

**2. 早孕反应**

在停经 6 周左右出现畏寒、头晕、流涎、乏力、嗜睡、食欲缺乏、喜食酸物、厌恶油腻、恶心、晨起呕吐等症状，称为早孕反应，部分患者有情绪改变。多在停经 12 周左右自行消失。

**3. 尿频**

由前倾增大的子宫在盆腔内压迫膀胱所致，当子宫增大超出盆腔后，尿频症状自然消失。

**4. 乳房变化**

自觉乳房胀痛。检查乳房体积逐渐增大，有明显的静脉显露，乳头增大，乳头乳晕着色加深。乳晕周围皮脂腺增生出现深褐色结节，称为蒙氏结节。哺乳妇女妊娠后乳汁明显减少。

**5. 妇科检查**

阴道黏膜和宫颈阴道部充血呈紫蓝色。妊娠 6~8 周时，双合诊检查子宫峡部极软，感觉宫颈与宫体之间似不相连，称为黑加征。子宫逐渐增大变软，呈球形。妊娠 8 周时，子宫为非孕时的 2 倍，妊娠 12 周时为非孕时的 3 倍，宫底超出盆腔，可在耻骨联合上方触及。

**6. 其他**

部分患者出现雌激素增多的表现，如蜘蛛痣、肝掌、皮肤色素沉着（面部、腹白线、乳晕等）。部分患者出现不伴有子宫出血的子宫收缩痛或不适、腹胀、便秘等不适。

## 二、辅助检查

### 1. 妊娠试验

受精卵着床后不久，即可用放射免疫法测出受检者血液中 hCG 水平升高。临床上多用早早孕试纸法检测受检者尿液，结果阳性结合临床表现可诊断妊娠。但要确定是否为宫内妊娠，尚需超声检查。

### 2. 超声检查

妊娠早期超声检查的主要目的是确定宫内妊娠，排除异位妊娠、滋养细胞疾病、盆腔肿块等。确定胎数，若为多胎，可通过胚囊数目和形态判断绒毛膜性。估计孕龄，停经 35 日时，宫腔内见到圆形或椭圆形妊娠囊（GS）；妊娠 6 周时，可见到胚芽和原始心管搏动。妊娠 $11 \sim 13^{+6}$ 周测量胎儿头臀长度（CRL）能较准确地估计孕周，校正预产期，同时检测胎儿颈项透明层（NT）厚度和胎儿鼻骨等，可作为早孕期染色体疾病筛查的指标。妊娠 $9 \sim 13^{+6}$ 周超声检查可以排除严重的胎儿畸形，如无脑儿。

## 三、诊断

有性生活史的生育期妇女出现停经或月经异常，均应考虑妊娠的可能；血或尿 hCG 阳性提示妊娠；超声发现宫内孕囊或胚芽可以确诊为宫内妊娠，见原始心管搏动提示胚胎存活。因此，血或尿 hCG 阳性、超声检查见胚芽和原始心管搏动才能确诊正常的早期妊娠。若临床高度怀疑妊娠，血或尿 hCG 阳性而超声检查未发现孕囊或胚芽，不能完全排除妊娠，可能是超声检查时间太早或异位妊娠，需要定期复查。

根据超声测量估计孕龄：根据末次月经推算的预产期有 50% 不准确，需要妊娠早期超声确认或校正。特别是妊娠 $11 \sim 13^{+6}$ 周测量胎儿 CRL 来估计孕龄是最为准确的方法，妊娠 ≥14 周则采用双顶径、头围、腹围和股骨长度综合判断孕龄。如果妊娠 $22^{+0}$ 周前没有进行超声检查确定或校正孕龄，单纯根据末次月经推算的预产期称为日期不准确妊娠。

（生艳丽）

# 第二节　中、晚期妊娠诊断

中、晚期妊娠是胎儿生长和各器官发育成熟的重要时期，这个时期的诊断主要是判断胎儿生长发育情况、宫内状况和发现胎儿畸形。

## 一、临床表现

有早期妊娠的经过，感到腹部逐渐增大、自觉胎动。

## 二、体征与检查

### 1. 子宫增大

腹部检查触及增大的子宫，手测子宫底高度或尺测耻上子宫长度可估计胎儿大小及孕周（表 7-1）。子宫底高度因孕妇的脐耻间距离、胎儿发育情况、羊水量、单胎、多胎等有差异。不同孕周的子宫底增长速度不同，妊娠 20~24 周时增长速度较快，平均每周增长 1.6 cm，至

36~39$^{+6}$周增长速度减慢，每周平均增长 0.25 cm。正常情况下，子宫高度在妊娠 36 周时最高，至妊娠足月时因胎先露入盆略有下降。

**2. 胎动（FM）**

指胎儿的躯体活动。孕妇常在妊娠 20 周左右自觉胎动。胎动随妊娠进展逐渐增强，至妊娠 32~34 周达高峰，妊娠 38 周后逐渐减少。胎动夜间和下午较为活跃，常在胎儿睡眠周期消失，持续 20~40 分钟。妊娠 28 周以后，正常胎动次数≥10 次/2 小时。

**3. 胎体**

妊娠达 20 周及以上后，经腹壁能触到子宫内的胎体。妊娠达 24 周及以上后，触诊能区分胎头、胎背、胎臀和胎儿肢体。胎头圆而硬，有浮球感；胎背宽而平坦；胎臀宽而软，形状不规则；胎儿肢体小且有不规则活动。随妊娠进展，通过四步触诊法能够查清胎儿在子宫内的位置。

**4. 胎心音**

听到胎心音能够确诊为妊娠且为活胎。于妊娠 12 周用多普勒胎心听诊仪能够探测到胎心音；妊娠 18~20 周用一般听诊器经孕妇腹壁能够听到胎心音。胎心音呈双音，似钟表"滴答"声，速度较快，正常时每分钟 110~160 次。胎心音应与子宫杂音、腹主动脉音、脐带杂音相鉴别。

**表 7-1 不同孕龄的子宫高度和子宫长度**

| 妊娠周数 | 手测宫底高度 | 尺测耻上子宫长度（cm） |
| --- | --- | --- |
| 12 周末 | 耻骨联合上 2~3 横指 | |
| 16 周末 | 脐耻之间 | |
| 20 周末 | 脐下 1 横指 | 18（15.3~21.4） |
| 24 周末 | 脐上 1 横指 | 24（22.0~25.1） |
| 28 周末 | 脐上 3 横指 | 26（22.4~29.0） |
| 32 周末 | 脐与剑突之间 | 29（25.3~32.0） |
| 36 周末 | 剑突下 2 横指 | 32（29.8~34.5） |
| 40 周末 | 脐与剑突之间或略高 | 33（30.0~35.3） |

# 三、辅助检查

**1. 超声检查**

超声检查不仅能显示胎儿数目、胎产式、胎先露、胎方位、有无胎心搏动、胎盘位置及其与宫颈内口的关系、羊水量、评估胎儿体重，还能测量胎头双顶径、头围、腹围和股骨长等多条径线，了解胎儿生长发育情况。在妊娠 20~24 周时，可采用超声进行胎儿系统检查，筛查胎儿结构畸形。

**2. 彩色多普勒超声**

可检测子宫动脉、脐动脉和胎儿动脉的血流速度和波形。妊娠中期子宫动脉血流舒张期早期切迹可评估子痫前期的风险，妊娠晚期的脐动脉搏动指数（PI）和阻力指数（RI）可评估胎盘血流，胎儿大脑中动脉（MCA）的收缩期峰值流速（PSV）可判断胎儿贫血的程度。

（生艳丽）

# 第八章

# 妊娠合并疾病

## 第一节　妊娠合并心血管系统疾病

### 一、妊娠合并心脏病的种类及其对妊娠的影响

妊娠合并心脏病的发病率为 0.5% ~ 3.0%，是导致孕产妇死亡的前 3 位死因之一。在妊娠合并心脏病的病因中，先天性心脏病占 35% ~ 50%，位居第一。随着广谱抗生素的应用，以往发病率较高的风湿性心脏病的发病率逐年下降。妊娠期高血压性心脏病、围生期心肌病、心肌炎、各种心律失常、贫血性心脏病等在妊娠合并心脏病中也占有一定比例。而二尖瓣脱垂、慢性高血压心脏病、甲状腺功能亢进性心脏病等较少见。不同类型心脏病的发病率随不同国家及地区的经济发展水平差异较大。在发达国家及我国沿海经济发展较快的地区，风湿性心脏病已较少见。而在发展中国家及贫困、落后的边远地区仍未摆脱风湿病的困扰，风湿性心脏病合并妊娠者仍较多见。

#### （一）结构异常性心脏病

**1. 先天性心脏病**

（1）左向右分流型先天性心脏病

1）房间隔缺损：最常见的先天性心脏病类型。对妊娠的影响取决于缺损的大小。缺损面积 < 1 cm$^2$ 者多无症状，仅在体检时被发现，多能耐受妊娠及分娩。若缺损面积较大，例如在左向右分流基础上合并肺动脉高压，右心房压力增加，可引起右至左分流，出现发绀，有发生心力衰竭的可能。房间隔缺损 > 2 cm$^2$ 者，最好在孕前手术矫治后再妊娠。

2）室间隔缺损：对于小面积缺损（缺损面积 ≤ 1 cm$^2$），若既往无心力衰竭史，也无其他并发症者，妊娠期很少发生心力衰竭，一般能顺利渡过妊娠与分娩。室间隔缺损较大，常伴有肺动脉高压，妊娠期可发展为右向左分流，出现发绀和心衰。后者妊娠期危险性大，于孕早期宜行人工流产终止妊娠。

3）动脉导管未闭：较多见，占先天性心脏病的 20% ~ 50%，由于儿童期常手术治愈，故妊娠合并动脉导管未闭者并不多见。若较大分流的动脉导管未闭，孕前未行手术矫治者，由于大量动脉血流向肺动脉，肺动脉高压使血流逆转，可出现发绀诱发心力衰竭。孕早期发现已有肺动脉高压或有右向左分流者，宜终止妊娠。未闭动脉导管口径较小，肺动脉压正常者，妊娠期一般无症状，可继续妊娠至足月。

（2）右向左分流型先天性心脏病：临床上最常见的有法洛四联症及艾森曼格综合征等。一般多有复杂的心血管畸形，未行手术矫治者很少存活至生育年龄。此类患者对妊娠期血容量增加和血流动力学改变的耐受力极差，妊娠时母体和胎儿死亡率可高达30%~50%。若发绀严重，自然流产率可高达80%。这类心脏病妇女不宜妊娠，若已妊娠也应尽早终止。经手术治疗后心功能为Ⅰ~Ⅱ级者，可在严密观察下继续妊娠。

（3）无分流型先天性心脏病。

1）肺动脉口狭窄：单纯肺动脉口狭窄的患者预后较好，多数能存活到生育期。轻度狭窄者能渡过妊娠及分娩期。重度狭窄（瓣口面积减少60%以上）宜于妊娠前行手术矫治。

2）主动脉缩窄：妊娠者合并主动脉缩窄较少见。此病预后较差，合并妊娠时20%会发生各种并发症，死亡率为3.5%~9.0%。围产儿预后也较差，胎儿死亡率为10%~20%。轻度主动脉缩窄，心脏代偿功能良好，患者可在严密观察下继续妊娠。中、重度狭窄者即使已行手术矫治，也应建议避孕或在孕早期终止妊娠。

3）马方（Marfan）综合征：表现为主动脉中层囊性退变。一旦妊娠，死亡率为4%~50%，多因血管破裂。胎儿死亡率超过10%。患本病的妇女应建议其避孕，已妊娠者若超声心动图见主动脉根部直径>40 mm时，应建议其终止妊娠。本病于妊娠期间应严格限制活动，控制血压，必要时使用β受体阻滞剂以降低心肌收缩力。

**2. 瓣膜性心脏病**

各种原因导致的心脏瓣膜形态异常和功能障碍统称为瓣膜性心脏病，包括二尖瓣、三尖瓣、主动脉瓣和肺动脉瓣病变，累及多个瓣膜者称为联合瓣膜病。最常见的原因是风湿性心脏病，以单纯性二尖瓣狭窄最多见，占2/3~3/4。部分为二尖瓣狭窄合并关闭不全。主动脉瓣病变少见。二尖瓣狭窄越严重，血流动力学改变越明显，妊娠的危险性越大，肺水肿和低排量性心力衰竭的发生率越高，母体与胎儿的死亡率越高。尤其在分娩和产后死亡率更高。病变严重伴有肺动脉高压的患者，应在妊娠前纠正二尖瓣狭窄，已妊娠者宜孕早期终止妊娠。

## （二）功能异常性心脏病

妊娠合并功能异常性心脏病主要包括各种无心血管结构异常的心律失常，包括快速型和缓慢型心律失常。快速型心律失常是临床上常见的心脏病，包括室上性心律失常（如房性和结性期前收缩、室上性心动过速、心房扑动和心房颤动）和室性心律失常（如室性期前收缩、阵发性室性心动过速）。缓慢型心律失常包括窦性缓慢型心律失常、房室交界性心率、心室自主心律、传导阻滞（包括窦房传导阻滞、心房内传导阻滞、房室传导阻滞）等以心率减慢为特征的疾病，临床常见的有窦性心动过缓、病态窦房结综合征、房室传导阻滞。功能异常性心脏病以心电和传导异常、起搏点异常为主要病理生理基础，借助临床表现、心电图或24小时动态心电图检查、超声心动图排除结构异常等进行诊断。

## （三）妊娠期特有的心脏病

**1. 妊娠期高血压疾病性心脏病**

指既往无心脏病史，在妊娠期高血压疾病的基础上，突然发生的以左心衰竭为主的全心衰竭者。妊娠期高血压疾病并发肺水肿的发生率为3%，这是由于冠状动脉痉挛、心肌缺血、周围小动脉阻力增加，水、钠潴留及血黏度增加等，加重了心脏负担而诱发急性心力衰竭。妊娠期高血压疾病合并中、重度贫血时更易引起心肌受累。这类心脏病在发生心衰之前，常有干咳，夜间更明显，易被误诊为上呼吸道感染或支气管炎而延误诊疗时机，产后病因消除，病情会逐渐缓解，多不遗留器质性心脏病变。

**2. 围生期心肌病（PPCM）**

指既往无心血管系统疾病史，于妊娠期最后 3 个月至产后 6 个月内发生的扩张型心肌病。这种特定的发病时间是与非特异性扩张型心肌病的区别点。确定围生期心肌病必须排除其他任何原因的左室扩张和收缩功能失常。确切病因还不十分清楚，可能与病毒感染、自身免疫因素、多胎妊娠、多产、高血压、营养不良及遗传等因素有关。与非特异性扩张型心肌病的不同点在于发病较年轻，发病与妊娠有关，再次妊娠可复发，50% 的病例于产后 6 个月内完全或接近完全恢复。围生期心肌病对母儿均不利，胎儿死亡率可达 10%～30%。PPCM 临床表现不尽相同，主要表现为呼吸困难、心悸、咳嗽、咯血、端坐呼吸、胸痛、肝大、水肿等心力衰竭的症状。25%～40% 的患者出现相应器官栓塞症状。轻者仅有心电图的 T 波改变而无症状。胸部 X 线摄片见心脏普遍增大、心脏搏动减弱、肺淤血。心电图显示左室肥大、ST 段及 T 波异常改变，常伴有各种心律失常。超声心动图显示心腔扩大、搏动普遍减弱、左室射血分数减低。一部分患者可因心力衰竭、肺梗死或心律失常而死亡。治疗宜在安静、增加营养和低盐饮食的同时，针对心力衰竭可给强心利尿剂及血管扩张剂，有栓塞征象可以适当应用肝素。曾患围生期心肌病、心力衰竭且遗留心脏扩大者，应避免再次妊娠。

## 二、妊娠合并心脏病对孕妇的影响

妊娠期子宫增大、胎盘循环建立、母体代谢率增高，母体对氧及循环血液的需求量增加。妊娠期血容量增加可达 30%，致心率加快，心排出量增加，32～34 周时最为明显。分娩期子宫收缩，产妇屏气用力及胎儿娩出后子宫突然收缩，腹腔内压骤减，大量血液向内脏灌注，进一步加重心脏负担。产褥期组织间潴留的液体也开始回到体循环，血流动力学发生一系列急剧变化。因此，在妊娠 32～34 周、分娩期及产后 3 天内是血液循环变化最大、心脏负担最重的时期，有器质性心脏病的孕产妇在此时常因心脏负担加重，极易诱发心力衰竭，临床上应给予高度重视。

## 三、妊娠合并心脏病对胎儿的影响

不宜妊娠的心脏病患者一旦妊娠或妊娠后心功能恶化者，流产、早产、死胎、胎儿生长受限、胎儿窘迫及新生儿窒息的发生率均明显增高。心脏病孕妇心功能良好者，胎儿相对安全，但剖宫产概率增加。某些治疗心脏病的药物对胎儿也存在潜在的毒性反应，如地高辛可以自由通过胎盘到达胎儿体内。一部分先天性心脏病与遗传因素有关，国外报道称，双亲中任何一方患有先天性心脏病，其后代先心病及其他畸形的发生机会较对照组增加 5 倍，如室间隔缺损、肥厚性心肌病、马方综合征等均有较高的遗传性。

## 四、诊断

由于妊娠期生理性血流动力学的改变、血容量及氧交换量增加，可以出现一系列酷似心脏病的症状和体征，如心悸、气短、踝部水肿、乏力、心动过速等。心脏检查可以有轻度心界扩大、心脏杂音。妊娠还可使原有心脏病的某些体征发生变化，如二尖瓣或主动脉瓣关闭不全的患者，妊娠期周围血管阻力降低，杂音可以减轻甚至不易听到；妊娠血容量增加可使轻度二尖瓣狭窄或三尖瓣狭窄的杂音增强，以致过高估计病情的严重程度，增加明确诊断的难度。因此妊娠期心脏病和心力衰竭的诊断必须结合妊娠期解剖和生理改变仔细分析，再做出正确判断。

**1. 病史**

详细询问妊娠前是否有心悸、气急或心力衰竭史，或体检曾被诊断有器质性心脏病，或曾有风湿热病史，是否有家族性心脏病病史和猝死史。部分患者孕前有心脏手术史，如心脏矫治术、瓣膜置换术、射频消融术、起搏器置入术等，要详细询问手术时间、手术方式、手术前后心功能的改变及用药情况。某些先天性心脏病（房、室间隔缺损）和各种心律失常以及孕期新发生的心脏病，如妊娠期高血压疾病性心脏病或围生期心肌病，因为无症状和体征而容易被漏诊。

**2. 症状和体征**

病情轻者可无症状，重者有易疲劳、食欲缺乏、体质量不增、活动后乏力、心悸、胸闷、呼吸困难、咳嗽、胸痛、咯血、水肿等表现。其他特征性的表现，如发绀型先天性心脏病患者口唇发绀、杵状指（趾）；有血液异常分流的先天性心脏病者有明显的收缩期杂音；风湿性心脏病者可有心脏扩大；瓣膜狭窄或关闭不全者有舒张期或收缩期杂音；心律失常者可有各种异常心律（率）；金属瓣换瓣者有换瓣音；肺动脉压明显升高时右心扩大，肺动脉瓣区搏动增强和心音亢进；妊娠期高血压疾病性心脏病者有明显的血压升高；围生期心肌病者以心脏扩大和异常心律为主；部分先天性心脏病修补手术后可以没有任何阳性体征；心力衰竭时心率加快、第三心音、两肺呼吸音减弱、可闻及干湿性啰音、肝－颈静脉回流征阳性、肝大、下肢水肿等。

**3. 辅助检查**

根据疾病的具体情况和检测条件可选择下列检查。

（1）心电图和24小时动态心电图：可反映出心律失常的类型、频率、持续时间，帮助诊断心肌缺血、心肌梗死及梗死的部位、严重程度。

（2）超声心动图：是获得心脏和大血管结构改变、血流速度和类型等信息的无创性、可重复的检查方法，能较为准确地定量评价心脏和大血管结构改变的程度、心脏收缩和舒张功能。

（3）血生化检查：除了血常规、血气分析、电解质、肝肾功能、凝血功能、D-二聚体等常规检查外，还可以监测反映心力衰竭严重程度的特异性指标，如心肌酶学和肌钙蛋白，脑钠肽（即 BNP）及其前体，心力衰竭患者无论有无症状，血浆 BNP 及其前体水平均明显升高，并且随心衰的严重程度而呈一定比例的增高，并可作为有效的心力衰竭筛查和判断预后的指标。

（4）影像学检查，包括 X 线、CT 和 MRI 检查，心导管及心血管造影检查，可反映心脏的扩大、心胸比例变化、大血管口径的变化及肺部改变，对复杂心脏病有一定意义。但因 X 线、造影剂是影响胚胎发育的不良因素，在妊娠早期禁用，妊娠中期应慎用，病情严重必须摄片时应以铅裙保护腹部。

# 五、妊娠风险评估

为保障心脏病孕妇能够得到产科、心脏内外科、重症监护科等多学科的联合管理，以使心脏病孕妇分层管理更加规范、有序、安全、有效，2016 年中华医学会妇产科学分会产科学组制订了心脏病妇女妊娠风险分级表妊娠风险分级。

Ⅰ级：孕妇死亡率未增加，母儿并发症未增加或轻度增加。

Ⅱ级：孕妇死亡率轻度增加或者母儿并发症中度增加。

Ⅲ级：孕妇死亡率中度增加或者母儿并发症重度增加。

Ⅳ级：孕妇死亡率明显增加或者母儿并发症重度增加。

需要专家咨询；如果继续妊娠，需告知风险；需要产科和心脏科专家在孕期、分娩期和产褥期严密监护母儿情况。

Ⅴ级：极高的孕妇死亡率和严重的母儿并发症，属妊娠禁忌证；如果妊娠，须讨论终止问题；如果继续妊娠，需充分告知风险；需由产科和心脏科专家在孕期、分娩期和产褥期严密监护母儿情况。

# 六、心功能分级

为衡量心脏病患者的心功能状态，纽约心脏病协会（NYHA）自 1994 年开始采用两种并行的心功能分级方案。

一种是依据患者对一般体力活动的耐受程度，将心脏病患者心功能分为 Ⅰ ~ Ⅳ 级。

Ⅰ级：进行一般体力活动不受限制。

Ⅱ级：进行一般体力活动稍受限制，活动后心悸、轻度气短，休息时无症状。

Ⅲ级：一般体力活动显著受限制，休息时无不适，轻微日常工作即感不适、呼吸困难，或既往有心力衰竭史。

Ⅳ级：不能进行任何体力活动，休息时仍有心悸、呼吸困难等心力衰竭表现。

此方案的优点是简便易行，不依赖任何器械检查来衡量患者的主观心功能量，因此多年来一直应用于临床。其不足之处是，主观症状和客观检查不一定一致，有时甚至差距较大。

第二种是根据心电图、负荷试验、X 线、超声心动图等客观检查结果评估心脏病的严重程度。此方案将心脏功能分为 A ~ D 级。

A 级：无心血管病的客观依据。

B 级：客观检查表明属于轻度心血管病患者。

C 级：属于中度心血管病患者。

D 级：属于重度心血管病患者。

其中轻、中、重度没有做出明确规定，由医生根据检查进行判断。两种方案可单独应用，也可联合应用，如心功能Ⅱ级 C、Ⅰ级 B 等。

# 七、并发症

### 1. 心力衰竭

原有心功能受损的心脏病患者，妊娠后可因不能耐受妊娠各期的血流动力学变化而发生心力衰竭。风湿性心脏病二尖瓣狭窄的孕产妇，由于心排血量增加、心率加快或生理性贫血，增加了左房的负担而使心房纤颤的发生率增加，心房纤颤伴心率明显加快，使左室舒张期充盈时间缩短，引起肺血容量及肺动脉压增加，而发生急性肺水肿和心力衰竭。先天性心脏病心力衰竭多见于较严重的病例，由于心脏畸形种类的不同，心力衰竭的发生机制及表现也不同。

急性左心衰以急性肺水肿为主要表现，发病突然，患者极度呼吸困难，被迫端坐呼吸，伴有窒息感、烦躁不安、大汗淋漓、面色青灰、口唇发绀、呼吸频速、咳嗽并咳出白色或粉红色泡沫痰。体检除原有的心脏病体征外，心尖区可有舒张期奔马律，肺动脉瓣区第二心音亢进，两肺底部可及散在的湿性啰音，重症者两肺满布湿性啰音并伴有哮鸣音，常出现交替脉。开始发病时血压可正常或升高，但病情加重时，出现血压下降、脉搏细弱，最后神志模糊，甚至昏迷、休克、窒息而死亡。

慢性左心衰主要表现为呼吸困难，随病情的进展，乏力和呼吸困难逐渐加重，轻度体力活动即感呼吸困难，严重者休息时也感呼吸困难，甚至端坐呼吸。慢性右心衰主要为体循环静脉压增高及淤血而产生的临床表现，上腹部胀满、食欲缺乏、恶心、呕吐，颈静脉怒张，肝颈静脉回流征阳性。水肿是右心衰的典型表现，体质量明显增加，下肢、腰背部及骶部等低垂部位呈凹陷性水肿，重症者可波及全身，少数患者可有心包积液、胸腔积液或腹腔积液。

**2. 感染性心内膜炎**

妊娠各时期发生菌血症的危险性增加，如泌尿道或生殖道感染，此时已有缺损的心脏则易发生亚急性感染性心内膜炎，是心脏病诱发心力衰竭的原因之一。瓣膜为最常受累的部位，但感染也可发生在室间隔缺损部位、腱索和心壁内膜。主要临床表现为原有心脏病者出现不明原因的发热、体温升高持续在 1 周以上，可闻及心脏杂音，血培养阳性，25% 的患者并发肺、脑等其他脏器栓塞表现。超声心动图能检出直径 >2 mm 的赘生物，对诊断感染性心内膜炎很有帮助。感染性心内膜炎的治疗：根据血培养和药物敏感试验选用有效的抗生素，坚持足量（疗程 6 周以上）、联合和应用敏感药物为原则，同时应及时请心脏外科医师联合诊治，结合孕周、母儿情况、药物治疗的效果和并发症综合考虑心脏手术的时机。

**3. 肺动脉高压及肺动脉高压危象**

临床上常用超声心动图估测肺动脉压力。肺动脉高压的诊断标准是在海平面状态静息时，右心导管检查肺动脉平均压（mPAP）≥25 mmHg（1 mmHg = 0.133 kPa）。肺动脉高压危象是在肺动脉高压的基础上发生肺血管痉挛性收缩、肺循环阻力升高、右心排出受阻，导致突发性肺动脉高压和低心排出量的临床危象状态。主要表现为患者烦躁不安，个别患者有濒死感，出现心率增快、心排出量显著降低、血压下降、血氧饱和度下降，死亡率极高。肺动脉高压危象常在感染、劳累、情绪激动、妊娠等因素的诱发下发生，产科更多见于分娩期和产后的最初 72 小时内。一旦诊断为肺动脉高压危象，需要立即抢救。心脏病合并肺动脉高压的妇女，妊娠后可加重原有的心脏病和肺动脉高压，可发生右心衰，孕妇死亡率为17%~56%，艾森曼格综合征孕妇的死亡率高达 36%。因此，肺动脉高压患者要严格掌握妊娠指征，继续妊娠者需要有产科和心脏科医师的联合管理。

**4. 恶性心律失常**

是指心律失常发作时导致患者的血流动力学改变，出现血压下降甚至休克，心、脑、肾等重要器官供血不足，是孕妇猝死和心源性休克的主要原因。常见的类型有病态窦房结综合征、快速心房扑动及心房颤动、有症状的高度房室传导阻滞、多源性频发室性期前收缩、阵发性室上性心动过速、室性心动过速、心室扑动和心室颤动等类型。妊娠期和产褥期恶性心律失常多发生在原有心脏病的基础上，少数可由甲状腺疾病、肺部疾病、电解质紊乱和酸碱失衡等诱发。恶性心律失常的处理原则，首先针对发生的诱因、类型、血流动力学变化对母儿的影响、孕周综合决定尽早终止心律失常的方式。同时防治其他并发症,待病情缓解或稳定后再决定其长期治疗的策略。目前没有抗心律失常药物在孕妇中使用情况的大样本量临床研究,孕期使用必须权衡使用抗心律失常药物的治疗获益与潜在的不良反应,尤其是对于继续长期维持使用抗心律失常药物的孕妇,选择哪一类药物、什么时候停药,须结合患者心律失常的危害性和基础心脏病情况而定。

**5. 静脉栓塞和肺栓塞**

妊娠时血液呈高凝状态,心脏病患者静脉压增高及静脉血液淤积易引起栓塞。孕妇静脉血栓形成和肺栓塞发生率较非孕妇女高 5 倍,是孕产妇死亡的主要原因之一。

## 八、心力衰竭的早期诊断

心脏病孕产妇的主要死亡原因是心力衰竭,早期发现心力衰竭并及时做出诊断极为重要。若出现下述症状与体征,应考虑为早期心力衰竭。①轻微活动后即出现胸闷、心悸、气短;②休息时心率每分钟超过 110 次,呼吸每分钟超过 20 次;③夜间常因胸闷而坐起呼吸,或到窗口呼吸新鲜空气;④肺底部出现少量持续性湿啰音,咳嗽后不消失。

## 九、心脏病患者对妊娠耐受能力的判断

能否安全渡过妊娠期、分娩期及产褥期,取决于心脏病的种类、病变程度、是否手术矫治、心功能级别及具体医疗条件等因素。

**1. 可以妊娠**

心脏病妊娠风险分级 Ⅰ~Ⅲ 级,妊娠后经密切监护,适当治疗多能耐受妊娠和分娩。

**2. 不宜妊娠**

心脏病妊娠风险分级 Ⅳ~Ⅴ 级者,应在妊娠早期行治疗性人工流产。已达妊娠中期者终止妊娠的方法根据心脏病严重程度和心功能而定,重度肺动脉高压、严重瓣膜狭窄、严重心脏泵功能减退、心功能 ≥Ⅲ 级者宜选择剖宫取胎术较为安全。

## 十、妊娠合并心脏病的围生期监护

心脏病孕产妇的主要死亡原因是心力衰竭和感染。心脏病育龄妇女应行孕前咨询,明确心脏病类型、程度、心功能状态,并确定能否妊娠。允许妊娠者一定要从早孕期开始,定期进行产前检查。未经系统产前检查的心脏病孕产妇心力衰竭发生率和孕产妇死亡率,较经产前检查者约高出 10 倍。在心力衰竭易发的 3 个时期(妊娠 32~34 周、分娩期及产后 3 天内)须重点监护。

### (一)妊娠期

**1. 终止妊娠**

凡不宜妊娠的心脏病孕妇,应在孕 12 周前行人工流产。若妊娠已超过 12 周,终止妊娠需行较复杂手术,其危险性不亚于继续妊娠和分娩,应积极治疗心力衰竭,使之渡过妊娠和分娩为宜。对顽固性心力衰竭病例,为减轻心脏负荷,应与内科、麻醉医生配合,严格监护下行剖宫取胎术。

**2. 定期产前检查**

能及早发现心力衰竭的早期征象。在妊娠 20 周前,应每 2 周行产前检查 1 次。20 周

后，尤其是 32 周以后，发生心力衰竭的机会增加，产前检查应每周 1 次。发现早期心力衰竭征象应立即住院治疗。孕期产检顺利者，也应在孕 36~38 周提前住院待产。

**3. 防治心力衰竭**

（1）避免过劳及情绪激动，保证充分休息，每天至少睡眠 10 小时。

（2）孕期应适当控制体重，整个孕期体重增加不宜超过 10 kg，以免加重心脏负担。高蛋白、高维生素、低盐、低脂肪饮食。孕 16 周后，每天食盐摄入量不超过 4~5 g。

（3）治疗各种引起心力衰竭的诱因。如预防感染，尤其是上呼吸道感染；纠正贫血；治疗心律失常，孕妇心律失常发病率较高，对频发的室性期前收缩或快速室性心率，须用药物治疗；防治妊娠期高血压疾病和其他合并症与并发症。

（4）心力衰竭的治疗：与未孕者基本相同。但孕妇对洋地黄类药物的耐受性较差，需注意毒性反应。为防止产褥期组织内水分与强心药同时回流入体循环引起毒性反应，常选用作用和排泄较快的制剂，如地高辛 0.25 mg，每天 2 次口服，2~3 天后可根据临床效果改为每天 1 次。妊娠晚期心力衰竭的患者，原则是待心力衰竭控制后再行产科处理，应放宽剖宫产指征。如孕产妇为严重心衰，经内科各种措施均未能奏效，病情继续发展将导致母儿死亡，也可边选择控制心力衰竭同时紧急剖宫产取胎，减轻心脏负担以挽救孕妇生命。

## （二）分娩期

**1. 终止妊娠的时机**

心脏病妊娠风险分级 Ⅰ~Ⅱ 级且心功能 Ⅰ 级者，可以妊娠至足月，如果出现严重心脏并发症或心功能下降者，则应提前终止妊娠。心脏病妊娠风险分级 Ⅲ 级且心功能 Ⅰ 级者可以妊娠至 34~35 周终止妊娠，如果有良好的监护条件，可妊娠至 37 周再终止妊娠；如果出现严重心脏并发症或心功能下降可提前终止妊娠。心脏病妊娠风险分级 Ⅳ 级但仍然选择继续妊娠者，即使心功能 Ⅰ 级，也建议在妊娠 32~34 周终止妊娠；部分患者经过临床多学科评估可能需要在孕 32 周前终止妊娠，如果有很好的综合监测实力，可以考虑适当延长孕周，但是如果出现严重心脏并发症或心功能下降，则应及时终止妊娠。

**2. 分娩方式的选择**

心脏病妊娠风险分级 Ⅰ~Ⅱ 级且心功能 Ⅰ 级者，通常可耐受经阴道分娩，可考虑在严密监护下经阴道分娩。心脏病妊娠风险分级 ≥Ⅲ 级且心功能 ≥Ⅱ 级者，或者有产科剖宫产手术指征者，应行剖宫产术终止妊娠。剖宫产可减少产妇因长时间宫缩所引起的血流动力学改变，减轻心脏负担。由于手术及麻醉技术的提高，术中监护措施的完善及高效广谱抗生素的应用，剖宫产已比较安全，故应放宽剖宫产指征。术中麻醉以选择连续硬膜外阻滞麻醉为宜，麻醉剂中不应加肾上腺素，麻醉平面不宜过高。为防止仰卧位低血压综合征，可采取左侧卧位 15°，上半身抬高 30°。术中、术后应严格限制输液量。不宜再妊娠者，建议同时行输卵管结扎术。

## （三）分娩期处理

**1. 第一产程**

安慰及鼓励产妇，消除紧张情绪。有条件者可以使用分娩镇痛，以减轻疼痛对于血流动力学的影响。密切注意血压、脉搏、呼吸、心率，一旦发现心力衰竭征象，应取半卧位，高浓度面罩吸氧，并予毛花苷 C 0.4 mg 加 25% 葡萄糖液 20 mL 缓慢静脉注射，必要时 4~6 小时重复给药 0.2 mg。产程开始后即应给予抗生素预防感染。

**2. 第二产程**

要避免屏气增加腹压，应行会阴后一侧切开、胎头吸引或产钳助产术，尽可能缩短第二产程。

**3. 第三产程**

胎儿娩出后，产妇腹部放置砂袋，以防腹压骤降而诱发心力衰竭。要防止产后出血过多而加重心肌缺血，诱发先心病导致发绀及心力衰竭。可静注或肌注缩宫素 10~20 U，禁用麦角新碱，以防静脉压增高。产后出血过多者，应适当输血、输液，但需注意输液速度。

### （四）产褥期处理

产后 3 天内尤其是产后 24 小时内，是发生心力衰竭的危险时期，产妇须充分休息并密切监护，限制每天的液体入量和静脉输液速度，心功能下降者尤其要关注补液问题；对无明显低血容量因素（大出血、严重脱水、大汗淋漓等）的患者，每天入量一般宜在 1 000~2 000 mL，甚至更少，保持每天出入量负平衡约 500 mL/d，以减少水钠潴留，缓解症状。应用广谱抗生素预防感染，直至产后 1 周左右，无感染征象时停药。心脏病妊娠风险分级Ⅰ~Ⅱ级且心功能Ⅰ级者建议哺乳。心功能Ⅲ级以上者不宜哺乳。但母乳喂养的高代谢需求和不能很好地休息，对于疾病严重的心脏病产妇，即使心功能Ⅰ级，也建议人工喂养。另外，华法林可以分泌至乳汁中，长期服用者建议人工喂养。

### （五）围术期的处理

积极防止和及早纠正各种妨碍心功能的因素，如贫血、心律失常、妊娠期高血压疾病、各种感染尤其上呼吸道感染、维持电解质平衡。已有心衰时，原则是待心力衰竭控制后再行产科处理。如为严重心衰，经内科各种措施均未能奏效，若继续发展将导致母儿死亡时，也可边控制心力衰竭边紧急剖宫产，减轻心脏负担，以挽救孕妇生命。剖宫产后给予 24 小时心电监护，监测中心静脉压调整补液量和补液速度，密切观察电解质和血细胞比容变化，发现异常及时纠正，心力衰竭患者产后 24 小时补液量不超过 1 000 mL。器质性心脏病患者为预防心内膜炎，抗生素需使用 1~2 周。

### （六）心脏手术的指征

妊娠期血流动力学的改变使心脏储备能力下降，影响心脏手术后的恢复。加之术中用药及体外循环对胎儿的影响，一般不主张在孕期手术，尽可能在幼年、孕前或延至分娩后再行心脏手术。如果妊娠早期出现循环障碍症状，孕妇不愿做人工流产，内科治疗效果又不佳且手术操作不复杂，可考虑手术治疗。手术时期宜在妊娠 12 周以前进行，手术前注意保胎及预防感染。

### （七）心脏病手术后要求妊娠的妇女

在心脏病手术后要求妊娠的妇女，需要接受心脏病专家和对心脏病妊娠有经验的产科专家的评估。主要依据有：心脏病的种类、心脏手术的种类、疾病的稳定程度、日常生活所反映心功能状态、各种辅助检查对心脏病变现况和心功能的评估等，以确定是否可以妊娠。先天性心脏病（房间隔缺损、室间隔缺损、法洛四联症、动脉导管未闭）经手术矫形后，心功能改善至Ⅰ~Ⅱ级，多能胜任妊娠和分娩。而风湿性心脏病瓣膜（扩张或置换）手术后，由于病变还在不同程度的进展，孕前心功能Ⅰ~Ⅱ级者，随着妊娠进展，可能出现心功能减退甚至恶化，应充分重视。艾森曼格综合征、马方综合征伴有大动脉瘤形成者等心功能差或危险较大而无法手术矫治的患者，则终身不宜妊娠。心脏移植后妇女要求生育者，则必须在移植情况稳定一定时间、心功能较好情况下才可妊娠。

## 十一、临床特殊情况的思考和建议

对于机械瓣膜置换术后、伴心房颤动或严重泵功能减退的心脏病患者以及有血栓－栓塞高危因素的患者，妊娠期需要使用抗凝治疗。抗凝药物种类的选择需要根据疾病、孕周、母亲和胎儿安全性等综合考虑。口服华法林对胚胎的致畸作用与剂量相关，而皮下注射低分子肝素对胎儿的影响较小，但是预防母亲发生瓣膜血栓的作用较弱。因此，2016 年中华医学会妇产科学分会产科学组专家共识建议孕早期使用肝素，孕中晚期使用口服抗凝剂，使国际标化比率维持在 1.5~2.0。在终止妊娠前 3~5 天应停用口服抗凝药改为皮下肝素，调整INR 至 1.0 左右时剖宫产手术比较安全。使用低分子肝素者，分娩前停药 12~24 小时以上，使用普通肝素者分娩前停药 4~6 小时以上，使用阿司匹林者分娩前停药 4~7 天以上。分娩24 小时后若子宫收缩好、阴道流血不多，可恢复抗凝治疗。加强新生儿监护，注意新生儿颅内出血问题。

（柴桂华）

# 第二节　妊娠合并消化系统疾病

妊娠后，母体内雌激素、孕激素水平大幅升高可影响消化系统平滑肌的生理功能，引起一些与消化系统疾病相似的症状，从而影响诊断的正确性，产科常见的妊娠合并消化系统疾病包括急性病毒性肝炎、妊娠期肝内胆汁淤积症及消化性溃疡等。

## 一、妊娠合并病毒性肝炎

病毒性肝炎是孕妇最常见的肝脏疾病，妊娠期感染可严重地危害孕妇及胎儿，病原发病率约为非妊娠期妇女的 6~9 倍，急性重型肝炎发生率为非孕期妇女的 65.5 倍。常见的病原体有甲型（HAV）、乙型（HBV）、丙型（HCV）、丁型（HDV）、戊型（HEV）等肝炎病毒。其他少见的还有巨细胞病毒（CMV）、EB 病毒（EBV）、肠道病毒、疱疹病毒感染等。这些病毒在一定条件下都可造成严重肝功能损害甚至肝功能衰竭，对患有病毒性肝炎孕妇的孕期保健及阻止肝炎病毒的母儿垂直传播已成为围产医学领域的重要课题。

### （一）病因和分类

**1. 甲型病毒性肝炎**

由甲型肝炎病毒（HAV）引起，HAV 是一种直径 27~28 nm、20 面立体对称的微小核糖核酸病毒，病毒表面无包膜，外层为壳蛋白，内部含有单链 RNA。病毒基因组由 7 478 个核苷酸组成，分子量为 $2.25 \times 10^8$。病毒耐酸、耐碱、耐热、耐寒能力强，经 100℃ 高热 5分钟、紫外线照射 1 小时、37℃ 下在 1∶4 000 的甲醛中浸泡 72 小时等均可灭活。

甲型肝炎主要经粪－口直接传播，病毒存在于受感染的人或动物的肝细胞浆、血清、胆汁和粪便中。在甲型肝炎流行地区，绝大多数成人血清中都有甲肝病毒抗体，因此，婴儿在出生后 6 个月内，由于血清中有来自母体的抗-HAV 而不易感染甲型肝炎。

**2. 乙型病毒性肝炎**

由乙型肝炎病毒（HBV）引起，孕妇中 HBsAg 携带率为 5%～10%。妊娠合并乙型肝炎的发病率为 0.025%～1.6%，70.3% 的产科肝病是乙型肝炎，乙型肝炎表面抗原携带孕妇的胎儿宫内感染率为 5%～15%。

乙型肝炎病毒又称 Dane 颗粒，1968 年在澳大利亚发现，也称澳大利亚抗原。乙型肝炎病毒是一种直径 42 nm、基因组长约 3.2 kb，部分双链环状的嗜肝 DNA 病毒，由外壳蛋白和核心成分组成。外壳蛋白含有表面抗原（HBsAg）和前 S 基因的产物；核心部分主要包括核心抗原（HBcAg）、e 抗原（HBeAg）、DNA 及 DNA 多聚酶，是乙型肝炎病毒复制部分。HBV 的抵抗力较强，但 65℃ 下 10 小时、煮沸 10 分钟或高压蒸气均可灭活 HBV。环氧乙烷、戊二醛、过氧乙酸和碘伏对 HBV 也有较好的灭活效果。

乙型肝炎的传播途径主要有血液传播（如不安全注射）、母婴垂直传播和性接触传播，不经呼吸道和消化道传播。人群中 40%～50% 的慢性 HBsAg 携带者是由母婴传播造成的。母婴垂直传播的主要方式有：宫内感染、产时传播和产后传播。

**3. 丙型病毒性肝炎**

由丙型肝炎病毒（HCV）引起，HCV 与乙肝病毒的流行病学相似，感染者半数以上发展成为慢性，是肝硬化和肝癌的原因。HCV 属披盖病毒科，有包膜，基因组长约 9.5 kb，是单股正链 RNA 病毒。

血液和血液制品传播是我国丙型肝炎的主要传播途径。据国外报道，90% 以上的输血后肝炎是丙型肝炎，吸毒、性混乱、肾透析和医源性接触都是高危人群，除此之外，仍有 40%～50% 的 HCV 感染无明显的血液及血液制品暴露史，其中母婴传播是研究的热点。文献报道，发生 HCV 垂直传播的风险大约是 2%。

**4. 丁型病毒性肝炎**

又称 δ 病毒，是一种缺陷的嗜肝 RNA 病毒。病毒直径 38 nm，含 1 678 个核苷酸。HDV 需依赖 HBV 才能复制，常与 HBV 同时感染或在 HBV 携带情况下重叠发生，导致病情加重或慢性化。国内各地的检出率为 1.73%～25.66%。HDV 主要经输血和血制品、注射和性传播，也存在母婴垂直传播，研究发现，HBV 标记物阴性、HDV 阳性的母亲诞下的新生儿也可能有 HDV 感染。

**5. 戊型病毒性肝炎**

又称流行性或肠道传播的非甲非乙型肝炎。戊型肝炎病毒（HEV）直径 23～37 nm，病毒基因组为正链单股 RNA。戊肝主要通过粪－口途径传播，输血可能也是一种潜在的传播途径，目前尚未见母婴垂直传播的报道。

**6. 其他病毒性肝炎**

除以上所列各种病毒性肝炎外，还有 10%～20% 的肝炎患者病原不清，这些肝炎主要有 EB 病毒、单纯疱疹病毒性肝炎和巨细胞病毒性肝炎等。单纯疱疹病毒性肝炎和巨细胞病毒性肝炎文献报道少见。

## （二）病毒性肝炎对妊娠的影响

**1. 对母体的影响**

妊娠早期发生病毒性肝炎可使妊娠反应，如厌食、恶心、呕吐等症状加重。妊娠晚期由于肝病使醛固酮灭活能力下降，较易发生妊娠期高血压疾病，发生率可达 30%。分娩时，由于肝功能受损，凝血因子合成功能减退，易发生产后出血。如为重症肝炎，极易并发DIC，导致孕产妇死亡。HCV感染，增加产科并发症的危险。戊型肝炎暴发流行时，孕妇感染后可致流产、死胎、产后出血，妊娠后期易发展为重症肝炎、肝功能衰竭，病死率可达30%。妊娠合并病毒性肝炎孕产妇病死率各地报道不同，上海地区为1.7%~8.1%；武汉地区为18.3%；欧洲仅1.8%；北非地区则高达50%。

**2. 对胎儿的影响**

目前尚无HAV致畸的报道。

妊娠早期患乙型病毒性肝炎，胎儿畸形率约增高2倍。乙型肝炎患者和慢性无症状HBV携带者的孕妇，均可能发生胎儿畸形、流产、死胎、死产，新生儿窒息率、病死率明显增加，也可能使新生儿成为HBV携带者，部分乙型病毒性肝炎的孕产妇可发展为慢性肝炎、肝硬化和肝癌。妊娠晚期合并病毒性肝炎时，早产率和围产儿死亡率也明显增高。

**3. 母婴传播**

（1）甲型肝炎：无宫内传播的可能性，分娩时由于吸入羊水可引起新生儿感染及新生儿监护室甲型肝炎的暴发流行。

（2）乙型肝炎：乙型肝炎母婴传播可分为宫内感染、产时传播、产后传播。

1）宫内感染：主要是子宫内经胎盘传播，是母婴传播中重要的途径。脐血HBV抗原标志物阳性则表示可能有宫内感染。Sharma等报道单纯HBsAg阳性的孕妇胎儿受感染率为50%~60%；合并HBeAg阳性和抗HBc阳性孕妇宫内感染率可达88%~90%。

HBV经胎盘感染胎儿的机制可能有：①HBV使胎盘屏障受损或通透性改变，通过细胞与细胞间的传递方式实现的母血HBV经蜕膜毛细血管内皮细胞和蜕膜细胞及绒毛间隙直接感染绒毛滋养层细胞，然后进一步感染绒毛间质细胞，最终感染绒毛毛细血管内皮细胞而造成胎儿宫内感染的发生；②HBV先感染并复制于胎盘组织；③HBV患者精子中存在HBV DNA，提示HBV有可能通过生殖细胞垂直传播，父系传播不容忽视。

2）产时传播：是HBV母婴传播的主要途径，约占50%。其机制可能是分娩时胎儿通过产道吞咽或接触了含有HBV的母血、羊水和阴道分泌物。也有学者认为，分娩过程中胎盘绒毛血管破裂，少量血渗透入胎儿血中，从而引起产时传播。

3）产后传播：主要与接触母亲唾液、汗液和乳汁有关。HBV可侵犯淋巴细胞和精细胞等，而早期母乳中有大量淋巴细胞，所以不能排除HBV DNA在母乳中整合和复制成HBV的可能。当新生儿消化道任何一处黏膜因炎症发生水肿、渗出导致通透性增加或黏膜直接受损时，母乳中该物质就可能通过毛细血管网进入血液循环而引起乙肝感染。

（3）丙型肝炎：丙型肝炎病毒（HCV）垂直传播的总体发病率约为2%，而且几乎只在血液中可检测出丙型肝炎病毒核糖核酸（HCV RNA）的女性中才会发生。在合并感染人类免疫缺陷病毒（HIV）、有静脉注射毒品史以及外周血单个核细胞（PBMC）丙型肝炎病毒（HCV）感染的妇女中，其传播风险增加。其他因素也可能增加传播风险，包括丙型肝炎病毒（HCV）病毒载量高、延迟破膜以及产科操作（如羊膜穿刺术和胎儿头皮监测）。如果可能，在感染丙型肝炎病毒（HCV）的女性中应减少进行产科操作。若无产科指征，不建议感染丙型肝炎病毒（HCV）的妊娠期妇女行剖宫产。现有证据表明，HCV感染的母亲进行母乳喂养不会明显增加HCV垂直传播给后代的风险，但如果乳头破裂或出血，建议放弃母乳喂养。

（4）其他类型的肝炎：HDV 存在母婴传播，其传播机制可能是经宫内感染，也有可能类似某些 RNA 病毒经生殖细胞传播。目前尚未见 HEV 母婴传播的报道。

## （三）妊娠对病毒性肝炎的影响

肝脏代谢在妊娠期有别于非妊娠期，一旦受到肝炎病毒侵袭，其损害就较为严重，原因是：①妊娠期新陈代谢旺盛，胎儿的呼吸排泄等功能均需母体完成；②肝脏是性激素代谢及灭活的主要场所，孕期内分泌变化所产生的大量性激素需在肝内代谢和灭活，加重肝脏的负担；③妊娠期机体所需热量较非妊娠期高 20%，铁、钙、各种维生素和蛋白质需求量大幅增加，若孕妇原有营养不良，则肝功能减退，易加重病情；④妊娠期高血压疾病可引起小血管痉挛，使肝、肾血流减少，而肾功能损害导致代谢产物排泄受阻，可进一步加重肝损害，若合并肝炎时易致肝细胞大量坏死，诱发重症肝炎；⑤由于妊娠期的生理变化和分娩、手术创伤、麻醉影响、上行感染等因素，不可避免地对已经不健康的肝脏造成再损伤，使孕妇患肝炎较普通人更易发生严重变化；⑥为了适应妊娠的需要，循环系统血液再分配使孕期的肝脏处于相对缺血状态，使原本不健康的肝脏雪上加霜甚至不堪重负。所以，既往存在肝炎的孕产妇更易加重肝损害，甚至诱发重症肝炎。国内外的资料显示，约 8% 的妊娠合并乙型肝炎患者发展为重症肝炎，大幅高于非孕人群的发生率（1%~5%）。

## （四）临床表现

甲型肝炎临床表现均为急性，好发于秋冬季，潜伏期为 2~6 周。前期症状可有发热、厌油、食欲下降、恶心呕吐、乏力、腹胀和肝区疼痛等，一般于 3 周内好转。此后出现黄疸、皮肤瘙痒、肝脏肿大，大约持续 2~6 周或更长。多数病例症状轻且无黄疸。

乙型肝炎分急性乙型肝炎、慢性乙型肝炎、重症肝炎和 HBsAg 病毒携带者。潜伏期一般为 1~6 个月。急性期妊娠合并乙肝的临床表现出现不能用妊娠反应或其他原因解释的消化道症状，与甲肝类似，但起病更隐匿，前驱症状可能有急性免疫复合物样表现，如皮疹、关节痛等，黄疸出现后症状可缓解。乙型肝炎病程长，5% 左右的患者转为慢性。极少数患者起病急，伴有高热、寒战、黄疸等，如病情进行性加重，演变为重症肝炎则黄疸迅速加深，出现肝性脑病症状，凝血机制障碍，危及生命。妊娠时更易发生重症肝炎，尤其以妊娠晚期多见。

其他类型的肝炎临床表现与乙型肝炎类似，症状或轻或重。丙型肝炎的潜伏期为 2~26 周，输血引起者为 2~16 周。丁型肝炎的潜伏期为 4~20 周，多与乙型肝炎同时感染或重叠感染。戊型肝炎与甲肝症状相似，于暴发流行时易感染孕妇，妊娠晚期发展为重症肝炎，导致肝功能衰竭，病死率可达 30%。

## （五）诊断

妊娠合并病毒性肝炎的前驱症状与妊娠反应类似，容易被忽视，诊断需要根据病史、症状、体征和实验室检查等综合分析。

**1. 病史**

要详细了解患者是否有与肝炎患者密切接触史；是否接受输血、血液制品、凝血因子等治疗；是否有吸毒史。

**2. 症状和体征**

近期内有无其他原因解释的消化道症状、低热、肝区疼痛、不明原因的黄疸。体格检查肝脏肿大、压痛，部分患者可有脾大。重症肝炎出现高热、烦躁、谵妄等症状，黄疸迅速加深，伴有肝性脑病，可危及生命。查体肝浊音界明显减小，有腹腔积液形成。

**3. 实验室检查**

（1）周围血象：急性期白细胞多减低，淋巴细胞相对增多，异常淋巴细胞不超过10%。急性重型肝炎白细胞总数及中性粒细胞百分比均可显著增多。合并弥散性血管内凝血时，血小板急骤减少，血涂片中可发现形态异常的红细胞。

（2）肝功能检查。

1）血清酶活力测定：血清丙氨酸氨基转移酶（ALT）[即谷丙转氨酶（GPT）]和血清天门冬氨酸氨基转移酶（AST）[即谷草转氨酶（GOT）]是临床上常用的检测指标。肝细胞有损害时ALT增高，为急性肝炎早期诊断的敏感指标之一，其值可高于正常十倍至数十倍，一般于3~4周下降至正常。若ALT持续数月不降，可能发展为慢性肝炎。急性重型肝炎ALT轻度升高，但血清胆红素明显上升，为酶胆分离现象，提示有大量肝细胞坏死。当肝细胞损害时AST也增高，急性肝炎升高显著，慢性肝炎及肝硬化中等升高。急性黄疸出现后很快下降，持续时间不超过3周，乙肝则持续较长。AST/ALT的比值对判断肝细胞损伤有较重要意义。急性重型肝炎时AST/ALT<1，提示肝细胞有严重坏死。

2）胆色素代谢功能测定：各类型黄疸时血清胆红素增高，正常时血清胆红素<17 μmol/L，重型肝炎、淤胆型肝炎均明显增高>170 μmol/L，以直接胆红素为主，黄疸消退时胆红素降低。急性肝炎时尿胆红素先于黄疸出现阳性，在黄疸消失前转阴。尿胆原在黄疸前期增加，黄疸出现后因肝内胆红素排出受阻，尿胆原则上减少。肝功能衰竭患者血清胆红素可呈进行性升高，有出现胆红素升高与ALT和AST下降的"胆酶分离"现象。

3）慢性肝炎时白/球比例倒置或丙种球蛋白增高。麝香草酚浊度及絮状试验，锌浊度试验反映肝实质病变，重症肝炎时氨基酸酶谱中支链氨基酸/芳香族氨基酸克分子比值降至1.0~1.5以下。病毒性肝炎合并胆汁淤积时碱性磷酸酶（AKP）及胆固醇测定明显升高。有肝细胞再生时甲胎蛋白（AFP）增高。CHB、肝硬化和肝功能衰竭患者可有人血白蛋白下降。

4）凝血因子时间（PT）及凝血因子活动度（PTA）：PT是反映肝脏凝血因子合成功能的重要指标，常用国际标准化比值（INR）表示，对判断疾病进展及预后有较大价值。

（3）病原学检查：对临床诊断、治疗、预后及预防等方面有重要意义。最常用且敏感的为酶联免疫法（EIA）及放射免疫法（RIA）检测抗原和抗体。

1）甲型肝炎：急性期抗-HAV IgM阳性，抗HAV IgG阳性表示既往感染。一般发病第1周抗-HAV IgM阳性，1~2个月后抗体滴度下降，3~6个月后消失。感染者粪便免疫电镜可检出HAV颗粒。

2）乙型肝炎：有多种抗原抗体系统。临床常用有乙型肝炎表面抗原（HBsAg）及抗体系统、e抗原HBeAg及抗体系统，以及核心抗体（HBcAb）系统。HBsAg阳性是乙型肝炎的特异性标志，急性期其滴度随病情恢复而下降，慢性及无症状携带者HBsAg可长期阳性。HBeAg阳性表示HBV复制，这类患者临床有传染性，抗HBe出现则表示HBV复制停止。慢性HBV感染者，HBcAb可持续阳性。有条件者测前S1、前S2和抗前S1、抗前S2，对早期诊断乙型肝炎和判断转归有重要意义。HBV DNA定量检测主要用于判断慢性HBV感染的病毒复制水平，可用于抗病毒治疗适应证的选择及疗效的判断，使用实时定量聚合酶链反应

（PCR）法，灵敏度和精确度比较高。

3）丙型肝炎：抗-HCV 阳性出现于感染后期，即使抗体阳性也无法说明现症感染还是既往感染，需结合临床判断。判断困难时可用反转录聚合酶链反应（RT-PCR）检测 HCV-RNA。

4）丁型肝炎：血清抗-HD 或抗 HD IgM 阳性，或 HDAg 阳性，一般出现在肝炎潜伏期后期和急性期早期；也可测 HDV RNA，均为 HDV 感染的标志。

5）戊型肝炎：急性期血清抗-HEV IgM 阳性；或发病早期抗-HEV 阴性，恢复期抗-HEV IgG 转为阳性。患者粪便内免疫电镜可检出 HEV 颗粒。

（4）其他检测方法：B 型超声诊断对判断肝硬化、胆管异常、肝内外占位性病变有参考价值；肝活检对确定弥漫性肝病变及区别慢性肝炎临床类型有重要意义。

## （六）鉴别诊断

### 1. 妊娠剧吐引起的肝损害

妊娠剧吐多发生在妊娠早期，由于反复呕吐，可造成脱水、尿少、酸碱失衡、电解质失调、消瘦和黄疸等。实验室检查血胆红素和转氨酶轻度升高、尿酮体阳性。与病毒性肝炎相比，妊娠剧吐引起的黄疸较轻，经过治疗如补足液体、纠正电解质紊乱和酸中毒后，症状迅速好转。

### 2. 妊娠期高血压疾病引起的肝损害

重度妊娠期高血压疾病子痫和先兆子痫常合并肝功能损害，恶心、呕吐、肝区疼痛等临床症状与病毒性肝炎相似。但妊娠期高血压疾病症状典型，除有高血压、水肿、蛋白尿和肾损害及眼底小动脉痉挛外，还可有头痛、头晕、视物模糊与典型子痫抽搐等，部分患者转氨酶升高，但妊娠结束后可迅速恢复。如合并 HELLP 综合征，应伴有溶血、肝酶升高及血小板减少。妊娠期肝炎合并妊娠期高血压疾病时，两者易混淆，可检测肝炎病毒抗原抗体帮助鉴别诊断。

### 3. 妊娠期急性脂肪肝（AFLP）

临床罕见，多发生于妊娠 28～40 周，于妊娠期高血压疾病、双胎中等多见。起病急，以忽然剧烈、持续的呕吐开始，有时伴上腹疼痛及黄疸。1～2 周后，病情迅速恶化，出现弥散性血管内凝血、肾衰竭、低血糖、代谢性酸中毒、肝性脑病、休克等。其主要病理变化为肝小叶弥漫性脂肪变性，但无肝细胞广泛坏死，可与病毒性肝炎鉴别。实验室检查转氨酶轻度升高，血清尿酸、尿素氮增高，直接胆红素明显升高，尿胆红素阴性。B 超为典型的脂肪肝表现，肝区内弥漫的密度增高区，呈雪花状，强弱不均；CT 为肝实质呈均匀一致的密度减低。

### 4. 妊娠期肝内胆汁淤积症（ICP）

又称妊娠期特发性黄疸、妊娠瘙痒症等，是发生于妊娠中、晚期，以瘙痒和黄疸为特征的疾病。其临床特点为先有皮肤瘙痒，进行性加重，黄疸一般为轻度。分娩后 1～3 天黄疸消退，症状缓解。患者一般情况好，无病毒性肝炎的前驱症状。实验室检查转氨酶正常或轻度升高，血胆红素轻度增加。肝组织活检无明显的实质性肝损害。

### 5. 药物性肝炎

妊娠期易引起肝损害的药物主要有氯丙嗪、异烟肼、利福平、对氨基水杨酸钠、呋喃妥因、磺胺类、四环素、红霉素、安定和巴比妥类药物等。酒精中毒、氟烷、氯仿等吸入也可能引起药物性肝炎。有时起病急，轻度黄疸和转氨酶升高，可伴有皮疹、皮肤瘙痒、蛋白尿、关节痛和嗜酸性粒细胞增多等，停药后可自行消失。诊断时应详细询问病史，尤其是用药史。妊娠期禁用四环素，因其可引起肝脏急性脂肪变，出现恶心呕吐、黄疸、肌肉酸痛、肝肾衰竭，并可致死胎、早产等。

## （七）治疗

原则上与非孕期病毒性肝炎治疗相同，根据不同病因，给予不同处理，同时辅以支持治疗。

### 1. 一般处理

急性期应充分卧床休息，减轻肝脏负担，以利于肝细胞的修复。黄疸消退症状开始减轻后，逐渐增加活动。合理安排饮食，以高糖、高蛋白和高维生素"三高饮食"为主，对有胆汁淤积或肝性脑病者应限制脂肪和蛋白质。禁用可能造成肝功能损害的药物。

### 2. 保肝治疗

以抗感染、抗氧化和保肝辅助恢复肝功能为原则。甘草酸制剂、水飞蓟素制剂、多不饱和卵磷脂制剂以及双环醇等，有不同程度的抗感染、抗氧化、保护肝细胞膜及细胞器等作用，临床应用可改善肝脏生物化学指标。如黄疸较重、凝血因子时间延长或有出血倾向，可给予维生素K；新鲜血、血浆和人体白蛋白等可改善凝血功能，纠正低蛋白血症起到保肝作用。抗感染保肝治疗只是综合治疗的一部分，并不能取代抗病毒治疗。对于ALT明显升高者或肝组织学明显炎性坏死者，在抗病毒治疗的基础上可适当选用抗感染保肝药物。不宜同时应用多种抗感染保肝药物，以免加重肝脏负担及因药物间相互作用而引起不良效应。

### 3. 抗病毒制剂

干扰素-α（IFNα）和核苷（酸）类似物（恩替卡韦、替诺福韦酯和拉米夫定、替比夫定、阿德福韦酯）可使血清HBV-DNA及HBeAg缓慢下降，同时肝内DNA形成及HBeAg减少，病毒停止复制，肝功渐趋正常。

### 4. 免疫调节药物

免疫调节药物糖皮质激素目前仅用于急性重型肝炎、淤胆型肝炎及慢性活动性肝炎。常用药物为泼尼松、泼尼松龙及地塞米松。疗程不宜过长，急性者应于1~2周；慢性肝炎疗程较长，用药过程中应注意防止并发感染或骨质疏松等，停药时需逐渐减量。转移因子、左旋咪唑、白细胞介素-2（IL-2）、干扰素及干扰素诱导剂等免疫促进剂，效果均不肯定。

### 5. 中医治疗

根据症状辨证施治，以疏肝理气、清热解毒、健脾利湿、活血化瘀的中药治疗为主。黄疸型肝炎需清热、佐以利湿者，可用茵陈蒿汤加味。需利湿佐以清热者可用茵陈五苓散加减。如慢性肝炎、胆汁淤积型肝炎后期等，应以温阳去寒，健脾利湿，用茵陈术附汤。如急性、亚急性重型肝炎应以清热解毒，凉血养阴为主，用犀角地黄汤加味等。

### 6. 产科处理

（1）妊娠期：早期妊娠合并急性甲型肝炎，因HAV无致畸依据，也没有宫内传播的可能性，如病程短、预后好，则原则上可继续妊娠，但有些学者考虑到提高母婴体质，建议人工流产终止妊娠。合并乙型肝炎者，尤其是慢性活动性肝炎，妊娠可使肝脏负担加重，应积极治疗，病情好转后行人工流产。中晚期妊娠合并肝炎则不主张终止妊娠，因终止妊娠时创伤、出血等可加重肝脏负担，使病情恶化，可加强孕期监护，防止妊娠期高血压疾病。

（2）分娩期及产褥期：重点是防治出血和感染。可于妊娠近预产期前一周左右，每天肌内注射维生素 K 20~40 mg，临产后再加用 20 mg 静脉注射。产前应配好新鲜血，做好抢救休克及新生儿窒息的准备，如可经阴道分娩，应尽量缩短第二产程，必要时可行产钳或胎头吸引助产。产后要防止胎盘剥离面严重出血，及时使用宫缩剂，必要时给予补液和输血。产时应留脐血做肝功能及抗原的测定。如有产科指征需要行剖宫产时，要做好输血准备。选用大剂量静脉滴注对肝脏影响小的广谱抗生素（如氨苄西林、三代头孢类抗生素等）防止感染，以免病情恶化。产褥期应密切检测肝功变化，给予相应的治疗。

（3）新生儿的处理：新生儿在出生 12 小时内注射 HBIG 和乙型肝炎疫苗后，可接受 HBsAg 阳性母亲的哺乳。

**7. 急性重型肝炎的治疗**

（1）卧床休息，减少体力消耗，减轻肝脏负担。推荐肠道内营养，包括高碳水化合物、低脂、适量蛋白饮食，提供每公斤体质量 35~40 kcal 总热量，肝性脑病患者需限制经肠道蛋白摄入，进食不足者，每天静脉补给足够的热量、液体和维生素。

（2）促进肝细胞再生，保护肝脏。

1）人血白蛋白或血浆：有助于肝细胞再生，提高血浆胶体渗透压，减轻腹腔积液和脑水肿，白蛋白还可结合胆红素，减轻黄疸。每次 5~10 g，每周 2~3 次。输新鲜血浆可补充调理素、补体及多种凝血因子，增强抗感染能力，可与白蛋白交替，每天或隔天 1 次。酌情补充凝血因子。

2）胰高血糖素 - 胰岛素疗法：有防止肝细胞坏死，促进肝细胞再生，改善高氨血症和调整氨基酸代谢失衡的作用。用法：胰高血糖素 1~2 mg 加胰岛素 6~12 个单位，溶于 5% 或 10% 葡萄糖溶液 250~500 mL 中静脉滴注，2~3 周为一疗程。

（3）控制脑水肿、降低颅内压、治疗肝性脑病：糖皮质激素应用可降低颅内压，改善脑水肿。用 20% 甘露醇或 25% 山梨醇静脉滴注，脱水效果好。应用以支链氨基酸为主要成分的复合氨基酸液可防止肝性脑病，提供肝细胞的营养素。如 6-氨基酸-520 250 mL 与等量 10% 葡萄糖液，内加 L-乙酰谷氨酰胺 500 mg，缓慢滴注，5~7 天为一疗程，主要用于急性重型肝炎肝性脑病。14-氨基酸-800 500 mL 每天应用可预防肝性脑病。左旋多巴可通过血 - 脑脊液屏障，进入脑组织内衍化为多巴胺，提供正常的神经传递介质，改善神经细胞的功能，促进意识障碍的恢复。可用左旋多巴 100 mg 加多巴脱羧酶抑制剂卡比多巴 20 mg，静脉滴注，每天 1~2 次。

（4）出血及 DIC 的治疗：出血常因肝脏合成多种凝血因子减少或 DIC 导致的凝血因子消耗过多所致。可输新鲜血液、血浆；给予维生素 $K_1$、凝血酶复合因子注射。一旦发生 DIC，应用肝素要慎重，用量一般为 25 mg 静脉点滴，根据患者病情及凝血功能再调整剂量，使用过程应加强凝血时间监测，以防肝素过量出血加剧。临产期间及产后 12 小时内不宜应用肝素，以免发生致命的创面出血。有消化道出血时，可对症服云南白药或西咪替丁、奥美拉唑等。

（5）改善微循环，防止肾衰竭：可用肝素、654-2 等，能明显改善微循环，减轻肝细胞损伤。川芎嗪注射液有抑制血小板聚集，扩张小血管及增强纤维蛋白溶解等作用；双嘧达莫可抑制血小板聚集及抑制免疫复合物形成的作用；低分子右旋糖酐可改善微循环。

（6）人工肝支持治疗和肝移植人工肝支持系统是治疗肝衰竭有效的方法之一，其治疗机制是基于肝细胞的强大再生能力，通过一个体外的机械、理化和生物装置，清除各种有害物质，补充必需物质，改善内环境，暂时替代衰竭肝脏的部分功能，为肝细胞再生及肝功能恢复创造条件或等待机会进行肝移植。肝移植是治疗中晚期肝衰竭最有效的挽救性治疗手段。

## （八）预防

病毒性肝炎尚无特异性治疗方法，除乙肝外，其他型肝炎也尚无有效主动免疫制剂，故采取以切断传播途径为主的综合防治措施极为重要。

**1. 加强宣教和围生期保健**

急性期患者应隔离治疗。应特别重视防止医源性传播及医院内感染，产房应将 HBsAg 阳性者床位、产房、产床及器械等严格分开；肝炎流行区孕妇应加强营养，增加抵抗力预防肝炎的发生。对最近接触过甲型肝炎的孕妇应给予丙种球蛋白。患肝炎妇女应于肝炎痊愈后半年、最好 2 年后怀孕。HBsAg 及 HBeAg 阳性孕妇分娩时应严格实行消毒隔离制度，缩短产程、防止胎儿窘迫、羊水吸入及软产道裂伤。

**2. 免疫预防**

甲型肝炎灭毒活疫苗可对 1 岁以上的儿童或成人预防接种，如注射过丙种球蛋白，应于 8 周后再注射。

接种乙型肝炎疫苗（Hepatitis B vaccine）是预防 HBV 感染最有效的方法。乙型肝炎疫苗全程需接种 3 针，按照 0、1 和 6 个月程序，即接种第 1 针疫苗后，在 1 个月和 6 个月时注射第 2 和 3 针疫苗。新生儿接种第 1 针 10 μg 重组酵母乙型肝炎疫苗要求在出生后 24 小时内，越早越好。单用乙型肝炎疫苗阻断母婴传播的阻断率为 87.8%。乙型肝炎免疫球蛋白（HBIG）是高效价的抗 HBV 免疫球蛋白，可使母亲或新生儿获得被动免疫，是预防乙肝感染有效的措施。对 HBsAg 阳性母亲所生新生儿，应在出生后 24 小时内尽早（最好在出生后 12 小时）加用注射 HBIG，剂量应≥100 IU，可显著提高母婴传播的阻断成功率。新生儿在出生 12 小时内注射 HBIG 和乙型肝炎疫苗后，可接受 HBsAg 阳性母亲的哺乳。HBV DNA 水平是影响 HBV 母婴传播的最关键因素。HBV DNA 水平较高（>$10^6$ IU/mL）母亲的新生儿更易发生母婴传播。妊娠中后期如果 HBV DNA 载量 >$2 \times 10^6$ IU/mL，在与患者充分沟通、知情同意基础上，可于妊娠第 24～28 周开始抗病毒治疗，给予替比夫定、替诺福韦酯或拉米夫定。可于产后 1～3 个月停药并加强随访和监测。停药后可以母乳喂养。新生儿标准乙型肝炎免疫预防及母亲有效的抗病毒治疗可显著降低 HBV 母婴传播的发生率。HCV DNA 疫苗的研制尚停留在动物实验基础上，但可用来源安全可靠的丙种球蛋白对抗-HCV 阳性母亲的婴儿在 1 岁前进行被动免疫。丁、戊等型肝炎尚无疫苗。

# 二、妊娠合并肝硬化

肝硬化是慢性弥漫性进行性肝脏疾病，病理变化主要为广泛肝细胞变性坏死、结节性增生、结缔组织纤维化及组织结构紊乱，肝内血液循环异常。妊娠合并肝硬化较少见，患者年龄一般在 23～42 岁。文献报道妊娠合并肝硬化占分娩总数的 0.02%。

## （一）肝硬化对妊娠及分娩的影响

病毒性肝炎、慢性酒精中毒、血吸虫病、药物或化学中毒等是肝硬化的常见病因。原发性胆汁性肝硬化在妊娠期间可能保持静止、好转或加重。代偿性肝硬化妊娠结局良好，失代偿性肝硬化可引起代谢障碍，对妊娠及胎儿均有不良影响，有文献报道，肝硬化患者流产率为 $8.0\% \sim 13.7\%$，早产率为 $15\% \sim 20\%$，围产儿死亡率为 $17.9\% \sim 18.2\%$，均较正常妊娠增加。在存活的婴儿中，未见先天性肝硬化报道，但低体重儿和胎儿窘迫发生率增高。

肝硬化女性可以维持妊娠不伴任何肝功能恶化，但一部分人群会出现进行性肝功能衰竭导致的黄疸、腹腔积液和肝性脑病。妊娠合并肝硬化使妊娠期高血压疾病的发病率增高，文献报道可达 $81.8\%$。可能与肝硬化患者肾素 - 血管紧张素 - 醛固酮系统活力增加、低蛋白血症、雌激素代谢障碍和缺氧有关，可使病情进一步恶化。肝硬化合并腹腔积液、低蛋白、子宫肌纤维水肿等，临产后易导致宫缩乏力，产程停滞。由于凝血机制障碍、凝血因子缺乏可引起产后出血。而肝硬化患者贫血、低蛋白等使机体免疫力下降，易发生产后感染。孕产妇合并肝硬化的死亡原因主要有消化道出血、产后出血和肝性脑病。文献报道，产妇病死率可达 $10.34\%$。

## （二）妊娠对肝硬化的影响

妊娠是否对肝硬化有影响，学者们意见不一。部分学者认为，妊娠对肝硬化无不良影响，肝脏代偿功能好者，可正常妊娠分娩。但是大多数观点则认为妊娠加重肝脏负担，更易产生腹腔积液，使肝硬化的病情恶化。另外，肝硬化患者多伴有食管或胃底静脉曲张，妊娠期血容量增加，门静脉系统过度充盈，妊娠子宫增大，腹内压增高，可加重食管静脉扩张，加之分娩期第二产程孕妇用力屏气等因素，均可使食管、胃底静脉曲张破裂，发生大出血，危及生命。脾动脉瘤自发性破裂是门静脉高压女性妊娠的一种罕见并发症。

## （三）诊断与鉴别诊断

### 1. 病史

肝硬化患者多有慢性 HBV、HCV、HDV/HBV 感染，尤其是有过活动性肝损害、慢性酒精中毒，每天摄入酒精 80 g 或以上、营养不良、血吸虫感染和长期服用对肝功能有损害的药物等病史。

### 2. 症状

肝功能代偿期，一般无症状或仅有消化不良的症状，如乏力、腹胀和食欲减退等。肝功能代偿期症状明显，腹胀和食欲减退加重，肝病面容，可出现消瘦、腹痛、贫血和牙龈出血、皮肤紫癜、胃肠道出血等倾向。也可能出现肝性脑病、继发感染、门静脉血栓形成、肝肾综合征等并发症和相应的症状。

### 3. 体征

肝功能代偿期体征可不明显，常见为肝脏轻度肿大，患者可有肝掌和蜘蛛痣，少数伴有脾脏肿大。失代偿期患者除上述表现外，查体可见贫血、水肿、腹壁静脉曲张、肝脏肿大或缩小且质地坚硬、脾脏肿大、腹腔积液等。

### 4. 辅助检查

（1）实验室检查：合并贫血时，血红蛋白可有不同程度的降低；脾功能亢进时，血小板和白细胞计数可降低。尿胆元和尿胆红素可增加。肝功能损害的表现主要为蛋白代谢异常，血清白蛋白浓度降低，球蛋白浓度升高，凝血因子时间延长。ALT 或 AST 正常或升高，两者和胆红素代谢一般仅用于评价疾病的活动性。肝纤维化标志物血清Ⅲ型前胶原肽、单胺氧化酶、脯氨酰羟化酶等均高于正常值。

（2）肝纤维化无创性诊断：APRI 评分，AST 和血小板（PLT）比率指数（APRI）可用于肝硬化的评估。成人 APRI 评分 >2 分，预示患者已经发生肝硬化。另外有 FIB4 指数、瞬时弹性成像等能够比较准确地识别出轻度肝纤维化和进展性肝纤维化或早期肝硬化。

（3）影像学检查和内镜检查：腹部超声、电子计算机断层成像和磁共振都可以用来监测肝脏的临床进展、了解有无肝硬化、发现占位性病变和鉴别其性质，尤其是监测和诊断肝硬化。早期超声下可见肝脏略增大，以尾叶增大明显，肝表面呈结节状或细齿状，肝实质呈大小不等结节状地图样光点回声分布，伴条索样或网状回声增强。脾大，合并腹腔积液。晚期肝脏缩小，肝表面不平。B 超还可用于诊断门脉高压，检查可发现脾静脉和肠系膜上静脉之和大于门脉主干内径，或门脉及其属支内径随呼吸运动变化幅度减弱或消失。此外，B 超可用于排除肝外门脉高压症。需要妊娠但已确认为肝硬化的女性，孕前进行上消化道内镜检查，以检查是否有静脉曲张，并告知妊娠会增加消化道出血的风险。孕前未实施上消化道内镜检查的孕妇，孕中期应该实施检查，必要时非选择 β 受体阻滞剂预防治疗。

（4）病原学和肝组织检查：应常规行 HBV、HCV 病原标志物检测，慢性抗 HBe 阳性者，应行 PCR HBV DNA 检测。肝穿刺或组织检查对肝硬化有确诊价值，同时可了解肝硬化的组织类型和肝细胞损害程度。

**5. 鉴别诊断**

肝脏肿大者应与慢性肝炎、原发性肝癌、华支睾血吸虫病等相鉴别。出现腹腔积液者应与结核性腹膜炎、缩窄性心包炎、营养不良性水肿、慢性肾炎等相鉴别。对胆汁性肝硬化应区别是肝内或肝外梗阻。此外，出现并发症时应与消化性溃疡出血、尿毒症糖尿病酮症酸中毒等相鉴别。

## （四）治疗

**1. 加强营养及休息**

减轻肝脏负荷，包括体力负荷、营养负荷、钠水负荷和心理负荷。肝硬化处于代偿期或无症状时，可承受一般的体力劳动，以不疲劳为标准。失代偿期，应以休息为主，减少肝脏的负荷，使肝细胞有机会修复和再生。给予高维生素、适量蛋白、碳水化合物和低盐、低脂肪饮食，过分限制脂肪会影响食欲，并且影响脂溶性维生素吸收给予适量脂肪，适当食用糖，可在肝内转变为肝糖原，促使肝细胞新生，增加肝细胞对毒素的抵抗力。患者肝性脑病时，蛋白摄入量应降低，甚至暂时不给蛋白质。

**2. 保肝治疗**

可给予促肝细胞生长因子、多种维生素、肌苷、活血化瘀的中药、丹参注射液、当归注射液等药物促进肝细胞再生，抑制肝纤维化，疏通肝脏微循环。

**3. 并发症的治疗**

（1）腹腔积液：妊娠合并肝硬化患者大多伴有腹腔积液，应卧床休息，限制水钠，钠盐摄入以每天 10～20 mg 为宜。给予利尿剂利尿，可单用螺内酯或与呋塞米联合使用，利尿时应防止水、电解质失调。严重的低蛋白血症应补充白蛋白、血浆或新鲜血，同时可适当给予促蛋白合成药物如 14-氨基酸-800 等。并发细菌性腹膜炎时，应使用广谱抗生素。

（2）食管静脉曲张破裂出血的预防和治疗：应避免胃内容物反流，饭后不要立即仰卧。食物应细软，药片研碎后服用。适时给予制酸剂或利尿剂，非选择性 β 受体阻滞剂，可减轻食管静脉曲张淤血的程度。如发生食管静脉曲张破裂，应与内外科医师联合积极治疗，可用三腔二囊管压迫止血，或行内镜下硬化剂注射或套扎治疗止血，也可行介入治疗。必要时外科分流术。

**4. 肝性脑病和肝肾综合征**

去除诱因，如严重感染、出血及电解质紊乱等，限制蛋白饮食，给予支链氨基酸，调整支链氨基酸与芳香比例、药物降血氨、减少肠道内氨等毒性物质、胎肝细胞悬液输注等综合治疗，必要时可肝移植和肾透析治疗。

**5. 产科处理**

（1）孕期处理：妊娠早期时，若有肝功能不全、凝血因子时间延长或食管静脉曲张的孕妇，应尽早行人工流产术，术后应严格避孕。妊娠中晚期时，若肝功能稳定，无子女者可继续妊娠，定期产前检查，预防合并症（子痫前期、贫血等）。如果出现食管静脉曲张破裂出血，保守治疗无效，患者又迫切希望继续妊娠者，可行门腔静脉分流术，手术一般宜在孕4~5个月时进行。妊娠晚期合并肝硬化，代偿功能好者，应尽量经阴道分娩，如有食管静脉曲张破裂史，应行剖宫产为宜。

（2）分娩期处理：代偿功能好，无并发症及产科难产情况者，大多可经阴道分娩。在产程早期给予硬膜外麻醉。尽量缩短第一产程，保持孕妇安静，密切观察产程。积极处理第二产程，应避免增加腹压，可用产钳或胎头吸引器助产。同时应做好输血、补充凝血因子等治疗准备。第三产程应使用宫缩剂，促进子宫收缩，减少出血。

# 三、妊娠期急性脂肪肝

妊娠急性脂肪肝（AFLP）是妊娠期特有的、致命性的少见疾病，多发于妊娠末期，以黄疸、凝血障碍、脑病及肝脏小滴脂肪变性为特征，病死率高。近年来 AFLP 的发病率有所增加。该病起病急骤，病情变化迅速，临床表现与急性重型肝炎相似，既往文献报道母儿死亡率分别为 75% 和 85%，但如能做到早期诊断、早期治疗、及时终止妊娠，可降低母亲死亡率，婴儿死亡率可降至 58.3%。

## （一）病因与发病机制

本病的确切病因和发病机制尚不明确。迄今未发现病原感染及免疫学检查阳性的证据。目前可能的原因如下。①先天遗传性代谢障碍：AFLP 病例与线粒体脂肪酸 β-氧化遗传性缺陷［即长链 3-羟酰基辅酶 A 脱氢酶（LCHAD）缺乏］的关联表明，一些受累女性及其胎儿可能存在遗传性 β-氧化酶缺乏或伴 G1528C 基因突变；②雌孕激素异常：Crimbert 等通过对怀孕大鼠一系列试验发现，妊娠对脂肪酸 β-氧化作用的影响与雌激素类物质有关。脂肪酸 β-氧化的损害可引起微血管代谢紊乱，使甘油三酯在肝细胞内及其他脏器内迅速堆积。妊娠可产生大量雌、孕激素，故 AFLP 有可能是因妊娠对脂肪酸代谢发生影响所致；加之妊娠时肝内糖原的储备减少，更有利于脂肪沉着在肝细胞内；③其他：感染、中毒、药物、营养不良、妊娠应激反应等多种因素对线粒体脂肪酸氧化的损害作用也可能是本病的诱因，如饮食中缺乏蛋氨酸，肝脏无法将甘油三酯形成脂蛋白而转送出去，造成肝内脂肪增多等。

## （二）临床表现

AFLP 通常发生于妊娠晚期，多见于第 1 胎、孕 35 周左右。更常见于多胎妊娠、体重低下的孕妇。病情变化急剧，初期仅有恶心或呕吐（约 75%）、腹痛（尤其上腹部，约

50%），乏力、全身不适等消化道症状，同时可伴有上腹痛或头痛。相继出现黄疸，进行性加深，一般无瘙痒。1~2 周后病情迅速变化，出现少尿、皮肤瘀斑、瘀点、消化道出血等凝血障碍性出血表现，进而发展为暴发性肝肾衰竭、肝性脑病、昏迷、休克及死胎、早产、死产等，患者可于短期内死亡。少数患者可有急性胰腺炎、低血糖、低蛋白血症等。约一半患者在就诊时或在病程中出现高血压、蛋白尿和水肿等子痫前期的体征。

## （三）诊断

AFLP 易发生于妊娠晚期，以肝脏严重脂肪变性为主，常伴有肾、胰、脑等脏器的损害，病情发展迅速，极易死亡。诊断除根据病史、临床特点外，可参考辅助检查，确诊则依赖于组织学检查。

### 1. 实验室检查

（1）血常规：外周血白细胞计数升高，可达（15.0~30.0）×$10^9$/L，出现中毒颗粒可见幼红细胞和嗜碱性点彩红细胞；血小板计数减少，外周血涂片可见肥大血小板。

（2）血清总胆红素中度或重度升高，以直接胆红素为主，一般不超过 200 μmol/L，尿胆红素阴性；血转氨酶轻度或中度升高，ALT 不超过 300 U/L，有酶胆分离现象；血碱性磷酸酶明显升高；人血白蛋白偏低，B 脂蛋白升高。

（3）血糖可降至正常值的 1/3~1/2，是 AFLP 的一个显著特征；血氨升高，出现肝性脑病时可高达正常值的 10 倍；血尿素氮、肌酐和尿酸均升高。

（4）凝血因子时间和部分凝血因子时间延长，纤维蛋白原降低。

（5）伴急性肾衰竭和高尿酸血症。

### 2. 影像学检查

肝脏影像学检查主要用于排除其他诊断，如肝梗死或血肿。B 超见肝区的弥漫性高密度区，回声强弱不均，呈雪花状，有典型的脂肪肝波形。CT 及 MRI 检查可显示肝内多余的脂肪，肝实质呈均匀一致的密度减低。这些检查对于病情回顾最有帮助。

### 3. 肝活检

病理符合 AFLP 改变是确诊的金标准，可在 B 超定位下行肝穿刺活检。但肝活组织检查属侵袭性操作，妊娠期需非常谨慎操作。

（1）光镜观察：肝组织学的典型改变为肝小叶结构正常，肝细胞弥漫性、微滴性脂肪变性，肝细胞肿大，以小叶中央静脉附近的肝细胞多见；细胞质内散在脂肪空泡，胞核仍位于细胞中央，结构不变；可见胆汁淤积，无炎性细胞浸润。HE 染色下，肝细胞呈气球样变，是本病最早的形态学改变，肝窦内可见嗜酸性小体。如肝细胞受损严重，则出现明显的坏死和炎症反应。

（2）电镜检查：电镜下可见线粒体明显肿大，出现破裂、疏松和嵴减少，并见类结晶包涵体。滑面和粗面内质网、高尔基体内充满脂质而膨胀。

## （四）鉴别诊断

### 1. 急性重症病毒性肝炎

血清免疫学检查应为阳性，尿三胆阳性，血清转氨酶升高明显；血白细胞正常，外周血无幼红细胞和点彩红细胞；低血糖少见，肾功能衰竭出现较晚；肝组织活检见肝细胞广泛坏死，肝小叶结构破坏。终止妊娠不能使病情改善。

**2. HELLP 综合征**

是妊娠期高血压疾病的严重并发症，以溶血、肝酶升高、血小板降低为特点。凝血因子时间、部分凝血因子时间和纤维蛋白原正常，3P 试验阴性，很少发生 DIC；转氨酶升高更明显，不存在低血糖症，意识障碍较少发生。

**3. 妊娠期肝内胆汁淤积症（ICP）**

以瘙痒为主，黄疸虽重但肝损害较轻，肝酶轻度增高，无凝血机制障碍和神经系统症状，尤全身多脏器损害，患者预后好。肝组织活检示肝实质和间质结构正常，胆小管内有胆栓形成。

## （五）治疗

**1. 早诊、早治**

提高认识，早期诊断、早期处理及早诊治，及时终止妊娠，是改善 AFLP 预后的关键。

**2. 保肝、纠正水电解质平衡**

给予低蛋白质、高碳水化合物、低脂肪饮食。可用维生素 C、ATP、辅酶 A、六合氨基酸静滴。给予去氨去脂类药物，如谷氨酸、γ-氨酪酸、精氨酸等降低血氨，二异丙胺、肝宁、肌醇、蛋氨酸等去脂。给予维生素 $B_{12}$ 促进上皮生长；葡醛内酯有护肝和解毒作用。给予葡萄糖、电解质以纠正低血糖和水、电解质失调。

**3. 输血和血浆置换**

可输新鲜全血、血红细胞、血小板、白蛋白、新鲜血浆等维持血容量。国外应用换血、血液透析、血浆置换等方法取得了一定的效果。杨伟文等对尿少或有大量腹腔积液者腹腔留置橡皮引流管，以达到腹膜透析或缓解腹胀的目的。并发肾功能衰竭者中，腹腔引流液每天可达 3 000 mL 左右，至第三天患者尿量可由 300 mL/d 增加到 800 mL/d，直至正常量，腹腔引流液也显著减少。

**4. 其他治疗**

应用肾上腺皮质激素如氢化可的松 200～300 mg/d 静滴，可保护肾小管上皮的功能；应用抗凝剂、$H_1$ 受体阻滞剂，维持胃液的 pH 大于 5，防止发生胃应激性溃疡。如并发肾衰竭，扩血管利尿无效时应立即给予血液透析、人工肾等治疗；及时发现 DIC，早期给予小剂量肝素治疗，可适当给予凝血因子复合物治疗。给予对肝脏影响小的广谱抗生素，预防和控制感染。

**5. 产科处理**

AFLP 是与妊娠有关的疾病，起病凶险，目前尚未有分娩前康复的报道，因此，一旦确诊或高度怀疑本病，母体病情稳定后紧急终止妊娠，减轻肝脏负荷，制止病情的进一步发展。关于分娩方式，如患者病情不甚危重，无全身各器官衰竭的症状，宫颈条件好，估计短期内可以经阴道分娩者，可给予引产。如病情较重，疾病来势凶猛，宫颈条件差、胎位异常、短时间不能经阴道分娩者，应迅速行剖宫产结束分娩。应选择局部麻醉或硬膜外麻醉，而不用全身麻醉。为防止术中出血、渗血，术前可在应用止血药的基础上，补充一定量的凝血因子，并尽可能改善低血糖。术后可滴注缩宫素预防产后出血。如出血不能控制，应及时行髂内动脉结扎术或子宫切除术。经上述处理后，多数产妇预后良好，一般于产后 1 个月左右康复。本病一旦治愈，再次妊娠很少复发。

## 四、妊娠期肝内胆汁淤积症

妊娠期肝内胆汁淤积症（ICP）主要发生在妊娠晚期，少数发生在妊娠中期，以皮肤瘙痒和胆酸高值为特征，主要危及胎儿。发病率为 0.8%~12.0%，有明显的地域和种族差异，智利发病率最高，国内无确切的 ICP 流行病学资料。

### （一）病因

目前尚不清楚病因，可能与雌激素、遗传及环境等因素有关。

**1. 雌激素作用**

妊娠期体内雌激素水平大幅度增加。雌激素可使 $Na^+/K^+$ – ATP 酶活性下降，能量提供减少，导致胆酸代谢障碍；可使肝细胞膜中胆固醇与磷脂比例上升，流动性降低，从而影响了肝细胞对胆酸的通透性，使胆汁流出受阻；作用于肝细胞内雌激素受体，改变肝细胞蛋白质的合成，导致胆汁回流增加。上述因素综合作用可能导致 ICP 的发生。有慢性肝胆基础疾病，如丙型肝炎、非酒精性肝硬化、胆结石或胆囊炎、非酒精性胰腺炎可能会加剧 ICP 发生。临床研究发现：①高雌激素水平的双胎妊娠 ICP 的发病率明显高于单胎妊娠，但三胎妊娠与 ICP 的关系尚有待进一步明确；②ICP 仅在孕妇中发生，并在产后迅速消失；前次妊娠有 ICP 病史，再次妊娠其 ICP 复发率在 40%~70%；③应用避孕药或孕激素的妇女发生的胆汁淤积性肝炎类似于 ICP 的临床表现，但测定 ICP 血中雌、孕激素与正常妊娠一样平行增加，且雌、孕激素的合成是正常的，提示 ICP 可能是雌激素代谢异常及肝脏对雌激素的高敏感性所致；④人工授精妊娠的孕妇，ICP 发病危险度相对增加。

**2. 遗传与环境因素**

流行病学研究发现，世界各地 ICP 发病率明显不同，在母亲或姐妹中有 ICP 病史的孕妇 ICP 发病率明显增高，其完全外显的特性及母婴直接传播的特性，符合孟德尔显性遗传规律，表明遗传及环境因素在 ICP 发生中起一定作用。

### （二）对母儿的影响

**1. 对孕妇的影响**

ICP 孕妇出现其他原因无法解释的皮肤瘙痒和肝功能异常，以空腹血总胆汁酸水平升高为主，伴血清谷丙转氨酶和谷草转氨酶水平轻、中度升高。由于脂溶性维生素 K 的吸收减少，致使凝血功能异常，导致产后出血，也可发生糖、脂代谢紊乱。

**2. 对胎儿、新生儿的影响**

由于胆汁酸毒性作用，使围产儿发病率和死亡率明显升高。可发生胎膜早破、胎儿窘迫、自发性早产或孕期羊水胎粪污染。此外，尚有胎儿生长受限，妊娠晚期不能预测的胎儿突然死亡、新生儿颅内出血、新生儿神经系统后遗症等风险。

### （三）临床表现

**1. 症状**

多数患者首发症状为妊娠晚期发生无皮肤损伤的瘙痒，约 80% 患者在孕 30 周后出现，也有少数在孕中期出现瘙痒的病例。瘙痒程度不一，常呈持续性，白昼轻，夜间加剧。瘙痒一般先从手掌和脚掌或脐周开始，然后逐渐向肢体近端延伸甚至可发展到面部，但极少侵及黏膜，这种瘙痒症状于瘙痒大多在分娩后 24~48 小时缓解，少数在分娩后 48 小时以上。严重瘙痒时引起失眠和疲劳、恶心、呕吐、食欲减退及脂肪痢。

**2. 体征**

四肢皮肤可见抓痕；20%~50%患者在瘙痒发生2~4周内出现轻度黄疸，部分病例黄疸与瘙痒同时发生，于分娩后1~2周内消退。同时伴尿色加深等高胆红素血症表现，ICP孕妇有无黄疸与胎儿预后关系密切，有黄疸者羊水粪染、新生儿窒息及围产儿死亡率均显著增加。无急慢性肝病体征，肝大但质地软，有轻压痛。

## （四）诊断

确诊依靠实验室检查。

**1. 血清胆汁酸**

血清胆汁酸水平改变是ICP最主要的实验室证据。既往认为总胆汁酸和甘胆酸同等重要，结合近年文献来看，特别是英国皇家妇产科协会（RCOG）2011版的指南，考虑甘胆酸在ICP诊断与程度分类中的稳定性差，故在ICP诊断及监测中以总胆汁酸水平作为检测指标更合理。

（1）ICP孕妇胆汁酸水平较健康孕妇显著上升。

（2）总胆汁酸水平升高，伴或不伴肝酶水平升高也足以支持ICP的诊断和严重程度的判别。

**2. 肝功能**

大多数ICP患者的谷草转氨酶（AST）、谷丙转氨酶（ALT）和血清α-谷胱甘肽转移酶轻至中度升高，为正常水平的2~10倍，ALT较AST更敏感；部分患者血清胆红素轻至中度升高，很少超过85.5 μmol/L，其中直接胆红素占50%以上。

**3. ICP严重程度的判断**

ICP的分度有助于临床监护和管理，常用的指标包括瘙痒程度和起病时间、血清总胆汁酸、肝酶、胆红素水平，比较一致的观点认为，总胆汁酸水平与围产结局密切相关。

（1）轻度：①血清总胆汁酸≥10~40 μmol/L；②临床症状以皮肤瘙痒为主，无明显其他症状。

（2）重度：①血清总胆汁酸≥40 μmol/L；②临床症状，瘙痒严重；③伴有其他情况，如多胎妊娠、妊娠期高血压疾病、复发性ICP、曾因ICP致围产儿死亡者；④早发型ICP，国际上尚无基于发病时间的ICP分度，但早期发病者其围产儿结局更差，也应该归入重度ICP中。ICP是妊娠特有疾病，血清总胆汁酸和临床症状可以经治疗得以改善，但ICP引起胆盐在胎盘绒毛膜沉积妊娠期不会改变，因此诊断ICP，其严重程度不会改变，对胎儿的影响不会改变，ICP产后可痊愈。

**4. 产后胎盘病理检查**

ICP可见母体面、胎儿面及羊膜均呈不同程度的黄色和灰色斑块，绒毛膜板及羊膜有胆盐沉积，滋养细胞肿胀、数量增多，绒毛基质水肿，间隙狭窄。

## （五）鉴别诊断

诊断ICP需排除其他能引起瘙痒、黄疸和肝功能异常的疾病。ICP患者无发热、急性上腹痛等肝炎的一般表现，如果患者出现剧烈呕吐、精神症状或高血压，则应考虑为妊娠急性脂肪肝和先兆子痫。分娩后ICP患者所有症状消失，实验室检查异常结果恢复正常，否则需考虑其他原因引起的胆汁淤积。

## （六）治疗

ICP 治疗目标是缓解瘙痒症状，改善肝功能，降低血胆汁酸水平；延长孕周，改善妊娠结局。重点是胎儿宫内安危监护，及时发现胎儿宫内缺氧并采取措施。

**1. 一般处理**

低脂、易于消化饮食；适当休息，左侧卧位为主，以增加胎盘血流量，计数胎动；重视其他不良产科因素的治疗，如妊娠期高血压疾病、妊娠期糖尿病的治疗。根据疾病程度和孕周适当缩短产前检查间隔，重点监测血总胆汁酸水平和肝功能，加强胎儿监护。

**2. 药物治疗**

尽可能遵循安全、有效、经济和简便原则。至今尚无一种药物能治愈 ICP，故临床以合理延长孕周为目的。

（1）熊去氧胆酸：推荐作为 ICP 的一线药物。人体内一种内源性胆酸，服用后抑制肠道对疏水性胆酸的重吸收从而改善肝功能，降低胆酸水平，改善胎儿胎盘单位的代谢环境，延长胎龄。用法为 15 mg/（kg·d），分 3 次口服，ICP 瘙痒症状和生化指标均有明显改善。常规剂量疗效不佳，而又未出现明显不良反应时，可加大剂量为每天 1.5~2.0 g。

（2）S 腺苷蛋氨酸：ICP 临床二线用药或联合治疗，静脉滴注每天 1 g，疗程 12~14 天；口服 500 mg，每天 2 次。

（3）降胆酸药物的联合治疗：熊去氧胆酸 250 mg，每天 3 次口服，联合 S 腺苷蛋氨酸 500 mg，每天 2 次静脉滴注。建议对于重度、进展性、难治性 ICP 患者可考虑两者联合治疗。

（4）辅助治疗：支持产前使用维生素 K 减少出血风险，肝酶水平升高者可加用护肝药物。

**3. 产科处理**

ICP 孕妇会发生无任何临床先兆的胎儿死亡，选择最佳的分娩时机和方式、获得良好的围产结局是对 ICP 孕期管理的最终目的。

（1）产前监护：妊娠晚期加强监护，尽可能防止胎儿突然死亡。但是无证据证明胎儿宫内死亡与胎儿监护指标异常之间有相关性。

（2）适时终止妊娠。

1）终止妊娠时机：①轻度 ICP，孕 38~39 周终止妊娠；②重度 ICP，孕 34~37 周终止妊娠，根据治疗反应、有无胎儿窘迫、双胎或合并其他母体并发症等因素综合考虑。

2）终止妊娠方式：阴道分娩指征如下。①轻度 ICP；②无其他产科剖宫产指征者；③孕周 <40 周。阴道分娩时产程管理要制定产程计划，产程初期常规行 OCT 或宫缩应激试验（CST）检查，产程中密切监测孕妇宫缩、胎心节律变化，避免产程过长，做好新生儿窒息复苏准备，若存在胎儿窘迫状态，放宽以剖宫产结束分娩为宜。重度 ICP 和既往有 ICP 病史并存在与之相关的死胎、死产、新生儿窒息或死亡史可以选择性剖宫产。

# 五、妊娠合并急性胆囊炎

妊娠合并急性胆囊炎可发生于妊娠各期，妊娠晚期和产褥期多见，发生率约为 0.8%，仅次于妊娠合并阑尾炎，较非孕期高，50% 的患者伴有胆囊结石。

## （一）病因

### 1. 胆汁淤积

90％以上的胆汁淤积由结石嵌顿引起，结石可引起胆囊出口梗阻，胆囊内压增高，胆囊壁血运不良，发生缺血性坏死；淤积的胆汁可刺激胆囊壁，引起化学性炎症，如胰液反流，胰消化酶侵蚀胆囊壁引起急性胆囊炎。

### 2. 细菌感染

由于胆汁淤积，细菌可繁殖，经血流、淋巴或胆管逆行进入胆囊，引起感染。感染原以革兰阴性杆菌为主，70％为大肠埃希菌，其次为葡萄球菌、变形杆菌等。

### 3. 妊娠的影响

妊娠期雌、孕激素大量增加，胆囊壁肌层肥厚，胆囊平滑肌松弛，胆囊收缩力下降，胆囊容量增大2倍，胆囊排空延迟，加之胆汁中胆固醇含量增高，胆固醇和胆盐的比例改变，胆汁黏稠度增加易发生胆囊炎；妊娠子宫增大压迫胆囊也可引起胆囊炎。胆石症的主要独立危险因素是妊娠前肥胖。

## （二）临床表现

一般为饱餐后1～3小时或过度疲劳后发生，夜间多见，初次发作前常有脂肪食物摄入史，首发症状为反复发作的疼痛（胆绞痛），右上腹多见，也可见于上腹部正中或剑突下，阵发性加剧。疼痛可放射至右肩部、右肩胛下角或右腰部，少数患者可放射至左肩部。70％～90％的患者可有恶心和呕吐；80％左右的患者出现寒战、发热；25％左右的患者合并黄疸。严重感染时可出现休克。右上腹压痛明显，右季肋下可触及肿大的胆囊，并发腹膜炎时可有腹肌紧张和反跳痛，部分患者墨菲征阳性，妊娠晚期由于增大的子宫掩盖，腹部体征可不明显。

## （三）诊断与鉴别诊断

根据病史、临床表现和体征即可初步诊断。

### 1. 实验室检查

血白细胞总数和中性粒细胞升高，可达$20 \times 10^9$/L，核左移和（或）杆状核粒细胞增多提示感染；血清总胆红素和直接胆红素升高，尿胆红素阳性；血清丙氨酸氨基转移酶和天门冬氨酸氨基转移酶轻度升高；血或胆管穿刺液细菌培养阳性。

### 2. B超检查

简便、无创、安全、可靠，是妊娠期诊断急性胆囊炎的常用手段，超声可显示胆囊大小、囊壁厚度，胆管是否扩张；通过胆石光影和声影，判断胆囊和胆管内结石的大小和数量，排除胆管畸形、炎症和肿瘤。

### 3. 其他

逆行胰胆管造影（ERCP）、经皮肝穿刺胆管造影术、胆管闪烁显像术等诊断率虽高，但存在射线的危害，应慎重使用。

妊娠合并急性胆囊炎应与妊娠期急性阑尾炎、妊娠期高血压疾病合并HELLP综合征、急性黄疸型病毒性肝炎、妊娠期急性脂肪肝、右肾绞痛、胰腺炎等相鉴别。

## （四）治疗

妊娠合并急性胆囊炎的治疗原则是保守治疗为主，适当控制饮食，缓解症状，给予抗生素预防感染，消除并发症，必要时手术治疗。

**1. 保守治疗**

（1）控制饮食：重症患者应禁食，轻症患者症状发作期应禁脂肪饮食，如在缓解期可给予高糖、高蛋白、低脂肪、低胆固醇饮食。适当补充液体，补充维生素，纠正水、电解质失调。

（2）对症治疗：可用解痉止痛剂，如阿托品 0.5~1 mg 肌内注射或哌替啶 50~100 mg 肌内注射。硝酸甘油、美沙酮、吲哚美辛等也有解痉镇痛作用，可适当选用。症状缓解期可适当服用利胆药，如选用 50% 硫酸镁 10~15 mL，每天 3 次口服，可使 Oddi 括约肌松弛，促进胆囊排空。其他利胆药有去氢胆酸、熊去氧胆酸、羟甲烟胺等。

（3）抗感染治疗：应选用广谱抗生素。主要是大肠埃希菌、肠球菌属、克雷伯菌属和肠杆菌属感染。头孢菌素类在胆汁中的浓度远高于血液，且对胎儿无不良影响，应作为首选，其中先锋铋在胆汁中的浓度是血液浓度的 100 倍，是治疗严重胆管感染的有效抗生素。

**2. 手术治疗**

妊娠期急性胆囊炎胆囊结石大部分经过保守治疗可以获得缓解，但急性胆囊炎的治疗宜个体化。妊娠的任何阶段都可安全有效地进行胆囊切除术，且妊娠本身并不会增加胆囊切除术后的并发症发病率。

（1）首次发作胆绞痛的妊娠女性，建议初始支持治疗。

（2）妊娠期胆绞痛反复发作（超过 3 次）的胆结石，建议行胆囊切除术。

（3）对于合并急性胆囊炎的妊娠患者，建议初次住院时行胆囊切除术，而非仅行保守治疗或择期手术，及时手术干预可降低复发率和再住院率。

（4）临近足月时发生胆绞痛或急性胆囊炎，应努力避免手术。等待分娩后 6 周再行胆囊切除术。

（5）对于有脓毒症、坏疽或穿孔体征的胆石症患者，或在观察期间出现顽固性疼痛或发热的患者，应行紧急或急诊干预（胆囊切除手术，胆囊或胆管引流）。妊娠中期手术流产率约为 5%，低于妊娠其他时期。手术方式主要有胆囊造口引流术、胆总管引流术、腹腔镜下胆囊切除术或病灶局部脓液引流术。手术后应给予保胎治疗。

# 六、妊娠合并急性胰腺炎

妊娠合并急性胰腺炎（AP）的发生率文献报道不一，一般认为发病率为 1/11 000~1/100，与非孕期相同或略低于非孕期。可发生于妊娠的任何时期，以妊娠末期和产褥期最为常见，妊娠早中期相对较少，而产褥期发病较易发生漏诊和误诊。自 20 世纪 90 年代以来，国外文献报道妊娠期急性胰腺炎孕产妇和围产儿死亡事件已很少发生，国内孕产妇病死率及围产儿病死率仍在 20%~50%，严重威胁母婴健康。

## （一）病因

妊娠合并急性胰腺炎的病因很多，近年来研究表明，以胆管疾病最为多见，约占 50%，其中胆石症约占 67%~100%。其他原因可能与妊娠剧吐、增大的子宫机械性压迫致胰管内压增高、妊娠期高血压疾病先兆子痫、胰腺血管长期痉挛、感染、甲状旁腺功能亢进、诱发高钙血症、噻嗪类利尿药及四环素等药物的应用、酒精中毒等有关。加之妊娠期神经内分泌的影响，胆管平滑肌松弛，Oddi 括约肌痉挛，胰液反流入胰管，胰酶原被激活，胰液分泌增多，胰管内压力增高，胰组织发生出血水肿，更易导致胰腺炎的发生。妊娠期脂质代谢异常，甘油三酯升高，血清脂质颗粒栓塞胰腺血管，可造成急性胰腺炎，引起不良后果。

### （二）临床表现

起病急，饱餐或饮酒后发生突发性左上腹或中上腹部持续性疼痛，阵发性加剧是90%～95%患者的主述。疼痛可向左肩部或左腰部放射，弯腰时减轻，进食后可加剧。大部分患者伴有恶心、呕吐，严重者可吐出胆汁，呕吐后疼痛不能缓解。如出现肠麻痹患者可持续性呕吐，少数患者会发生消化道出血。另外患者可有发热、黄疸、肠梗阻和休克等表现。

### （三）诊断与鉴别诊断

**1. 详细询问病史**

了解有无发病诱因。妊娠期任何上腹部疼痛的患者均应考虑到急性胰腺炎的可能。

**2. 症状和体征**

上腹部疼痛、恶心、呕吐是急性胰腺炎的三大症状。体征与症状相比较轻，可有上腹部压痛、腹肌紧张、反跳痛不明显的症状，尤其是妊娠晚期，由于子宫增大，腹部膨隆，胰腺位置相对较深，体征更不典型。并发弥漫性腹膜炎时，全腹压痛，腹肌紧张，可有腹胀、肠鸣音消失等肠麻痹的体征。

**3. 辅助检查**

（1）血、尿淀粉酶：血清淀粉酶值一般于发病2～6小时开始升高，12～24小时左右达到高峰，淀粉酶的半衰期大约10小时，48～72小时后开始下降，持续3～5天转为正常。Somogyi法正常值为40～180 U，如增高>500 U，有早期诊断意义。血清淀粉酶升高超过正常上限3倍对诊断急性胰腺炎的敏感性为67%～83%，特异性为85%～98%，尿淀粉酶一般比血淀粉酶升高晚2～12小时，持续1～2周后缓慢下降。Winslow法测定正常值为8～32 U，高于250 U有临床诊断价值。

（2）血清脂肪酶：血清脂肪酶对于诊断急性胰腺炎的敏感性和特异性范围在82%～100%。胰管阻塞后，血清中脂肪酶可升高，一般病后4～8小时脂肪酶开始上升，24小时达高峰，持续7～10天。Tietz法正常值为（0.1～1.0）×10³ U/L，急性胰腺炎时，90%的患者可超过此值。尤其对于晚期重症患者，由于胰腺破坏，淀粉酶反而降低时，持续增高的血清脂肪酶对急性胰腺炎有诊断意义。

（3）急性胰腺炎时，血清胰蛋白酶、淀粉酶/肌酐清除率、血白细胞计数、血细胞比容、血糖、血脂、胆红素、碱性磷酸酶等均可增高。

（4）影像学检查：B超可显示胰腺体积增大，实质结构不均，界限模糊。当胰腺出血、坏死时，可见粗大强回声及胰周围无声带区。国外文献报道，70%的妊娠期急性胰腺炎腹部超声有异常，其中56%为多发性胆石引起，7%为胆汁淤积，5%可见胆囊壁增厚。增强CT显示胰腺增大，以体尾部为主，有明显的密度减低区，小网膜区、肠系膜血管根部及左肾周围有不同程度的浸润。X线摄片、磁共振、胰胆管或胰血管造影等必要时也可协助诊断。

急性胰腺炎需要与急性胃肠炎、上消化道溃疡穿孔、急性胆囊炎、胆绞痛、急性肠梗阻、重症妊娠期高血压疾病、肠系膜血管栓塞等及妊娠合并症鉴别。

### （四）治疗

妊娠期急性胰腺炎与非妊娠期治疗基本相同，主要为保守治疗。90%的急性单纯性胰腺炎效果好，而发生急性坏死性胰腺炎、胰腺脓肿、化脓性腹膜炎时，可危及产妇生命，应用手术治疗。所有的患者均应给予病情监护，观察生命体征，测定各项生化指标，防止心、肺、肾等并发症的发生。

**1. 保守治疗**

（1）禁食、胃肠减压：可减少胰酶的分泌，防止胃肠的过度胀气，至腹痛减轻后可进少量流质饮食。

（2）解痉、镇痛：解痉常用阿托品 0.5 mg，肌内注射，每天 3~4 次。也可给予普鲁苯辛 15 mg，每天 3~4 次。可解除胰管痉挛，使胃液、胰液分泌减少，可预防 Oddi 括约肌收缩。疼痛剧烈时，给予哌替啶 50~100 mg 肌内注射，2~6 小时 1 次，或给予吗啡 10 mg 肌内注射。

（3）抗休克治疗：每天给予补液 3 000~4 000 mL。其中，1/3 应为胶体液。以纠正水电解质失调，维持血容量，提高胶体渗透压。

（4）阻止胰腺分泌，抑制胰酶活性的药物：可用西咪替丁抑制胃酸分泌，20 mg 口服或静脉滴注，奥曲肽 0.1~0.5 mg 皮下注射，每天 4 次，因对母儿影响尚未有长期随访经验，应用时需慎重；胞二磷胆碱 500 mg 静脉滴注，每天 1~2 次，连用 1~2 周。胰肽酶可抑制胰蛋白酶，阻止胰腺中其他蛋白酶原的激活和胰蛋白酶原自身的激活；福埃针 FOY、FUT-175 等可抑制蛋白酶，舒缓素、纤维蛋白酶的活性及抑制胰激肽类的生成，可选择应用。

（5）抗生素的应用：宜选用对胎儿没有影响的广谱抗生素，如头孢类抗生素。青霉素因不能透过血胰屏障，治疗效果受到影响。

（6）其他治疗：重症患者可能发生休克，国外文献报道可通过进行血浆置换，治疗妊娠期高血脂性胰腺炎，血浆甘油三酯水平可降低 70%~80%，血浆黏度降低 50%，严重病例可应用肾上腺皮质激素，及时处理酸中毒和低钠、低钙和低镁血症。及时应用全胃肠外营养，可满足母体及胎儿对营养的要求。

**2. 手术治疗**

如发生急性坏死性胰腺炎、胰腺脓肿、化脓性腹膜炎等保守治疗无效时，应考虑行手术治疗。手术包括对胰腺本身的手术和对于胰腺炎相关的手术如胆管或胰床引流、病灶清除或切除术。胆源性 AP 合并胆管梗阻而短期内未缓解者，首选经十二指肠镜下行 Oddi 括约肌切开取石及鼻胆管引流，已被证实对母亲和胎儿相对安全。最佳手术日期应在妊娠中期和产褥期。如在妊娠晚期，增大的子宫妨碍手术的进行，可先作剖宫产再做胰腺手术。

## （五）预后

母儿的危险性与胰腺炎病情轻重有关，据文献报道，母亲病死率为 5%~37%，急性重症胰腺炎胎儿病死率可达 40%。近年来，由于诊断及治疗技术的改变，为妊娠急性胰腺炎预后的改善提供了条件，但总死亡率仍高于一般产科人群，早期诊断和早期治疗是降低妊娠期急性胰腺炎孕妇及围产儿死亡率，改善预后的基础。

# 七、妊娠合并急性阑尾炎

急性阑尾炎是妊娠期常见的外科急腹症，可发生于妊娠的各个阶段，在妊娠妇女中发生率为 0.1%~0.3%。与非孕期大致相同，但妊娠后半期阑尾炎并发穿孔率明显升高，较非孕期高 1.5~3.5 倍，可能是孕妇的特殊生理和解剖改变，使阑尾炎的诊断和治疗受到影响所致。妊娠期急性阑尾炎是一种比较严重的并发症，应及时诊断和处理，以改善母儿预后。

## （一）特点

（1）妊娠期阑尾解剖位置的改变：在妊娠过程中，由于孕期子宫的增大，盲肠和阑尾的位置不断向上、向外移位。妊娠 3 个月末时，阑尾的基底部位于髂嵴下 2 横指处，妊娠 5 个月末达髂嵴水平，妊娠 8 个月末则上升到髂嵴上 2 横指处，而接近足月妊娠时，阑尾可达到右肾上极或胆囊处，分娩 10 天后恢复到原来的正常位置。在盲肠向上移位的同时，阑尾转向外后方而被妊娠子宫掩盖，如果局部有粘连，阑尾也可能不随妊娠子宫的增大而上升。

（2）由于阑尾位置的升高、妊娠子宫覆盖病变、妊娠时腹壁变薄等，腹痛部位及压痛点就不在传统的麦氏点而相应地移到右上腹或后腰部。腹部疼痛和阑尾压痛点不明显、不固定，部位升高甚至可达右肋下胆囊区。查体时可无肌紧张和反跳痛体征。据文献报道仅 50%～60% 患者有典型的转移性腹痛。

（3）妊娠期盆腔器官充血，阑尾也充血，炎症发展快，易发生阑尾坏死和穿孔；增大的子宫将大网膜和小网膜推移向上，加之胎儿的活动，大网膜无法达到阑尾区包围感染灶，炎症不易局限，常引起弥漫性腹膜炎，如发生膈下脓肿，患者预后不良。

（4）妊娠期肾上腺皮质激素水平增高，抑制了孕妇的免疫机制，降低了组织对炎症的反应，使早期症状和体征不易被发现；增加了淋巴回流量和淋巴回流速度，使炎症迅速扩散，阑尾穿孔坏死、弥漫性腹膜炎的发生率升高，且发生较早。

（5）增大的子宫压迫膀胱和输尿管，可引起尿潴留和尿频、尿急、尿痛等膀胱刺激症状；压迫直肠，可引起直肠淤血水肿，出现便秘、便频、里急后重和黏液血便等症状，给阑尾炎的诊断造成困难。

（6）感染易波及子宫浆膜层或通过血液侵入子宫、胎盘，引起子宫收缩，诱发流产或早产；细菌毒素可导致胎儿缺氧，甚至死亡。产后子宫缩复迅速，如使已局限的阑尾脓肿破溃，可发生急性弥漫性腹膜炎，病情危重，应予重视。

## （二）发病机制

急性阑尾炎按病情进展可分为急性单纯性阑尾炎、急性化脓性阑尾炎、急性坏疽性阑尾炎和阑尾穿孔。妊娠合并阑尾炎由于有其病情的特殊性，更易发生阑尾穿孔，继发弥漫性腹膜炎，给母婴生命带来极大危险。

阑尾炎早期阑尾充血水肿，炎症仅局限在黏膜层，为单纯性阑尾炎；以后炎症进一步发展，阑尾高度充血，肿胀明显，阑尾腔可见溃疡及黏膜坏死，有小脓肿形成，为急性化脓性阑尾炎。后期部分或整个阑尾全层坏死，呈暗红色或黑色，如合并穿孔，炎症局限，可形成阑尾周围脓肿，如果炎症播散，引起弥散性腹膜炎，可导致脓毒血症、麻痹性肠梗阻、门静脉炎、多发性肝脓肿等，后果严重。

## （三）临床表现

### 1. 症状

（1）腹痛：转移性腹痛 24 小时内固定于右下腹，大多数妊娠合并急性阑尾炎时这一固有的规律发生改变，腹痛往往先从剑突下开始，延及脐周，数小时或十几个小时后，转移至右侧下腹部。一部分患者症状不典型。妊娠早期，阑尾炎的症状与非妊娠时相似；妊娠中后期，由于妊娠子宫的增大，阑尾的位置发生改变，孕妇疼痛的部位可达右肋下肝区或右后腰区，疼痛可能较非孕期轻。

（2）其他症状：可有恶心、呕吐、腹泻等症状，有些患者可伴有发热、全身不适或乏力。

**2. 体征**

妊娠期阑尾炎的压痛点可随子宫的增大而不断上移。妊娠早期，右下腹麦氏点处，有压痛和反跳痛，伴有肌紧张。如阑尾发生坏疽或穿孔，可形成阑尾周围脓肿或弥漫性化脓性腹膜炎，出现相应体征。妊娠中晚期，压痛点可偏高，腹部反跳痛和肌紧张等不明显。如伴有阑尾周围脓肿，可触及包块并伴有压痛。由于压痛部位可因子宫的掩盖而不清，可采用以下方法协助诊断。①Bryan 试验，可作为区别阑尾炎与子宫疾病的可靠体征，具体方法：嘱患者采取右侧卧位，妊娠子宫移至右侧而引起疼痛，可提示疼痛非子宫的疾病造成；②Alder 试验，患者平卧，检查者将手指放在阑尾区最明显的压痛点上，然后，嘱患者左侧卧位，子宫倒向左侧后，如压痛减轻或消失，说明疼痛来自子宫。如压痛较平卧位时更明显，则阑尾本身病变的可能性较大。

**3. 辅助检查**

（1）血象：妊娠期白细胞计数呈生理性增加，至孕晚期可达（9~10）$\times 10^9$/L，分娩或应激状态时可达 $25 \times 10^9$/L。因此，仅用白细胞计数增高协助诊断阑尾炎意义不大。如分类有核左移，中性粒细胞超过 80% 或白细胞持续 $\geqslant 18 \times 10^9$/L，有临床意义。

（2）影像学检查：B 超是简单安全的检查方法，可见阑尾呈低回声管状结构，僵硬，压之不变形、横切面呈同心圆似的靶向图像，直径 $\geqslant 7$ mm。MRI 对胎儿影响小且诊断下腹和盆腔病变效果好。X 线和 CT 可显示阑尾区气影、阑尾改变、脓肿等，对阑尾炎诊断价值不大，妊娠期应慎用。

## （四）诊断与鉴别诊断

详细询问病史，据文献报道，妊娠期急性阑尾炎患者中，20%~40% 孕妇有慢性阑尾炎病史。应根据妊娠期急性阑尾炎的临床特点，随病情演变动态观察，结合症状和体征，辅助检查，尽早确诊和治疗，以改善母儿预后。本病应与下列病种相鉴别。

**1. 卵巢肿瘤蒂扭转**

多见于妊娠早、中期及产后，常有下腹部包块史，表现为突发性、持续性下腹痛，如肿瘤血运受阻、肿瘤坏死，可有局限性腹膜炎表现。双合诊检查，可触及囊性或囊实性包块，有触痛，B 超可明确诊断。

**2. 异位妊娠破裂**

应与妊娠早期急性阑尾炎鉴别。患者停经后可有少量不规则阴道流血，持续性下腹痛和肛门坠胀感。双合诊检查，宫颈举痛明显，后穹隆可饱满、触痛，右附件区可触及包块，B 超显示盆腔内有液性暗区，如后穹隆穿刺抽出不凝血，即可确诊。

**3. 右侧急性肾盂肾炎**

起病急骤，一般寒战后出现高热，疼痛始于腰胁部，沿输尿管向膀胱部位放射，同时伴有尿痛、尿频、尿急等膀胱刺激症状。查体右侧肾区叩击痛明显，输尿管点和肋腰点有压痛，无腹膜刺激症状。尿常规镜下可见大量脓细胞和白细胞管型。

**4. 右侧输尿管结石**

绞痛剧烈，疼痛部位在腰胁部，向大腿内侧和外生殖器放射。实验室检查显示，尿中可见红细胞，X 线或 B 超显示尿路结石，即可确诊。

**5. 胆绞痛**

多见于急性胆囊炎和胆石症。疼痛多见于右上腹肋缘下，阵发性绞痛，夜间多发，可向右肩部、右肩胛下角或右腰部放射。80% 的患者可有寒战、发热、恶心、呕吐，也可有阻塞性黄疸。X 线、B 超或胆囊造影可协助诊断。

**6. 上消化道溃疡急性穿孔**

常有溃疡病史，一般为全腹疼痛，查体腹肌紧张，压痛反跳痛明显。X 线立位检查，多有膈下游离液体，可协助诊断。

**7. 胎盘早剥**

应与妊娠晚期急性阑尾炎鉴别。胎盘早剥常有妊娠期高血压疾病和外伤史，腹痛剧烈，检查子宫坚硬，僵直性收缩，胎心变慢或消失，产妇可有急性失血及休克症状。腹部 B 超显示胎盘后血肿，可明确诊断。

**8. 其他**

妊娠期急性阑尾炎尚需与妊娠期高血压疾病、HELLP 综合征、产褥感染、子宫破裂、胎盘早剥、子宫肌瘤变性肠梗阻、卵巢肿瘤蒂扭转、急性胰腺炎等鉴别。

## （五）治疗

**1. 妊娠期**

妊娠期急性阑尾炎的治疗原则是早期诊断，无论妊娠期限和病变程度如何，一经确诊，原则上应及时手术治疗，对高度可疑的阑尾炎孕妇，同样应积极剖腹探查，但也可用全身抗生素治疗情况下严密观察而不可延误治疗，以免病情恶化，易致阑尾穿孔和弥漫性腹膜炎，危及母婴安全。

**2. 临产期**

临产期急性阑尾炎的处理。临产期急性单纯性阑尾炎，症状较轻，无剖宫产指征，短期内可经阴道分娩者，可采用非手术治疗。治疗中应密切观察病情变化，分娩后如症状未缓解或病情加重，应及时行阑尾切除术。

## （六）预后

妊娠期阑尾炎的预后和妊娠期别、手术时阑尾炎的发展有关。炎症刺激和手术的干扰可引起流产或早产，妊娠中、晚期发病，预后较差，分娩期前后发病及产褥期发病，预后更差。总之，妊娠期急性阑尾炎的病情多较严重，早期诊断、及时治疗可改善预后。近年来，随着新型抗生素的运用和诊断技术的提高，妊娠期急性阑尾炎的死亡率已大幅降低。

（柴桂华）

# 第三节　妊娠合并内分泌系统疾病

内分泌系统在孕期产生有利于妊娠的适应性变化。原有内分泌系统疾病在妊娠期或静止，或缓解，或恶化，主要视妊娠对该内分泌腺体的影响而决定。不同的内分泌系统疾病，也因其病理生理变化，分别对母儿产生不同的影响。

# 一、甲状腺功能减退

甲状腺功能减退（甲减）是妊娠期常见的疾病，妊娠期临床型甲状腺功能减退（临床甲减）的发生率为0.2%~0.5%，亚临床型（亚临床甲减）发生率为2%~3%。

## （一）病因

甲状腺自身疾病引起的甲状腺功能减退，称为原发性甲状腺功能减退，如碘缺乏、桥本甲状腺炎、甲亢患者手术后或放射性治疗后。下丘脑垂体病变引起的甲状腺功能减退，称为继发性甲状腺功能减退，如下丘脑-垂体肿瘤术后或放射性治疗后、Sheehan综合征。临床上，原发性甲状腺功能减退常见。

## （二）对妊娠的影响

### 1. 对胎儿甲状腺功能的影响

引起母体甲状腺功能减退的病因有多种，有的可以影响胎儿甲状腺功能，有的则不影响。碘缺乏时，胎儿甲状腺功能也会受到影响。桥本甲状腺炎往往由过氧化物酶抗体（TPO抗体）和甲状腺球蛋白抗体引起，这两种抗体不能通过胎盘，因此不会影响胎儿甲状腺功能。继发性甲状腺功能减退时，胎儿甲状腺功能也不受影响。

### 2. 妊娠结局

甲状腺功能减退对妊娠结局有不良影响，它使子痫前期、胎盘早剥、低出生体重儿、流产和死胎的发生率增加。有研究报道称，亚临床型甲状腺功能减退孕妇胎盘早剥的发病风险增加3倍，早产风险增加2倍。

### 3. 对将来儿童认知功能的影响

甲状腺素对中枢神经系统的发育具有重要意义，临床型甲状腺功能减退对将来儿童的认知功能产生不良影响。关于亚临床型甲状腺功能减退对认知功能的影响，目前尚无统一的结论。

## （三）诊断

主要根据实验室检查进行诊断。亚临床型甲状腺功能减退者临床症状不典型，只能根据激素测定的结果进行诊断。临床型根据临床表现和激素测定的结果进行诊断。

### 1. 激素测定

（1）TSH测定：TSH水平是诊断甲状腺功能减退最重要的指标，不同的实验室有不同的参考范围。如果实验室未建立妊娠期正常TSH水平范围，可以以非孕期女性正常上限-0.5 mIU/L或者4.0 mIU/L作为TSH上限参考范围。

（2）游离$T_4$（$FT_4$）、总$T_4$（$TT_4$）、游离$T_3$（$FT_3$）和总$T_3$（$TT_3$）：由于甲状腺分泌的激素主要是$T_4$（占95%以上），因此在评估激素水平时主要参考$T_4$水平。血中的甲状腺激素大部分与甲状腺结合球蛋白结合，只有少部分是游离的，游离的激素具有生物学功能。因此，临床上主要参考T的水平。

（3）过氧化物酶抗体（TPO抗体）和甲状腺球蛋白抗体：对诊断桥本甲状腺炎具有意义。

### 2. 诊断

根据临床表现、病史和实验室检查做出诊断。

### （四）治疗和随访

无论何种原因的甲状腺功能减退，在治疗时都首选左甲状腺素钠片。

**1. 左甲状腺素片**

是人工合成的甲状腺素（$T_4$）。在 FDA 妊娠用药分级中，左甲状腺素片被列为 A 类药，对胎儿非常安全。

左甲状腺素钠片口服吸收好，生物利用度为 50%~75%，半衰期平均为 7 天。进入循环后，绝大部分药物与甲状腺结合球蛋白结合，只有极少部分是游离的。左甲状腺素钠片对机体的作用与内源性的甲状腺素一样。

**2. 临床甲减**

一旦确定临床甲减，立即开始用左甲状腺素片治疗。起始剂量为 50 μg/d，根据内分泌测定结果每 2~4 周调整一次剂量，每次增加 25~50 μg/d，直至维持剂量。原发性甲减治疗效果根据血 TSH 水平进行评估，治疗目标为血 TSH 水平 <2.5 mIU/L。继发性甲减的治疗疗效不能根据 TSH 水平进行判断，只能根据 $FT_3$ 和 $FT_4$ 水平进行平判断。

如果孕前即已服用左甲状腺素片，一般在确诊怀孕后立即增加 30% 的剂量或增加 25~50 μg/d，以满足胎儿生长发育的需要。

临床甲减孕妇在妊娠 20 周前每 4 周检测一次甲状腺功能，在妊娠 30 周左右再检测一次甲状腺功能。产后应减少药物剂量，产后 6 周检测甲状腺功能，根据结果进一步调整药物剂量。

**3. 亚临床甲减**

亚临床甲减治疗的指征是合并 TPO 抗体阳性，对 TPO 抗体阴性者是否治疗，目前没有统一的结论。起始剂量为 25 μg/d，根据内分泌测定结果每 2~4 周调整一次剂量，治疗目标为血 TSH 水平 <2.5 mIU/L。如果治疗剂量不超过 50 μg/d，产后可以直接停药。

无论治疗与否，亚临床甲减的妊娠期随访与临床甲减一样。

**4. 孤立性低 $FT_4$ 血症**

目前认为，孤立性低 $FT_4$ 血症不需要常规治疗。

## 二、甲状腺功能亢进

妊娠期甲状腺功能亢进分为两类：一类为妊娠合并症，另一类为妊娠并发症。妊娠合并症多为自身免疫性疾病，其中最常见的是 Graves 病，发病率为 0.2%。妊娠并发症由妊娠引起，发生在妊娠早期，妊娠中期以后自然缓解，一般称之为"妊娠期一过性甲状腺功能亢进（妊娠一过性甲亢）"。妊娠一过性甲亢发生率为 1%~3%，其发病机制与孕妇体内过高的血 hCG 水平有关。

### （一）对妊娠的影响

（1）轻度或经治疗后能控制的甲亢对妊娠影响不大。重度甲亢会引起流产、早产、胎死宫内、胎儿生长受限。

（2）妊娠一过性甲亢往往与妊娠剧吐相关，妊娠剧吐且病情不能控制时会危及孕妇生命安全。

（3）Graves 病对母体最严重的影响是甲亢危象。发生甲状腺危象时，孕妇的死亡率高达25%。

（4）引起Graves病的TSH受体抗体（TRAb）能通过胎盘，导致胎儿出现甲状腺功能亢进。Graves病孕妇的后代发生抽搐和神经行为功能异常的风险增加。

（5）抗甲状腺药物甲巯咪唑（MMI）和丙硫氧嘧啶（PTU）均可通过胎盘屏障进入到胎儿体内。因此使用抗甲状腺药物治疗甲亢时可能造成胎儿甲状腺功能减退。

## （二）临床表现

轻症甲亢的表现不典型，与妊娠期代谢变化相似。典型的临床症状与非孕期相同，如甲状腺肿大、心悸、心动过速、多汗、怕热、食欲亢进而体重减轻、疲乏、腹泻、手指震颤、甲状腺肿大、突眼等。

甲亢孕产妇在手术、分娩、感染及各种应激情况下，有发生甲状腺危象的可能，临床表现为高热、心动过速、烦躁、焦虑不安、谵妄、恶心、呕吐、腹泻，严重患者可有心衰，休克和昏迷等。

## （三）实验室检查

### 1. TSH 测定

甲状腺功能亢进时，TSH分泌受到抑制，TSH水平降低或测不出。

### 2. $FT_3$ 和 $FT_4$ 测定

尽管 $FT_3$ 仅占 $TT_3$ 的0.35%，$FT_4$ 仅占 $TT_4$ 的0.025%，但它们与甲状腺素的生物学效应密切相关，是诊断临床甲亢的首选指标。

### 3. TRAb

是鉴别甲亢病因，诊断Graves病的重要指标之一。

## （四）影像学检查

超声、MRI等可以了解甲状腺结节的性状。

## （五）诊断与鉴别诊断

首先根据病史、临床表现和激素测定判断有无甲亢，TSH水平下降者伴有 $FT_3$ 及 $FT_4$ 水平升高时为临床甲亢，TSH水平下降者不伴有 $FT_3$ 及 $FT_4$ 水平升高时为亚临床甲亢。其次鉴别甲亢的病因，主要根据临床表现、TRAb测定和影像学检查进行鉴别。

如果既往无甲亢史、体格检查未发现甲状腺弥漫性增大、症状较轻且伴有妊娠剧吐时多为妊娠一过性甲亢。既往有Graves病者或不考虑妊娠一过性甲亢时，应检测TRAb，这对诊断Graves病具有意义。

## （六）治疗

### 1. 治疗原则

控制甲亢发展，使孕妇安全渡过妊娠期和分娩期。甲亢不是终止妊娠的指征，伴有甲亢性心脏病及高血压等重症病例才考虑终止妊娠。妊娠一过性甲亢仅在出现妊娠剧吐时给予对症处理，不考虑抗甲状腺治疗；心率过快时，可给予小剂量的β-受体拮抗剂治疗。Graves病多需要抗甲状腺治疗，有心率加快、心脏不适时可以使用普萘洛尔治疗。甲亢危象时需综合治疗。

### 2. 抗甲状腺治疗

常用的抗甲状腺药物包括甲巯咪唑和丙硫氧嘧啶。

（1）药理特点：甲巯咪唑和丙硫氧嘧啶抑制甲状腺素的合成，不抑制已合成的甲状腺素的释放。具体机制有两个，一是抑制过氧化酶，从而抑制碘化物转化为活性碘；二是抑制一碘酪氨酸和二碘酪氨酸耦合成 $T_3$ 及两个二碘酪氨酸耦合成 $T_4$。

甲巯咪唑的药效比丙硫氧嘧啶高，一般认为 5 mg 的甲巯咪唑相当于 100 mg 的丙硫氧嘧啶。甲巯咪唑的半衰期为 6~15 小时，丙硫氧嘧啶为 2 小时，因此甲巯咪唑每天给药一次即可，而丙硫氧嘧啶则每天给药 2~3 次。

（2）治疗剂量：根据临床症状和疾病的严重程度选择起始药物剂量，甲巯咪唑起始剂量为 5~30 mg/d（通常为 10~20 mg/d），丙硫氧嘧啶起始剂量为 100~600 mg/d（通常为 200~400 mg/d）。一般治疗一周症状即有改善，完全发挥治疗作用常需 4~6 周。

服药期间密切随访 $FT_3$ 和 $FT_4$，以免发生甲状腺功能减退。病情稳定后开始逐步减量，维持量应采用最低有效量，治疗目标是 $FT_3$ 及 $FT_4$ 维持在正常范围上限或轻度升高，以免发生胎儿甲状腺功能减退。

（3）药物不良反应：发生率为 3%~5%，大部分在开始服药的第一个月内发生。最常见的不良反应是过敏反应，主要表现为皮疹。粒细胞减少属于严重的不良反应，但其发生率低（0.15%），且停药后多会自行缓解。丙硫氧嘧啶最严重的不良反应是肝功能衰竭，其发病率极低，目前认为定期监测肝功能对预防肝功能衰竭没有意义。

（4）致畸作用：甲巯咪唑是明确的致畸剂，2%~4% 孕早期暴露于 MMI 的胎儿会出现严重的出生缺陷，包括皮肤发育不良、面部畸形、食道闭锁、腹壁缺失等。以前认为丙硫氧嘧啶不会导致出生缺陷，目前发现丙硫氧嘧啶可能与一些不严重的出生缺陷有关，如面部和颈部囊肿、男性泌尿道异常等。

（5）药物选择：基于药物不良反应，一般建议孕早期选择丙硫氧嘧啶，孕中期和孕晚期选择甲巯咪唑。

（6）随访：定期监测 TSH、$FT_3$ 和 $FT_4$。调整药物剂量时，应每 1~2 周监测一次；病情稳定时每 4 周监测一次。

**3. 普萘洛尔**

为 β-受体拮抗剂，主要用于早期症状控制及甲状腺危象的治疗。

（1）作用机制：一是阻断甲状腺素对心脏的兴奋作用，二是在外周组织阻断 $T_4$ 向 $T_3$ 转化。

（2）治疗剂量：每次 10~40 mg，每天 3~4 次。症状控制后开始减量，一般孕期连续使用不超过 2~6 周。

（3）不良反应：长期使用可以导致胎儿宫内生长受限、胎儿心率减慢和新生儿低血糖。

**4. 手术治疗**

原则上妊娠期不采取手术疗法治疗甲亢，确实有指征时可以考虑行甲状腺次全切除术，理想的手术时机是孕中期。

**5. 甲状腺危象的治疗**

甲状腺危象是是甲亢严重的并发症，发生原因可能与循环中的 $FT_3$ 水平增高、心脏和神经系统的儿茶酚胺受体数目增加有关。

（1）针对诱因治疗。

（2）抗甲状腺治疗：首选丙硫氧嘧啶，服用剂量加倍，以阻断甲状腺素的合成。症状缓解后及时减量。

（3）抑制甲状腺素释放：复方碘口服溶液 5 滴口服，每 8 小时一次；或碘化钠 0.5～1.0 g，加入 10% 葡萄糖 500 mL 中静脉滴注 24 小时。碘剂应于硫氧嘧啶首次口服后 1 小时给予，以后根据病情减量，一般使用 3～7 天。

（4）普萘洛尔：20～40 mg 口服，每 6～8 小时一次。

（5）氢化可的松：50～100 mg 静滴，每 6～8 小时一次。

（6）降温：一般选择物理降温，避免使用非甾体类的抗感染药。

（7）其他治疗：根据患者的表现，给予其他对症、支持治疗。

**6. 产科处理**

（1）妊娠期：加强监护，避免感染、精神刺激和情绪波动，减少甲状腺危象的发生。妊娠 37～38 周住院监护，并决定分娩方式。

（2）分娩期：甲亢控制良好者，如没有产科指征，一般建议阴道分娩。临产后注意给予精神安慰、减轻疼痛、补充能量及缩短第二产程。甲亢控制不良者，放宽剖宫产指征。无论剖宫产还是阴道分娩均应预防感染，预防甲状腺危象。

（3）产后：部分甲亢患者产后有病情加重倾向，不但需要继续用药，而且要增加药物剂量。虽然 PTU 能进入乳汁，但量很少，因此产后继续治疗者可以哺乳。应随访新生儿甲状腺功能。

# 三、妊娠合并肾上腺疾病

妊娠合并肾上腺疾病并不常见，如诊断不及时，可增加母儿并发症。胎儿－胎盘改变了孕妇内分泌代谢和激素的反馈机制，为肾上腺疾病的诊断带来困难。妊娠对肾上腺皮质类固醇的产生影响较大。虽然孕期肾上腺形态未发生改变，但肾上腺皮质类固醇代谢变化显著。与下丘脑－垂体肾上腺（HPA）轴相比，糖皮质激素正反馈作用于胎盘糖皮质激素轴。孕期胎盘促肾上腺皮质激素释放激素（CRH）水平上升数百倍，调节母、儿的垂体－肾上腺轴，并可能调节分娩。母体和胎盘的促肾上腺皮质激素和皮质醇在孕期均显著升高，在孕 11 周时出现首次激增，孕 16～20 周后显著上升，分娩时达高峰。此外，胎儿胎盘单位产生类固醇的能力可观，从而造成孕期血浆的皮质醇水平高于非孕期的 2～3 倍，达到 Cushing 综合征的血浆皮质醇水平。另外，增加的胎盘雌激素刺激肝脏产生皮质醇结合球蛋白（CBG），导致总皮质醇水平的增高和皮质醇清除的减少，随着皮质醇被孕酮从 CBG 置换下来，游离皮质醇水平增加。孕期血浆 17-羟类固醇水平同样上升。尽管胎盘激素增加、HPA 轴功能增强，但孕期仍维持正常的 ACTH 昼夜生理节律性。

孕期肾素－血管紧张素系统（RAS）也发生显著变化。血浆肾素活性（PRA）早在孕早期即开始增加，至孕晚期升高达正常非孕期的 3～7 倍。血浆醛固酮水平在孕期增加 5～20 倍，至孕 38 周达高峰并维持于此水平。尽管醛固酮增加显著，但其分泌仍受正常生理刺激如体位的调节，其分泌量与血容量及摄入的盐成反比。孕期随着肾小球滤过率（GFR）和孕激素的增加，醛固酮也增加。醛固酮的增加促进远端肾小管对钠的重吸收。此外，孕激素有抗钾利尿作用。其他盐皮质素，如肾上腺酮、脱氧皮质醇和可的松与氢化可的松一样，均增加 2～3 倍。去氧皮质酮（DOC），一种强效盐皮质素，于孕早期增加至正常未孕的 2 倍，孕晚期则增至 60～100 ng/100 mL，DOC 可能与孕期钠的潴留有关。

### （一）肾上腺皮质功能亢进（库欣综合征、皮质醇增多症）

库欣综合征是指各种原因引起的肾上腺皮质功能亢进，孕期库欣综合征最常见的原因是肾上腺腺瘤，其次是垂体原因、肾上腺癌及其他极罕见的病因。孕期肾上腺性库欣综合征发病率较高（55%，而非妊娠者为25%），且21%的肾上腺性肿瘤可能为恶性。

各种原因产生的库欣综合征均影响排卵，故合并妊娠少见。因妊娠期血浆总皮质醇及游离皮质醇均随孕周增加而升高，使病情加重。

**1. 库欣综合征对妊娠影响**

75%的孕妇可发生高血压，50%的孕妇可发生妊娠期糖尿病，心衰及重度子痫前期、伤口愈合不良比较常见，有报道早产率为60%，围产儿死亡率为25%。

**2. 临床表现**

库欣综合征的典型症状容易与妊娠相关症状混淆，包括向心性肥胖、水肿、易疲劳、情绪不安、高血压和糖耐量受损。一些症状和体征有助于鉴别出库欣综合征，包括发生色素沉着性紫纹而不是肤色的妊娠纹，容易瘀伤，以及痤疮的病理诊断和肾上腺雄激素显著增高引起的多毛症。此外，也可发生病理性骨折。

**3. 诊断**

孕晚期，低剂量地塞米松（1 mg）不能抑制体内激素水平，但高剂量（8 mg）可抑制。肾上腺腺瘤患者，即使给予大剂量地塞米松也不会抑制血浆皮质醇。游离和总皮质醇的昼夜变化规律的缺失有助于库欣综合征的诊断。连续2次测定24小时尿游离皮质醇，如超过妊娠同期正常值，则进行地塞米松抑制试验。妊娠合并垂体分泌ACTH的腺瘤用大剂量地塞米松可抑制。

垂体及肾上腺行MRI检查，有助于诊断腺瘤部位。超声检查对肾上腺腺瘤诊断也有帮助。

**4. 治疗**

孕期肾上腺性库欣综合征的治疗首选是手术，因为恶性肿瘤的发生率较高。肾上腺腺瘤可手术治疗，早孕期末、孕中期的前半期是手术的最佳时机，在此期间不容易引起子宫收缩。晚孕期首选保守治疗及提早终止妊娠。如不治疗，围产儿死亡率高。垂体ACTH腺瘤手术可延迟至产后。垂体ACTH腺瘤用五羟色胺拮抗剂有治疗成功者。也有经蝶窦垂体腺瘤手术治疗成功正常足月分娩者。

### （二）肾上腺皮质功能减退

肾上腺皮质功能减退是由于肾上腺皮质激素分泌不足引起的疾病。分慢性和急性两类。一般为慢性，即艾迪生病。慢性肾上腺功能减退绝大部分（85%）是由于自体免疫疾病引起，可与其他自体免疫疾病同时存在。AIDS和肾上腺结核也可发生肾上腺皮质功能减退。此外，本症也可继发于垂体功能减退（如席汉综合征）或下丘脑功能减退，外源性皮质类固醇的使用是最常见的原因。

慢性肾上腺皮质功能减退早期主要表现有疲劳、虚弱、皮肤色素沉着、厌食、恶心及直立性低血压、低血糖；晚期有严重盐皮质激素缺乏时，肾钠丢失，血容量减少出现体重减轻、脱水、低血压及心脏变小致循环虚脱。也常伴有恶心、呕吐、腹泻、头晕等。

妊娠期慢性肾上腺皮质功能减退可由于妊娠期的种种应激状态，如妊娠剧吐、分娩、手术、感染等而发生危象，即急性肾上腺皮质功能减退。先兆子痫、产后出血等也可诱发之。

**1. 慢性肾上腺皮质功能减退与妊娠的相互影响**

肾上腺皮质功能减退如治疗得当，不会增加妊娠并发症。如治疗得当，妊娠对肾上腺皮质功能减退也无影响。孕期可能需调整激素用量。

**2. 诊断**

妊娠期慢性肾上腺皮质功能减退易被忽略。因为色素沉着、疲劳、呕吐等症状也常发生在孕期。但本症的色素沉着有其特征性，即在黏膜、非暴露区等处均可发生。妊娠剧吐持续至妊娠中期者应注意与本症鉴别。

实验室检查有低钠、高钾、低血糖、嗜伊红细胞或淋巴细胞增多。有时可有高血钙。

由于妊娠期血浆皮质醇升高，故依靠皮质醇测定作诊断有困难。如皮质醇较低，同时血浆 ACTH 升高，两者结合可作为诊断依据。肾上腺自身抗体测定对自体免疫性疾病作为病因有诊断价值。

肾上腺 MRI 如发现钙化提示肾上腺结核或霉菌病。

**3. 治疗**

妊娠期慢性肾上腺功能减退之治疗主要应用激素替代疗法。如口服泼尼松（糖皮质激素类），上午 5 mg，下午 2.5 mg。盐皮质激素类也应加用，如醋酸氟可的松每天口服 0.05～0.1 mg。

妊娠剧吐、手术、感染、分娩等应激情况下应加大糖皮质类激素剂量，并改为注射。如氢化可的松 300 mg/d，分次注射。

急性肾上腺皮质功能衰竭（危象）应及时给予足量肾上腺皮质激素，如氢化可的松 100～200 mg，肌内或静脉注射，以后 100 mg，每 6 小时一次静脉注射。病情控制后逐渐减量。此外，应足量补液，并注意电解质平衡。

孕期应用治疗量糖皮质激素未发现胎儿神经或心理异常。

## （三）原发性醛固酮增多症

原发性醛固酮增多症的特征为高血压，伴低血钾、低肾素、高醛固酮。本症约 70% 的病因为肾上腺腺瘤，通常为单侧。其他病因有肾上腺皮质增生、肾上腺腺癌、某些卵巢肿瘤等。也有原因不明的特发性醛固酮增多症。

妊娠期原发性醛固酮增多症罕见。本症应与妊娠期高血压疾病等鉴别。孕期本症之高血压及低血钾可加剧，产后则因失去孕酮对醛固酮之拮抗作用而病情可加重。

**1. 诊断**

高血压合并高醛固酮血症，低血钾、低肾素可作出诊断。肾上腺部位 MRI 及超声诊断有对肾上腺腺瘤、腺癌等诊断及定位价值。

**2. 治疗**

孕期诊断为肾上腺腺瘤引发的醛固酮增多症者，有报道认为既可在孕中期切除肿瘤，又可行药物治疗，产后再行手术治疗，两者疗效相同。药物治疗包括补钾及控制血压，可用甲基多巴、柳胺苄心定或阿米洛利。由于螺内酯有抗雄激素作用，会使男胎女性化，因此孕期禁用血管紧张素转换酶抑制剂及螺内酯。

## （四）嗜铬细胞瘤

妊娠期罕见，发生率仅 2/10 万。半数患者可出现典型的阵发性高血压及其引起的最常见的三联症，即头痛、心悸、多汗，也可出现焦虑及胸痛。症状可因腹内压增加、胎动、子宫收缩、分娩、腹腔手术，甚至全身麻醉诱发。妊娠期本症应与先兆子痫鉴别。本症孕期确诊率53%。

**1. 嗜铬细胞瘤对妊娠的影响**

孕期发生嗜铬细胞瘤虽罕见，但却很危险。以前未诊断的孕妇死亡率为18%，未诊断的患者的胎儿死亡率为25%，而作出诊断的患者的胎儿死亡率为15%，有报道称最近未诊断的孕妇死亡率降低至5%，产前做出诊断的患者均未发生死亡。主要死因是心律失常、脑血管意外或肺水肿。

**2. 妊娠对嗜铬细胞瘤影响**

分娩、全身麻醉或鸦片可引发致死性的高血压危象。仰卧位时增大的子宫压迫肿瘤可引发高血压。

**3. 诊断**

测定尿中游离儿茶酚胺、去甲肾上腺素、肾上腺素及此类物质的甲基化代谢物，或甲基化去胺代谢物——香草苦杏仁酸（VMA）。同时测定多种代谢物可提高诊断正确率。

肾上腺部行MRI检查有助于确诊及定位。未发现MRI磁场对胎儿引起危害。

CT可检测出85%~95%的直径>1 cm的肾上腺腺瘤。腹部CT检查，估计胎儿接受1.6rad射量（安全剂量为2.5rad）。B超也有助诊断。

**4. 治疗**

确诊后即先给予α-肾上腺能阻滞剂，然后用β-肾上腺能阻滞剂，以控制心动过速，以及快速型心律不齐。高血压危象可用酚妥拉明或硝普钠。室性心律不齐可用胺碘酮或利多卡因。

孕23周前，经药物控制10~14天后可手术切除肿瘤。孕24周后，建议待胎儿成熟后剖宫产时同时手术，或产后手术。

# 四、妊娠合并垂体疾病

## （一）催乳素腺瘤

垂体瘤是神经系统常见的肿瘤之一，约占颅内肿瘤总数的10%，尸检时垂体腺瘤的检出率为8.4%~26.7%。垂体腺瘤大多数为良性，生长缓慢。根据分泌功能对垂体腺瘤进行分类。①功能性肿瘤：能分泌激素并产生临床症状的肿瘤；②无功能性肿瘤：不分泌激素或只分泌少量激素但不产生临床症状肿瘤，此类肿瘤约占20%。按照肿瘤分泌的激素，功能性肿瘤又分为泌乳素瘤、生长激素瘤、促甲状腺素瘤、促肾上腺皮质激素瘤、混合瘤等，其中泌乳素瘤最多，占垂体腺瘤总数的40%~70%，其次是生长激素瘤或生长激素和泌乳素混合瘤，对生殖内分泌影响较大的是泌乳素瘤。

由于怀孕后孕妇的脑垂体体积增大，血泌乳素水平升高，因此许多人担心妊娠后垂体催乳素瘤会增大。事实上，垂体PRL微腺瘤在怀孕后增大的概率很小（<2%），因此PRL微腺瘤患者可以怀孕。约20%的垂体PRL大腺瘤在怀孕期间会增大，多巴胺激动剂治疗后只有不到5%的垂体PRL大腺瘤在怀孕期间会增大。因此建议垂体PRL大腺瘤患者在准备妊娠之前先接受6~12个月的多巴胺激动剂治疗。正常妇女妊娠后血泌乳素水平可升高10倍以上，因此PRL瘤患者怀孕后随访血泌乳素水平意义不大。但是如果患者有剧烈的头痛或

视觉障碍，应考虑垂体瘤增大的可能。

目前没有证据表明多巴胺激动剂对胎儿有致畸作用，但是临床上一般在确诊妊娠后停用多巴胺激动剂。

## （二）空蝶鞍综合征

空蝶鞍综合征是指蛛网膜下腔及脑脊液疝入到鞍内，致使蝶鞍扩大，腺垂体受压而产生的一系列临床症状。空蝶鞍综合征是引起高泌乳素血症的原因之一，但该病引起的血 PRL 升高一般都很轻微。空蝶鞍一词是 1951 年由 Bush 首先提出的，当时在尸体解剖时发现鞍膈不全、缺失，垂体萎缩，蝶鞍即垂体窝空虚，充满了脑脊液。

空蝶鞍的发病原因至今不清，但普遍认为鞍膈不全或缺失是形成本病的先决条件。按照病因可分为原发和继发两类：原发性由先天性鞍膈解剖缺陷所致；继发性多与垂体肿瘤和妊娠有关。鞍内或鞍旁肿瘤手术后造成鞍膈缺损，放疗后造成蝶鞍缺损；妊娠时垂体增大，产后缩小，使鞍内留下较大空间，有利于脑脊液流入；有些垂体瘤或颅咽管瘤发生囊性变，破裂后造成囊腔和蛛网膜下腔沟通，使脑脊液进入垂体窝。

空蝶鞍综合征的诊断依赖影像学检查。蝶鞍 X 线摄片可见蝶鞍扩大，底部下陷呈特有气球状，出现此征象的人 84% 有空蝶鞍的可能。CT 或 MRI 可精确地在扩大的垂体窝中见到萎缩的垂体和充满了低密度的脑脊液。

非孕期治疗包括手术和药物两种：有神经压迫症状和脑脊液鼻漏者手术治疗；无神经压迫症状和脑脊液鼻漏、有内分泌紊乱和溢乳者，可用溴隐亭治疗；但是溴隐亭治疗不一定有效。大多数无神经压迫症状和脑脊液鼻漏者可能只需要雌孕激素治疗。

孕期空蝶鞍综合征无特殊处理，但值得注意的是怀孕结束后蝶鞍缺陷可能加重。

## （三）席汉综合征

垂体前叶功能减退指垂体前叶功能下降，所分泌的激素无法满足机体的生理需要。任何导致垂体前叶或下丘脑破坏的病变都可引起垂体前叶功能减退。在所有的病例中，以产后大出血引起的垂体前叶功能减退的临床表现最典型，该病被称为席汉综合征。

腺垂体在妊娠后期增生变大。如果分娩中或分娩后发生大出血，就会造成低血压，腺垂体腺动脉痉挛，最后导致垂体前叶发生缺血坏死。当腺体坏死的体积 >70% 时，就会出现临床症状。最早出现的是催乳素（PRL）和生长激素的分泌不足，以后又出现促性腺激素的分泌不足。促甲状腺激素（TSH）和促肾上腺皮质激素（ACTH）缺乏出现的时间较晚，它们通常在数年后才出现。腺垂体功能减退危象发生在病情严重的患者身上，多发生在产后很多年以后。

席汉综合征患者怀孕后病情可能缓解，孕期根据甲状腺和肾上腺功能情况，决定是否给予相应的激素治疗。在治疗时应注意补充激素的顺序，应先补充肾上腺皮质激素，然后再补充甲状腺激素或两种药物同时使用。如果单用甲状腺激素，会使肾上腺皮质功能不足加重，严重时可能诱发垂体危象。

## 五、妊娠合并糖尿病

妊娠期间的糖尿病包括两种情况：一种是妊娠前已有糖尿病的患者妊娠，称为孕前糖尿病（PGDM）；另一种为妊娠后首次发生的糖尿病，又称妊娠期糖尿病（GDM）。糖尿病孕妇中 90% 以上为 GDM，随着 GDM 的诊断标准的变更，GDM 发病率明显上升，达 15% 以上，大多数 GDM 患者产后糖代谢异常能恢复正常，但 20%～50% 的孕妇将来发展为糖尿病。孕妇糖尿病的临床经过复杂，对母儿均有较大危害，应引起重视。各国学者对 GDM 的诊断方法和标准、应对哪些人群进行干预、对何种程度的糖代谢异常进行管理等问题争议不断。为此，美国国立卫生研究院（NIH）组织进行了全球多中心、前瞻性关于高血糖与妊娠不良结局的关系的研究（HAPO），以解决 GDM 诊疗标准中长期以来的争议，并探讨孕妇不同血糖水平对妊娠结局的影响。2010 年国际妊娠合并糖尿病研究组织（IADPSG）推荐的 75 g 糖耐量试验（OGTT）成为最新的研究成果，2011 年美国糖尿病协会（ADA）修改了 GDM 的诊治指南。WHO 在 2013 年也制订出妊娠期高血糖的诊断标准。

### （一）妊娠对糖尿病的影响

妊娠后，母体糖代谢的主要变化是葡萄糖需要量增加、胰岛素抵抗和分泌相对不足。妊娠期糖代谢的复杂变化使无糖尿病者发生 GDM、原有糖尿病的患者病情加重。

**1. 葡萄糖需要量增加**

胎儿能量的主要来源是通过胎盘从母体获取葡萄糖；妊娠时母体适应性改变，如雌、孕激素增加母体对葡萄糖的利用、肾血流量及肾小球滤过率增加，而肾小管对糖的再吸收率不能相应增加，都可使孕妇空腹血糖比非孕时偏低。在妊娠早期，由于妊娠反应、进食减少，严重者甚至导致饥饿性酮症酸中毒或低血糖昏迷等。

**2. 胰岛素抵抗和分泌相对不足**

胎盘合成的胎盘生乳素、雌激素、孕激素、肿瘤坏死因子、瘦素等以及母体肾上腺皮质激素都具有拮抗胰岛素的功能，使孕妇体内组织对胰岛素的敏感性下降。妊娠期胰腺功能亢进，特别表现为胰腺 β 细胞功能亢进，增加胰岛素分泌，维持体内糖代谢。这种作用随孕期进展而增加。产后随胎盘排出体外，胎盘所分泌的抗胰岛素物质迅速消失，孕期胰岛素抵抗状态逐渐恢复。

### （二）糖尿病对妊娠的影响

取决于血糖升高出现的时间、血糖控制情况、糖尿病的严重程度及有无并发症。

**1. 对孕妇的影响**

（1）孕早期自然流产发生率增加，达 15%～30%。多见于血糖未及时控制的患者。高血糖可使胚胎发育异常甚至死亡，所以糖尿病妇女宜在血糖控制正常后再怀孕。

（2）易并发妊娠期高血压疾病，为正常妇女的 3～5 倍。糖尿病可导致血管广泛病变，使小血管内皮细胞增厚及管腔变窄，组织供血不足。尤其糖尿病并发肾病变时，妊娠期高血压病的发生率高达 50% 以上。糖尿病一旦并发妊娠期高血压，病情复杂，临床较难控制，对母儿不利。

（3）糖尿病患者抵抗力下降，易合并感染，以外阴阴道假丝酵母菌病及泌尿系感染最常见。

（4）羊水过多的发生率较非糖尿病孕妇多 10 倍。其发生与胎儿畸形无关，原因不明，可能与胎儿高血糖，高渗性利尿致胎尿排出增多有关。

（5）因巨大胎儿发生率明显增高，难产、产道损伤、手术产的概率高。产程长易发生产后出血。

（6）易发生糖尿病酮症酸中毒。由于妊娠期复杂的代谢变化，加之高血糖及胰岛素相对或绝对不足，代谢紊乱进一步发展到脂肪分解加速，血清酮体急剧升高。在孕早期血糖下降，胰岛素未及时减量也可引起饥饿性酮症。酮酸堆积导致代谢性酸中毒。糖尿病酮症酸中毒对母儿危害较大，是糖尿病孕产妇死亡的主要原因，酮症酸中毒发生在孕早期还有致畸作用，发生在妊娠中晚期易导致胎儿窘迫及胎死宫内。

**2. 对胎儿的影响**

（1）巨大胎儿发生率高达 25% ~ 40%。由于孕妇血糖高，通过胎盘转运，而胰岛素不能通过胎盘，使胎儿长期处于高血糖状态，刺激胎儿胰岛 B 细胞增生，产生大量胰岛素，活化氨基酸转移系统，促进蛋白、脂肪合成和抑制脂解作用，促进胎儿生长。

（2）胎儿宫内生长受限发生率为 21%。见于严重糖尿病伴有血管病变时，如肾脏、视网膜血管病变。

（3）早产发生率为 10% ~ 25%。早产的原因有羊水过多、妊娠期高血压疾病、胎儿窘迫以及其他严重并发症，常需提前终止妊娠。

（4）胎儿畸形率为 6% ~ 8%，高于非糖尿病孕妇。主要原因是孕妇代谢紊乱，尤其是高血糖与胎儿畸形有关。其他因素有酮症、低血糖、缺氧及糖尿病治疗药物等。

**3. 对新生儿的影响**

（1）新生儿呼吸窘迫综合征发生率增加：孕妇高血糖持续经胎盘到达胎儿体内，刺激胎儿胰岛素分泌增加，形成高胰岛素血症。后者具有拮抗糖皮质激素促进肺泡 Ⅱ 型细胞表面活性物质合成及释放的作用，使胎儿肺表面活性物质产生及分泌减少，胎儿肺成熟延迟。

（2）新生儿低血糖：新生儿脱离母体高血糖环境后，高胰岛素血症仍存在，若不及时补充糖，易发生低血糖，严重时危及新生儿生命。

（3）低钙血症和低镁血症：正常新生儿血钙为 2 ~ 2.5 mmol/L，生后 72 小时血钙 < 1.75 mmol/L 为低钙血症。出生后 24 ~ 72 小时血钙水平最低。糖尿病母亲的新生儿低钙血症的发生率为 10% ~ 15%。一部分新生儿还同时合并低镁血症（正常新生儿血镁为 0.6 ~ 0.8 mmol/L，生后 72 小时血镁 < 0.48 mmol/L 为低镁血症）。

（4）其他：高胆红素血症、红细胞增多症等的发生率均较正常妊娠的新生儿高。

## （三）诊断

孕前糖尿病已经确诊或有典型的糖尿病"三多一少"症状的孕妇，于孕期较易确诊。但 GDM 孕妇常无明显症状，有时空腹血糖可能正常，容易漏诊，延误治疗。

**1. GDM 的诊断**

（1）推荐医疗机构对所有尚未被诊断为 PGDM 或 GDM 的孕妇，在妊娠 24 ~ 28 周以及 28 周后首次就诊时行 OGTT。

（2）根据 2011 年 ADA 的 GDM 诊断指南，妊娠 24 ~ 28 周直接进行 75 g OGTT，不需要先进行 50 g 葡萄糖筛查试验（GCT）。判断标准：空腹血糖 5.1 mmol/L，餐后 1 小时为 10.0 mmol/L，餐后 2 小时为 8.5 mmol/L。三项中任何一项升高可诊断为 GDM。

75 g OGTT 方法：OGTT 前禁食至少 8 小时，试验前连续 3 天正常饮食，即每天进食碳水化合物不少于 150 g，检查期间静坐、禁烟。检查时，5 分钟内口服含 75 g 葡萄糖的液体 300 mL，分别抽取孕妇服糖前及服糖后 1 小时、2 小时的静脉血（从开始饮用葡萄糖水计算时间），放入含有氟化钠的试管中，采用葡萄糖氧化酶法测定血糖水平。

（3）孕妇具有 GDM 高危因素或者处于医疗资源缺乏地区，建议妊娠 24~28 周首先检查空腹血糖（FPG）。FPG > 5.1 mmol/L，可以直接诊断 GDM，不必行 OGTT；FPG < 4.4 mmol/L（80 mg/dL），发生 GDM 可能性极小，可以暂时不行 OGTT；FPG > 4.4 mmol/L 且 <5.1 mmol/L 时，应尽早行 OGTT。

（4）孕妇具有 GDM 高危因素，首次 OGTT 结果正常，必要时可在妊娠晚期重复 OGTT。

（5）妊娠早、中期随孕周增加 FPG 水平逐渐下降，尤以妊娠早期下降明显，因而，妊娠早期 FPG 水平不能作为 GDM 的诊断依据。

**2. PGDM 的诊断**

具有 DM 高危因素者，需在确诊妊娠后的第一次孕期保健时进行孕前糖尿病的筛查。高危因素包括：肥胖（尤其重度肥胖）；一级亲属患 2 型糖尿病；GDM 史或大于胎龄儿分娩史；PCOS；妊娠早期反复空腹尿糖阳性。

符合下列条件之一者诊断为妊娠合并糖尿病。

（1）空腹血糖（FPG）≥7.0 mmol/L（126 mg/dL）。

（2）OGTT 2 小时血糖≥11.1 mmol/L（200 mg/dL）。

（3）伴有典型的高血糖或高血糖危象症状，同时随机血糖≥11.1 mmol/L（200 mg/dL）。

（4）糖化血红蛋白（HbA1 c）≥6.5%，但不推荐妊娠期常规用 HbA1 c 进行糖尿病筛查。

## （四）分期

目前，国内外学者比较认同的是修正的 White 分级法，影响母婴安全的主要因素是糖尿病的发病年龄及血管并发症，有助于估计病情的严重程度及预后。

A 级：妊娠期出现或发现的糖尿病。

A1 级：经饮食控制，空腹血糖 <5.8 mmol/L，餐后 2 小时血糖 <6.7 mmol/L。

A2 级：经饮食控制，空腹血糖≥5.8 mmol/L，餐后 2 小时血糖≥6.7 mmol/L。

B 级：显性糖尿病，20 岁以后发病，病程 <10 年。

C 级：发病年龄在 10~19 岁，或病程达 10~19 年。

D 级：10 岁以前发病，或病程≥20 年，或合并单纯性视网膜病。

F 级：糖尿病性肾病。

R 级：眼底有增生性视网膜病变或玻璃体积血。

H 级：冠状动脉粥样硬化性心脏病。

T 级：有肾移植史。

## （五）治疗

维持血糖正常范围，减少母儿并发症，降低围产儿死亡率。

**1. 妊娠期处理**

（1）血糖监测方法。

1）自我血糖监测（SMBG）：采用微量血糖仪自行测定毛细血管全血血糖水平。新诊断的高血糖孕妇、血糖控制不良或不稳定者以及妊娠期应用胰岛素治疗者，应每天监测血糖 7次，包括三餐前 30 分钟、三餐后 2 小时和夜间血糖；血糖控制稳定者，每周应至少行血糖轮廓试验 1 次，根据血糖监测结果及时调整胰岛素用量；不需要胰岛素治疗的 GDM 孕妇，在随诊时建议每周至少监测 1 次全天血糖，包括末梢空腹血糖及三餐后 2 小时末梢血糖共 4 次。

2）连续动态血糖监测（CGMS）：可用于血糖控制不理想的 PGDM 或血糖明显异常而需要加用胰岛素的 GDM 孕妇。大多数 GDM 孕妇并不需要 CGMS，不主张将 CGMS 作为临床常规监测糖尿病孕妇血糖的手段。

（2）妊娠期血糖控制目标。

1）GDM 患者：妊娠期血糖应控制在餐前及餐后 2 小时血糖值分别≤5.3 mmol/L、6.7 mmol/L（95 mg/dL、120 mg/dL），特殊情况下可测餐后 1 小时血糖≤7.8 mmol/L（140 mg/dL）；夜间血糖不低于 3.3 mmol/L（60 mg/dL）；妊娠期 HbA1 c 宜 <5.5%。

2）PGDM 患者：妊娠早期血糖控制勿过于严格，以防低血糖发生；妊娠期餐前、夜间血糖及 FPG 宜控制在 3.3～5.6 mmol/L（60～99 mg/dL），餐后峰值血糖 5.6～7.1 mmol/L（100～129 mg/dL），HbA1 c <6.0%。

（3）孕妇监护：除注意一般情况外，一些辅助检查有利于孕妇安危的判断，如血压、尿蛋白及尿酮体测定，眼底检查，肾功能、糖化血红蛋白、感染指标等测定。

（4）胎儿监护：孕早、中期采用 B 型超声或血清甲胎蛋白测定了解胎儿是否畸形。孕 32 周起可采用 NST（2 次/周）、脐动脉血流测定及胎动计数等判断胎儿宫内安危。

（5）治疗。

1）饮食治疗：75%～80% 的 GDM 患者仅需要控制饮食量与种类即能维持血糖在正常范围。应根据不同妊娠前体质量和妊娠期的体质量增长速度而定。热量分配，碳水化合物占 50%～60%，蛋白质 15%～20%，脂肪 25%～30%；早餐摄入 10%～15% 的热量，午餐和晚餐各 30%，每次加餐（共 3 次）可各占 5%～10%。

2）运动疗法：运动疗法可以降低妊娠期胰岛素抵抗，每餐 30 分钟后进行一次低至中等强度的有氧运动对母儿无不良影响，可自 10 分钟开始，逐步延长至 30 分钟。适宜的频率为 3～4 次/周。进食 30 分钟后再运动，每次运动时间控制在 30～40 分钟，运动后休息 30 分钟。血糖水平 <3 mmol/L 或 >13.9 mmol/L 者停止运动。运动时应随身携带饼干或糖果，有低血糖征兆时可及时食用。避免清晨空腹未注射胰岛素之前进行运动。

3）药物治疗：糖尿病孕妇经一般饮食调整 3～5 天后，在孕妇不感到饥饿的情况下，测定孕妇 24 小时的血糖及相应的尿酮体。如果空腹或餐前血糖≥5.3 mmol/L 或者餐后 2 小时血糖≥6.7 mmol/L 应及时加用胰岛素治疗。若调整饮食后出现饥饿性酮症，增加热量摄入后血糖又超过妊娠期标准者，首先推荐应用胰岛素控制血糖。

孕期胰岛素使用特点：①孕早期由于早孕反应，可产生低血糖，胰岛素有时需减量。随孕周增加，体内抗胰岛素物质产生增加，胰岛素用量应不断增加，可比非孕期增加 50%～100%，甚至更高。胰岛素用量高峰时间在孕 32～34 周，一部分患者孕晚期胰岛素用量减少；②产程中孕妇血糖波动很大，由于体力消耗大、进食少，易发生低血糖；同时由于疼痛及精神紧张可导致血糖过高，从而引起胎儿耗氧增加、宫内窘迫及出生后低血糖等。因此产程中停用所有皮下注射胰岛素，每 1～2 小时监测一次血糖，依据血糖水平维持小剂量胰岛素静滴；③产褥期随着胎盘排出，体内抗胰岛素物质急骤减少，胰岛素所需量明显下降。胰岛素用量应减少至产前的 1/3～1/2，并根据产后空腹血糖调整用量。多在产后 1～2 周胰岛素用量逐渐恢复至孕前水平。

胰岛素治疗方案：最符合生理要求的胰岛素治疗方案为基础胰岛素联合餐前超短效或短效胰岛素。基础胰岛素的替代作用可持续 12~24 小时，而餐前胰岛素起效快，持续时间短，有利于控制餐后血糖。应根据血糖监测结果，选择个体化的胰岛素治疗方案。

基础胰岛素治疗：选择中效胰岛素睡前皮下注射，适用于空腹血糖高的孕妇；睡前注射中效胰岛素后空腹血糖已经达标但晚餐前血糖控制不佳者，可选择早餐前和睡前 2 次注射，或者睡前注射长效胰岛素。

餐前超短效或短效胰岛素治疗：餐后血糖升高的孕妇，进餐时或餐前 30 分钟注射超短效或短效人胰岛素。

胰岛素联合治疗：中效胰岛素和超短效或短效胰岛素联合，是目前应用最普遍的一种方法，即三餐前注射短效胰岛素，睡前注射中效胰岛素。由于妊娠期餐后血糖升高显著，一般不推荐常规应用预混胰岛素。

妊娠期胰岛素应用的注意事项：①胰岛素初始使用应从小剂量开始，0.3~0.8 U/（kg·d）。每天计划应用的胰岛素总量应分配到三餐前使用，分配原则是早餐前最多，中餐前最少，晚餐前用量居中。每次调整后观察 2~3 天判断疗效，每次以增减 2~4 U 或不超过胰岛素每天用量的 20% 为宜，直至达到血糖控制目标；②胰岛素治疗期间清晨或空腹高血糖的处理，夜间胰岛素作用不足、黎明现象和 Somogyi 现象均可导致高血糖的发生。前两种情况必须在睡前增加中效胰岛素用量，而出现 Somogyi 现象时应减少睡前中效胰岛素的用量。

目前，口服降糖药物二甲双胍和格列本脲在 GDM 孕妇中应用的安全性和有效性不断被证实，但我国尚缺乏相关研究，且这两种口服降糖药均未纳入我国妊娠期治疗糖尿病的注册适应证。

**2. 产时处理**

包括分娩时机选择及分娩方式的决定。

（1）分娩时机。

1）无需胰岛素治疗而血糖控制达标的 GDM 孕妇，如无母儿并发症，在严密监测下可待预产期，到预产期仍未临产者，可引产终止妊娠。

2）PGDM 及胰岛素治疗的 GDM 孕妇，如血糖控制良好且无母儿并发症，在严密监测下，妊娠 39 周后可终止妊娠；血糖控制不满意或出现母儿并发症，应及时收入院观察，根据病情决定终止妊娠时机。

3）糖尿病伴发微血管病变或既往有不良产史者，需严密监护，终止妊娠时机应个体化。

（2）分娩方式：妊娠合并糖尿病本身不是剖宫产指征。决定阴道分娩者，应制订分娩计划，产程中密切监测孕妇的血糖、宫缩、胎心率变化，避免产程过长。择期剖宫产的手术指征为糖尿病伴严重微血管病变或其他产科指征。妊娠期血糖控制不好、胎儿偏大（尤其估计胎儿体质量 >4 250 g 者）或既往有死胎、死产史者，应适当放宽剖宫产指征。连续硬膜外麻醉和局部浸润麻醉对糖代谢影响小。乙醚麻醉可加重高血糖，应慎用。

（3）产时胰岛素使用方法：阴道分娩时，产程中应密切监测宫缩、胎心变化，避免产程延长。每 1~2 小时监测 1 次血糖，根据血糖值维持小剂量胰岛素静脉滴注。产程中血糖不低于 5.6 mmol/L（100 mg/dL），以防发生低血糖。应用胰岛素控制血糖者计划分娩时，引产前 1 天睡前正常使用中效胰岛素；引产当日停用早餐前胰岛素，并给予 0.9% 氯化钠注射液静脉内滴注；正式临产或血糖水平 < 3.9 mmol/L 时，将静脉滴注的 0.9% 氯化钠注射液改为 5% 葡萄糖/乳酸林格液，并以 100~150 mL/h 的速度滴注，以维持血糖水平在 5.6 mmol/L（100 mg/dL）；如血糖水平 > 5.6 mmol/L，则采用 5% 葡萄糖液加短效胰岛素，按 1~4 U/h 的速度静脉滴注。

**3. 新生儿处理**

新生儿均按高危儿处理，出生后 30 分钟内行末梢血糖监测，并严密监测血糖变化可及时发现低血糖。注意保温、吸氧，提早喂糖水，早开奶。新生儿娩出后 30 分钟开始定时滴服 25% 葡萄糖液。注意防止低血糖、低血钙、高胆红素血症及 NRDS 发生。

**4. 产后处理**

（1）妊娠期应用胰岛素的产妇剖宫产术后禁食或未能恢复正常饮食期间，予静脉输液，胰岛素与葡萄糖比例为 1 : （4~6），同时监测血糖水平及尿酮体，根据监测结果决定是否应用并调整胰岛素用量。

（2）妊娠期应用胰岛素者，一旦恢复正常饮食，应及时行血糖监测，血糖水平显著异常者，应用胰岛素皮下注射，根据血糖水平调整剂量，所需胰岛素的剂量一般较妊娠期明显减少。

（3）妊娠期无需胰岛素治疗的 GDM 产妇，产后可恢复正常饮食，但应避免高糖及高脂饮食。

**5. 糖尿病合并酮症酸中毒的处理**

（1）临床表现及诊断：恶心、呕吐、乏力、口渴、多饮、多尿，少数患者伴有腹痛；皮肤黏膜干燥、眼球下陷、呼气有酮臭味，病情严重者出现意识障碍或昏迷；实验室检查显示，高血糖 > 13.9 mmol/L（250 mg/dL）、尿酮体阳性、血 pH < 7.35、二氧化碳结合力 < 13.8 mmol/L、血酮体 > 5 mmol/L、电解质紊乱。

（2）发病诱因：妊娠期间漏诊、未及时诊断或治疗的糖尿病；胰岛素治疗不规范；饮食控制不合理；产程中和手术前后应激状态；合并感染；使用糖皮质激素等。

（3）治疗原则：给予胰岛素降低血糖、纠正代谢和电解质紊乱、改善循环、去除诱因。

（4）治疗方案。

1）血糖 > 16.6 mmol/L，先予胰岛素 0.2~0.4 U/kg 一次性静脉注射，继而小剂量胰岛素 0.1 U/（kg·h）或 4~6 U/h 加入 0.9% 氯化钠注射液中持续静脉滴注，并从使用胰岛素开始每小时监测 1 次血糖，根据血糖下降情况进行调整，要求平均每小时血糖下降 3.9~5.6 mmol/L 或超过静脉滴注前血糖水平的 30%。达不到此标准者，可能存在胰岛素抵抗，应将胰岛素用量加倍。

2）血糖 ≤ 13.9 mmol/L，开始用 5% 葡萄糖盐水加入胰岛素，直至血糖降至 11.1 mmol/L 以下、尿酮体转阴后可改为皮下注射。

3）注意事项：补液原则先快后慢、先盐后糖；注意出入量平衡。开始静脉胰岛素治疗且患者有尿后要及时补钾，避免出现严重低血钾。当 pH < 7.1、二氧化碳结合力 < 10 mmol/L、$HCO_3^-$ < 10 mmol/L 时可补碱，一般用 5% $NaHCO_3$ 100 mL + 注射用水 400 mL，以 200 mL/h 的速度静脉滴注，至 pH > 7.2 或二氧化碳结合力 > 15 mmol/L 时停止补碱。

（柴桂华）

## 第四节　妊娠合并呼吸系统疾病

妊娠期由于胎儿发育生长的需要，孕妇需氧量明显增加，所以孕妇呼吸系统也会发生某些解剖学和生理学的改变。妊娠使机体抵抗力降低，增加了发生肺炎并发症的危险。

解剖学改变：受孕期高雌激素水平和血容量增加的影响，孕妇常可发生鼻黏膜水肿和充血。由于子宫逐渐增大，使膈肌上升 4 cm 以上，胸廓上下径线减小，而胸廓横径增加和肋骨下角增宽。

生理学改变：由于孕酮能诱导呼吸中枢对 $CO_2$ 的敏感性增加，产生过度换气，因此使吸气量增加，功能性残气量减少，耗氧量、每分钟换气量和 $CO_2$ 量均增加，故可致慢性呼吸性碱中毒。虽然孕妇和胎儿循环的氧分压较低，但胎儿可通过以下几种机制来代偿。①胎儿组织的血流速度较成人高 2.5 倍；②胎儿血红蛋白与氧的亲和力大于成人血红蛋白；③胎儿的血红蛋白含量较高；④胎儿循环优先供应重要生命器官，如肝、心、脑等。因此，即使胎儿血中的氧分压稍低，胎儿也不会发生缺氧情况。

# 一、妊娠合并肺炎

肺炎是肺实质的炎症，可由多种病原体引起，如细菌、病毒、真菌、寄生虫等，化学物质、放射线和过敏因素等也可引起肺炎。孕期肺炎发生率与非孕期无明显差异，但由于孕妇呼吸系统和免疫系统的变化，妊娠并发肺炎更容易发生肺部感染并发症，尤其是病毒和真菌感染。在抗生素问世之前，肺炎是导致早产的主要原因之一。目前，妊娠合并肺炎所致的早产率仍达 44%。本小节主要讨论细菌性肺炎和支原体肺炎、病毒性肺炎和真菌性肺炎。

## （一）细菌性肺炎和支原体肺炎

### 1. 病因

体质虚弱、过度疲劳、营养不良、上呼吸道感染是诱因，妊娠合并细菌性肺炎的最常见的致病菌为肺炎双球菌，占 30% ~ 50%；其次为嗜血流感杆菌，约占 10%；其他较少见的致病菌有葡萄球菌、克雷伯杆菌、军团菌等。

### 2. 临床表现

妊娠合并细菌性肺炎的症状与非孕期相同。肺炎球菌引起的肺炎的典型症状是发病急，先寒战，继之高热、头痛、全身不适、呼吸困难、咳嗽、脓痰或痰中带血。偶有恶心、呕吐、腹痛或腹泻。

嗜血流感杆菌性肺炎，多有吸烟、免疫功能低下、酗酒等病史，发病较慢。临床表现与肺炎球菌性肺炎相似。葡萄球菌性肺炎常继发于病毒性肺炎，一般有脓痰、胸膜痛，胸片上有空洞，该病还与感染性心内膜炎和长期静脉置管有关。克雷伯杆菌肺炎常见于慢性酗酒者，病变位于肺上叶并伴有脓肿形成。住院患者发生医院感染时，如 Gram 细菌阴性应考虑到此病。支原体肺炎是较常见而表现又不典型的一种肺炎，一般起病较隐匿，有乏力、低热、干咳、肌痛等，胸片显示有非均匀性渗出物。

体格检查时，典型病例有叩浊、语颤增强和支气管呼吸音消散期可闻及湿啰音。

### 3. 诊断

一般依据临床表现、胸片、血常规及痰涂片或细菌培养来确定诊断。血清冷凝集试验阳性有助支原体肺炎的诊断。

**4. 治疗**

（1）尽快找出病原菌：发病后应立即做痰和血的细菌培养，加药敏试验，同时做痰涂片行 Gram 染色，以便尽早诊断，选择敏感抗生素。但要注意慎用或不用对胎儿有害的抗生素。

（2）抗生素的应用：肺炎球菌、葡萄球菌感染可选用青霉素 G、红霉素类、头孢类。嗜血流感杆菌感染可选用氨苄西林加红霉素，如有耐药改用三代头孢菌素，如头孢塞肟等。克雷伯杆菌感染，氨基苷类抗生素为首选，但其对胎儿听神经有损伤作用，孕期禁用，重症时可用三代头孢菌素。支原体感染可用红霉素、阿奇霉素禁用四环素。

（3）对症处理：加强全身支持疗法。咳嗽严重者可给予雾化吸入。适当给予镇咳、祛痰药物，胸痛、烦躁不安者可用镇静剂，有呼吸困难时给予氧气吸入。注意纠正水电解质紊乱和贫血。同时注意有关胎儿缺氧和早产征兆等。

（4）胎儿宫内情况监护：严重的肺部感染可导致孕妇的血氧浓度下降，进一步导致胎儿缺氧。长期的慢性缺氧可导致胎儿发育异常。

（5）临产及分娩期的处理：临产过程中，不宜使用麻醉止痛药。密切观察产程进展，给予持续吸氧，一般以经阴道分娩为宜。为缩短第二产程，可经阴道助产结束分娩，产后仍需继续用抗生素，直至恢复正常。

肺炎常有高热咳嗽和呼吸困难，易致胎儿缺氧、流产率和早产率升高。重度肺炎可致脓胸、气胸或心包压塞，甚至死亡。一般认为，母儿的预后与感染的轻重，病程长短、治疗是否及时以及患者的全身状况有密切关系。

## （二）病毒性肺炎

**1. 病因**

引起病毒性肺炎的主要病毒有甲型流感病毒、乙型流感病毒、腺病毒、副流感病毒、呼吸道合胞病毒、冠状病毒等。麻疹、风疹和流行性出血热病毒也可引起肺炎，但较少见。2003 年导致 SARS 的冠状病毒是一种新型的冠状病毒，可以叫 SARS 冠状病毒。患者可同时受一种以上病毒感染，并常继发细菌感染，免疫抑制宿主还常继发真菌感染。呼吸道病毒可通过飞沫与直接接触传播，且传播迅速。因细胞免疫力降低，孕妇病毒性肺炎易发生急性呼吸功能衰竭、继发性细菌感染及成人呼吸窘迫综合征，死亡率达 50%。

**2. 病理**

早期或轻型病毒性肺炎表现为间质性肺炎，炎症从支气管、细支气管开始，沿肺间质发展，支气管、细支气管壁及其周围、小叶间隔以及肺泡壁等肺间质充血、水肿、淋巴细胞和单核细胞浸润，肺泡壁明显增宽。肺泡腔内一般无渗出物或仅有少量浆液。病变较重者，肺泡也可受累，出现由浆液、少量纤维蛋白、红细胞及巨噬细胞组成的炎性渗出物，甚至可发生组织坏死。有些病毒性肺炎（如流感病毒肺炎，麻疹病毒肺炎、腺病毒肺炎等）肺泡腔渗出明显，渗出物浓缩凝结成一层红染的膜样物贴附于肺泡内表面，即透明膜形成。支气管上皮的肺泡上皮也可增生，甚至形成多核巨细胞。麻疹病毒肺炎的病变特点为在间质性肺炎的基础上，肺泡壁上有透明膜形成，并有较多的多核巨细胞（巨细胞肺炎），在增生的上皮细胞和多核巨细胞的细胞质内和胞核内可检见病毒包涵体。病毒包涵体常呈球形，约红细胞大小，呈嗜酸性染色，均质或细颗粒状，其周围常有一清晰的透明晕。其他一些病毒性肺炎也可在增生的支气管上皮、支气管黏液腺上皮或肺泡上皮细胞内检见病毒包涵体。如腺病毒肺炎可在增生的上皮细胞核内，呼吸道合胞病毒肺炎可在增生的上皮细胞细胞质内，巨细胞病毒肺炎也可在增生的上皮细胞核内检见病毒包涵体。检见包涵体是病理组织学诊断病毒性肺炎的重要依据。

**3. 临床表现**

病毒性肺炎好发于病毒疾病流行季节，临床症状和体征多变，可表现为气喘、发热、呼吸频率增快，病毒性肺炎咳嗽多为干咳，合并细菌性感染可有浓痰。本病通常无显著胸部体征，病情严重者有呼吸浅速、心率增快、发绀、肺部干湿啰音等。

（1）流行性感冒病毒性肺炎：当流行性感冒康复后，再出现呼吸道症状，如急性胸膜痛、呼吸困难、高热、寒战、咳嗽等应疑及病毒性肺炎。当病毒性肺炎并发细菌感染时，病情迅速恶化，肺炎球菌和葡萄球菌是最常见的致病菌。

（2）水痘病毒性肺炎：儿童发生者罕见，但成人并不少见。主要临床表现为皮肤水痘发生 2~6 天后，出现胸膜痛、咳嗽、呼吸困难、咯血等。如果孕妇在分娩前感染水痘，可严重危及胎儿，有些新生儿可发生内脏和神经系统播散性水痘而危及生命。孕妇在产前 4 天和产后 2 天内感染水痘者，新生儿易感染。孕妇早孕时感染水痘，胎儿可发生先天水痘综合征，该综合征表现有先天性白内障，小头、小眼、皮肤病变、肢体发育不全等。

**4. 辅助检查**

白细胞计数正常、稍高或偏低，血沉通常正常，痰涂片所见的白细胞以单核细胞居多，痰培养常无致病细菌生长。

胸片：病毒性肺炎患者肺部病变多表现为间质渗出性改变，而细菌性肺炎患者肺部病变多表现为肺泡渗出性改变。然而，细菌、病毒的单独感染或二者的混合感染可能产生各种胸部放射线检查改变。

**5. 诊断**

诊断依据临床症状及 X 线改变，并排除其他病原体引起的肺炎。确诊则有赖于病原学检查，包括病毒分离、血清学检查以及病毒抗原的检测。呼吸道分泌物中细胞核内的包涵体提示病毒感染。血清学检查常用的方法是检测特异性 IgG 抗体，如补体结合试验、血凝抑制试验、中和试验，但仅能作为回顾性诊断，并无早期诊断价值。

**6. 治疗**

一般支持治疗包括保暖，保持呼吸道通畅，防止水、电解质和酸碱失衡，改善患者一般状况，维持生命体征平稳，高热对于胎儿有不利影响，应及时退热。必要时给予吸氧、支气管扩张药物，严重者给予机械通气和激素治疗。

孕妇由于细胞免疫力低，易进展为 ARDS，作为高危人群，应在症状出现后 48 小时内尽早开始抗病毒治疗，使用神经氨酸酶抑制剂（扎那米韦和奥司他韦）。金刚烷不再推荐为一线抗流感病毒药物。必要时应用抗生素预防细菌感染。利巴韦林有明确致畸作用，孕期禁用。

如病情得不到有效控制，必要时需终止妊娠。分娩方式根据病情、孕周、胎儿情况、宫颈成熟情况选择。孕妇在产前 4 天或产后 2 天感染水痘者，应给新生儿注射带状疱疹免疫蛋白，以减少新生儿感染。当孕妇患有活动性的水痘感染时，应尽量推迟分娩。

## 二、妊娠合并哮喘

哮喘是一种常见的可逆的呼吸道阻塞性疾病，其临床特点是阵发性喘息、呼气性呼吸困难、胸闷和咳嗽。2014 GINA 指南对哮喘的新定义：哮喘为一种异质性疾病，常以慢性气道炎症为特征，包含随时间不断变化的呼吸道症状，如喘息、气短、胸闷和咳嗽，同时具有可变性呼气气流受限。妊娠合并哮喘的发生率为 0.4%～3.0%。喘息发作特别是重症哮喘和哮喘持续状态不仅危及母亲，由于母体严重缺氧也可致胎儿宫内缺氧、发育迟缓、窘迫，甚至胎死宫内。

### （一）病因与发病机制

哮喘是以嗜酸性粒细胞、肥大细胞反应为主的气道变应性疾病。哮喘分为外源性和内源性。外源性哮喘常在儿童、青少年发病，多有家庭过敏史，有明显季节性，嗜酸性粒细胞增多，IgE 水平升高，过敏原皮试阳性。内源性哮喘多无已知过敏原，在成年发病，无明显季节性，少有过敏史，嗜酸性粒细胞正常或稍增，IgE 水平正常或偏低。孕期发作的哮喘以内源性哮喘为主。

哮喘发病的机制主要有两个。

（1）有过敏体质的人接触抗原后，刺激肥大细胞释放组胺，嗜酸性粒细胞趋化因子等使支气管平滑肌收缩。

（2）患者接触抗原后，气道发生变应性炎症，支气管壁内炎性细胞释放出前列腺素、血栓素、白三烯和血小板活化因子等炎症介质，引起气道黏膜水肿，腺体分泌增加。渗出物形成黏液栓阻塞气道，诱发哮喘。

### （二）哮喘对妊娠的影响

妊娠期由于血浆中游离皮质醇和组胺酶增加，支气管运动张力下降及气道阻力的下降，可使哮喘发作频率和严重性降低。另外，由于宫底上升使膈肌提高而影响呼吸功能，可使哮喘加重。妊娠期高血压疾病和新生儿低氧血症发生率增高，重度哮喘发作时常伴有低碳酸血症和碱中毒，可使胎儿缺氧，出现生长受限、早产等，新生儿畸形发生率不增加，哮喘孕妇容易发生胎膜早破，低出生体重儿和围生期新生儿死亡率增加。一般认为，虽然哮喘对妊娠可产生不利影响，但是如果哮喘急性发作时诊治及时得当，对妊娠、分娩和新生儿健康并无严重影响。

### （三）临床表现

典型发作一般表现为阵发性哮喘，伴有哮鸣音的呼气性呼吸困难、咳嗽、胸闷、呼吸频率 >28 次/分，脉搏 >110 次/分。危重患者呼吸肌严重疲劳，呈腹式呼吸，出现奇脉，甚至呼吸衰竭。轻症可以自行缓解，缓解期无任何症状或异常体征。

### （四）诊断

**1. 孕前有哮喘反复发作病史**

尤其是冬季和初春季节易发病。

**2. 发作时的典型症状和体征**

哮喘发作时，常先有咽部发痒、胸闷不适，继而出现呼气性呼吸困难、咳嗽并伴有哮鸣音。可自行缓解或给予支气管解痉剂后缓解。发作可持续几分钟或数小时。如果发作超过

24 小时，则称为哮喘发作持续状态。胸部检查，可见胸部呈鸡胸状，胸腔前后径增大，横膈下降。听诊双肺布满哮鸣音且呼吸音降低。重症病例，可因无足够的气流而无哮鸣音，可见颈静脉怒张、低血压等。反复发作者，常并发肺气肿、肺动脉高压、左心肥大而致慢性肺心病。

**3. 辅助检查**

（1）胸部 X 线检查：早期发作者两肺透亮度增加，呈过度通气状态，缓解期多无明显异常。

（2）血常规：发作者嗜酸性粒细胞增多。

（3）动脉血气：$PCO_2$ 升高，$PO_2$ 降低。$PaO_2 < 70$ mmHg 提示低氧血症，$PaCO_2 > 35$ mmHg 代表呼吸功能即将衰竭。

（4）痰涂片：可见较多嗜酸性粒细胞、黏液栓和透明的哮鸣珠，如合并呼吸道感染可做细菌培养加药敏试验，以指导选择有效抗生素。

（5）IgE 水平升高。

（6）肺功能检查：在哮喘发作时，有关呼气流速的所有指标均显著下降，1 秒钟用力呼气量（$FEV_1$）、1 秒钟用力呼气量占用力肺活量比值（$FEV_1/FVC\%$），25% 和 75% 肺活量时的最大呼气流量（MEF 25% 和 MEF 75%）以及呼气流速峰值（PEFR）均减少。$FEV_1$ 和 MEF 25%~75% 被认为是评价呼吸道阻塞性疾病最敏感的指标。药物治疗的目的是使上述指标恢复至正常值。

## （五）预防哮喘发作

（1）严密观察病情变化及时发现很重要，患者一旦出现咳嗽、上呼吸道感染、胸痛或肺部充血都要给予预防性治疗，防止哮喘发作。

（2）避免接触已知过敏原和可能促进哮喘发作的因素，如粉尘、香料、烟丝、冷空气等。阿司匹林、食物防腐剂、亚硫酸氢盐可诱发哮喘，应避免接触。反流食管炎可诱发支气管痉挛，因此睡眠前给予适当的抗酸药物减轻胃酸反流，同时可抬高床头。减少咖啡因的摄入。避免劳累和精神紧张，预防呼吸道感染。

## （六）治疗

哮喘药物治疗分为：长期控制药物和按需使用药物。长期控制药物包括吸入皮质激素（ICS）、白三烯受体拮抗剂（LTRAs）、茶碱和奥马珠单抗，可维持治疗达到哮喘控制。按需使用药物包括短效β-受体激动剂（SABAS）用于缓解急性症状，口服激素也被用于急需药物或者严重持续哮喘控制用药。

**1. 吸入激素**

吸入激素（ICS）是妊娠哮喘控制的主要药物。研究证实，ICS 不会增加围生产期风险（如子痫、早产、低出生体重、先天缺陷）。2005 年美国哮喘教育和预防项目（NAEPP）将 ICS 作为治疗妊娠期哮喘的一线药物。研究表明，ICS 既不会增加胎儿死亡率，也不会导致胎儿畸形。也不会增加新生儿低体重、早产的风险。布地奈德可作为妊娠期间 ICS 治疗的首选，但是别的 ICS 也同样安全。

**2. 吸入 β-受体激动剂**

吸入 SABAs 为妊娠期间按需使用的药物，首选沙丁胺醇。吸入沙丁胺醇有两种方法：

轻、中度哮喘使用 2~6 喷或雾化 20 分钟，哮喘严重持续急性加重时使用高剂量。

**3. 白三烯调节剂**

扎鲁司特和孟鲁司特是选择性 LTRAs，是妊娠 B 类用药。用于哮喘治疗，孟鲁司特的用法为 1 次/天，成人一般是 10 mg/d。

**4. 色甘酸钠和茶碱**

由于色甘酸钠和茶碱在哮喘症状的控制上不如 ICS，一般仅在轻度持续性哮喘中替代使用。由于茶碱不良反应较多、存在潜在的药物反应以及毒性，因此该药物在孕妇中的使用有一定限制。

**5. 口服糖皮质激素**

部分严重哮喘患者必须使用口服激素控制哮喘症状，泼尼松每次 40~60 mg 或分两次使用，使用 3~10 天，用于哮喘急性发作。相对严重哮喘急性发作可导致母体和胎儿死亡，激素的不良反应就显得不那么重要了。重症哮喘的孕妇应该接受口服糖皮质激素的治疗。

**6. 奥马珠单抗**

奥马珠单抗是治疗中重度持续性过敏性哮喘的药物。动物试验已证实该药物的安全性，FDA 分类为 B 类药。研究证实，哮喘孕妇使用奥马珠单抗 8 周不会增加先天畸形和低出生体重的发生率；重症哮喘孕妇使用奥马珠单抗，不会引起小于妊娠周数生产的发生。

### （七）哮喘教育

哮喘孕妇心理压力大，易导致哮喘症状加重。妊娠期间，由于担心药物对胎儿安全的影响，哮喘患者的用药依从性下降，导致哮喘控制不佳。孕妇担心使用药物特别是糖皮质激素的安全性，却不太关心哮喘未得到控制所带来的风险。哮喘孕妇错误的决定或者是不良的管理易导致哮喘急性加重和围生期出现不良后果。因此，哮喘教育在哮喘孕妇的哮喘控制中起到很关键的作用，特别要告知患者哮喘未控制对胎儿的影响以及自我管理的策略，如正确的吸入技术，依从性和出现哮喘发作时应如何应对等。同时吸烟的哮喘孕妇应该戒烟，尽量避免烟草环境和其他可能的刺激物。

## 三、妊娠期和产褥期肺栓塞

肺栓塞（PE）以肺血栓栓塞症（PTE）最为常见，其他还包括羊水栓塞、脂肪栓塞、空气栓塞、肿瘤栓塞等。下肢静脉及盆腔静脉的深静脉血栓形成（DVT）是 PTE 的主要栓子来源。妊娠产褥期，由于同时存在静脉血液淤滞、血管内皮损伤和血液高凝状态，静脉血栓栓塞的发生率明显增高。多胎分娩、肥胖和剖宫产都是静脉血栓栓塞的危险因素。剖宫产比阴道分娩的静脉血栓栓塞风险高两倍。在欧美等发达国家，VTE 是孕产妇死亡的首要原因。VTE 形成风险从孕早期即开始逐渐升高，产后高于产前，尤以产后第 1 周发生风险最高，相对危险度较非妊娠女性增加近 20 倍。70% 的围生期 PTE 发生在产后 2 个星期内。PTE 作为妊娠女性死亡的直接危险因素，虽然发生率仅为 0.09‰~0.7‰，但病情发展快，若未经治疗或处理不当，病死率可高达 30%~40%，且 66% 的患者死于栓塞发生的 30 分钟内，因此早期诊断和治疗十分重要。

### （一）临床表现

绝大多数妊娠深静脉血栓患者表现为下肢疼痛、肿胀以及下腹疼痛。由于妊娠期左髂静脉受增大的子宫及右髂动脉压迫，故妊娠 DVT 以左下肢最为常见，85% 以上的患者表现为左侧肢体疼痛或肿胀，双侧小腿周径差值超过 2 cm 以上高度提示 DVT。下腹疼痛则多提示血栓延伸进入盆腔血管。髂静脉栓塞可表现为后背及臀部疼痛以及全腿肿胀。PTE 临床表现包括呼吸困难、胸痛、咯血以及晕厥等。其中晕厥、休克、血压下降常提示高危 PTE，是急救的关键信号。由于妊娠期特殊的生理改变，气促、下肢水肿等 DVT 或 PTE 的常见临床症状在健康妊娠女性也可出现，因此仅凭临床表现判断妊娠 DVT 或 PTE 的发生较为困难。

## （二）诊断

约 41% 的急性肺栓塞孕产妇心电图存在异常，但缺乏特异度。对于既往无心肺疾病的患者出现的心电图改变应引起足够重视。动脉血气分析对妊娠 PTE 的诊断价值有限。超声心动图、床旁下肢超声和 CT 肺动脉造影等方式能帮助诊断。

高危及中高危 PTE 往往存在严重的右心功能不全，表现为至少以下 1 项。①右心室扩张（在心脏超声及胸部 CT 上四腔心右心室与左心室直径比 >0.9）或心脏超声右心收缩功能障碍；②BNP >90 pg/mL，NT-BNP >500 pg/mL 或心电图改变（新发完全性或不完全性右束支传导阻滞，前间壁 ST 段压低或抬高，T 波倒置）。有的甚至合并心肌坏死，肌钙蛋白 I >0.4 ng/mL 或肌钙蛋白 T >0.1 ng/mL。

## （三）治疗

### 1. 抗凝治疗

对存在 VTE 症状体征或怀疑肺栓塞的孕产妇应尽快检查同时予抗凝治疗，除非合并已知的出血性疾病、血小板减少、严重肝肾疾病以及不可控的高血压等强烈的抗凝禁忌。普通肝素和低分子肝素，均不通过胎盘。低分子肝素不会增加阴道分娩产后大出血风险，且较普通肝素发生出血及诱导血小板减少症的风险更小，是妊娠及产褥期抗凝治疗的最佳选择。产前一旦开始低分子肝素初始治疗，则应在余下的孕程持续使用，直到产后 6 周，且总疗程不少于 3 个月。普通肝素半衰期短，可用于即将分娩或需溶栓治疗的患者，但应注意监测血小板水平。存在晕厥、休克等肺栓塞高危症状的孕产妇应首选普通肝素静脉输注抗凝，以便及时行溶栓治疗。华法林等维生素 K 拮抗剂可透过胎盘，并可引起流产、早产、低出生体质量儿、神经发育障碍以及胎儿和新生儿出血，妊娠前 3 个月使用还可能致畸，因此不推荐用于产前 VTE 治疗。

### 2. 分娩期的抗凝治疗

分娩过程中出现的深静脉血栓应首选普通肝素静脉输注治疗。低分子肝素皮下注射应在分娩前 24 小时停止使用，普通肝素静脉输注在分娩或麻醉 6 小时前停止使用。顺产后 4~6 小时或剖宫产后 6~12 小时即可恢复普通肝素或低分子肝素抗凝治疗。如恢复低分子肝素抗凝，应首先以预防剂量起始，8~12 小时后再改用治疗剂量。无论是肝素还是华法林，均无母乳喂养禁忌。

### 3. 溶栓治疗

溶栓治疗可以迅速缓解患者不适症状（呼吸困难、胸痛以及精神痛苦等）、在不需要机械通气或血管活性药物治疗的情况下逐步稳定呼吸和心血管功能、预防 PE 再发生以及提高生存率；但出血的风险增加，可能发生不可控制的出血（包括创面出血、颅内出血）。剖宫产和阴道分娩后 10 天内被认为是溶栓治疗的相对禁忌，但也有阴道分娩后 1 小时和剖宫产术后 12 小时溶栓治疗成功的案例。有报道指出对孕妇进行溶栓治疗，其出血风险与非孕妇女相似。

（1）溶栓治疗的时机：明确诊断后即行溶栓治疗；心跳呼吸骤停者，自主心跳恢复即开始溶栓。

（2）方法：介入局部溶栓法，用药剂量小，效果确切，不良反应少，适用于可以搬运到导管室的危重患者。静脉全身溶栓法，对于病情危重、不能搬动的患者是唯一方法。

（3）药物：国内常用药物有尿激酶和 rt-PA，两者均通过激活纤溶酶原起作用。尿激酶给药后 15 分钟作用达高峰，体内半衰期约 20 分钟，但其激活的纤溶酶活性将持续 6 小时以上，24 小时才降至正常；rt-PA 主要作用于血栓局部，起效快，半衰期短，给药 20 分钟后体内仅剩给药量的 10%，出血并发症较少，且无致敏作用，临床使用的优点更突出。有报道显示，半剂量溶栓的出血并发症要明显低于全剂量溶栓。最终剂量取决于临床症状的改善，待呼吸氧合与血压、心率有所改善，并达到维持生命的最低限，即应马上停药。

## （四）预防

既往血栓病史是深静脉血栓发生的高危因素，妊娠期间血栓复发风险可增加 3~4 倍。对于存在该类危险因素的孕产妇，产前及产后均需严密监测，同时预防性抗凝治疗。其他妊娠期危险因素还包括易栓症、肥胖、高血压、吸烟、剖宫产等。有研究表明，对存在 VTE 危险因素的孕妇行预防性抗凝治疗，可使 VTE 复发风险从 12.2 降至 2.4。

（柴桂华）

# 第九章

# 胎儿异常与双胎妊娠

妊娠期由于孕妇营养不良或过度，或因遗传、合并其他疾病、感染等因素，可引起胎儿发育异常（包括胎儿生长受限或巨大胎儿），胎儿结构异常或染色体异常，甚至胎死宫内。双（多）胎妊娠母胎并发症多，属于高危妊娠，需加强孕期监护。双胎的预后取决于绒毛膜性，单绒毛膜双胎由于胎盘之间存在血管吻合，胎儿并发症的发生概率较高。

## 第一节　出生缺陷

出生缺陷指胚胎或胎儿在发育过程中所发生的结构或功能代谢的异常，我国出生缺陷的总发生率约5.6%。出生缺陷的一级预防是在孕前通过婚检、孕前健康检查、科普教育和采取干预措施进行预防；二级预防是在孕期通过超声检查或通过采集母儿样本进行产前筛查和产前诊断；三级预防是在出生后对新生儿进行早筛查、早治疗、早康复，减慢或延缓有出生缺陷患儿的疾病进展，减少患儿不可逆的身体及神经系统损伤的发生，根据卫健委2002年颁布的《产前诊断技术管理办法》，妊娠16~24周应诊断的致命畸形包括无脑儿、脑膨出、开放性脊柱裂、严重的胸腹壁缺损伴内脏外翻、单腔心、致死性软骨发育不全等，超声筛查出以上严重的出生缺陷时，建议孕妇到有产前诊断资格的医院进一步明确诊断。

### 一、无脑儿

无脑儿是严重的出生缺陷胎儿中最常见的一种，系前神经孔闭合失败所致，是神经管缺陷中最严重的一种类型。女胎比男胎多4倍，由于缺少颅盖骨，眼球突出呈"蛙样"面容，颈项短，无大脑，仅见颅底或颅底部分脑组织，不可能存活。若伴羊水过多常早产，不伴羊水过多常过期产。无脑儿有两种类型，一种是脑组织变性坏死突出颅外，另一种是脑组织未发育。

#### （一）诊断

超声检查诊断准确率高。妊娠14周后，超声检查见不到圆形颅骨光环，头端有不规则"瘤结"。腹部扣诊时，胎头较小。肛门检查和阴道检查时可扪及凹凸不平的颅底部。无脑儿应与面先露、小头畸形、脑脊膜膨出相区别。无脑儿由于吞咽羊水减少，常伴有羊水过多。

## （二）治疗

无脑儿为严重的致死性出生缺陷，一经确诊即应引产。

## 二、脊柱裂

脊柱裂属脊椎管部分未完全闭合的状态，也是神经管缺陷中最常见的一种，发生率有明显的地域和种族差别。

脊柱在妊娠8~9周开始骨化，如两半椎体不融合则形成脊柱裂，多发生在胸腰段。脊柱裂有3种：①脊椎管缺损，多位于腰骶部，外面有皮肤覆盖，称为隐性脊柱裂，脊髓和脊神经多正常，无神经系统症状；②两个脊椎骨缺损，脊膜可从椎间孔突出，表面可见皮肤包着的囊，囊大时可含脊膜、脊髓及神经，称为脊髓脊膜膨出，多有神经系统症状；③形成脊髓部分的神经管缺失，停留在神经褶和神经沟阶段，称为脊髓裂，同时合并脊柱裂。

### （一）诊断

隐性脊柱裂在产前超声检查中常难发现，较大的脊柱裂产前超声检查易发现，妊娠18~20周是发现脊柱裂的最佳时机，由于超声检查的诊断敏感性较高，单独筛查脊柱裂可获得满意的筛查效益，超声检查探及某段脊柱两行强回声的间距变宽，或形成角度呈 V 或 W 形，脊柱短小、不完整、不规则弯曲，或伴有不规则的囊性膨出物。

### （二）治疗

无症状的隐性脊柱裂无需治疗，未经治疗的显性脊柱裂患儿的死亡率及病残率均较高，部分显性脊柱裂可通过开放性手术治疗改善预后。若诊断为脊柱裂继续妊娠至分娩，每一例都应该与经验丰富的产科、神经外科和新生儿科专家进行会诊咨询。

## 三、脑积水和水脑

脑积水是脑脊液过多（500~3 000 mL）地蓄积于脑室系统内，致脑室系统扩张和压力升高，常压迫正常脑组织。脑积水常伴有脊柱裂、足内翻等畸形。水脑指双侧大脑半球缺失，颅内充满了脑脊液。严重的脑积水及水脑可致梗阻性难产、子宫破裂、生殖道瘘等，对母亲有严重危害。

### （一）诊断

在耻骨联合上方触到宽大、骨质薄软、有弹性的胎头，且大于胎体并高浮，跨耻征阳性。阴道检查盆腔空虚，胎先露部过高，颅缝宽，颅骨软而薄，囟门大且紧张，胎头有如乒乓球感觉。

严重的脑积水及水脑产前超声检查容易发现：妊娠20周后，颅内大部分被液性暗区占据，中线漂动，脑组织受压变薄，胎头周径明显大于腹周径，应考虑为脑积水。水脑的典型超声检查表现是头颅呈一巨大的无回声区，内无大脑组织及脑中线回声。

### （二）治疗

脑积水的预后主要取决于病因及有无基因突变和合并的其他结构异常。轻度脑积水大部分无神经功能缺陷，严重脑积水产生神经功能缺陷的概率增高。胎儿产前诊断严重脑积水及水脑，应建议引产，处理过程应以产妇免受伤害为原则。头先露，宫口扩张 3 cm 时行颅内穿刺放液，或临产前超声检查监视下经腹行脑室穿刺放液，缩小胎头娩出胎儿。

## 四、单心房单心室

单心房单心室是一种严重的先天性心脏发育异常，预后不良。超声检查声像图仅见一个心房、一个房室瓣及一个心室。在有生机儿前诊断单心房单心室畸形，应建议终止妊娠。

## 五、腹壁裂

腹壁裂是一侧前腹壁全层缺损所致。在产前超声检查中，可见胎儿腹腔空虚，胃、肠等内脏器官漂浮在羊水中，表面无膜覆盖。随着小儿外科手术技术的提高，未合并其他结构异常、非遗传因素引起的孤立性腹壁裂的患儿存活率＞90％，但腹裂伴肝脏突出者，死亡率有所上升。

腹壁裂继续妊娠者，孕期应严密随访羊水量、胎儿有无肠梗阻表现及胎儿生长发育情况。建议由胎儿医学专家、遗传医师、小儿外科医师、产科医师多学科会诊，制订产前产后的一体化管理策略，评估是否可能进行产房手术、是否合并畸形，并及时转诊，尽早手术。

## 六、致死性侏儒

致死性侏儒是一种最常见的致死性骨骼发育不良疾病，表现为长骨极短且弯曲、窄胸、头颅相对较大、腹膨隆，多伴有羊水过多。超声检查可见胎儿长骨呈"电话听筒"样表现，尤以股骨和肱骨更为明显。本病的死因与胸腔极度狭窄致肺发育不良、心肺衰竭有关。目前已证实致死性侏儒由 *FGFR*3 基因突变引起，确诊依据基因检测。该病为散发性疾病，再发风险极低。一旦发现为致死性侏儒，应尽早终止妊娠。

（窦志茜）

# 第二节　胎儿生长受限

出生体重低于同胎龄体重第 10 百分位数的新生儿称为小于孕龄儿（SGA）。并非所有出生体重小于同孕龄体重第 10 百分位数者均为病理性的生长受限。SGA 包含了健康小样儿，这部分 SGA 除了体重及体格发育较小外，各器官可无结构异常及功能障碍，无宫内缺氧表现。

胎儿生长受限（FGR；IUGR）指胎儿应有的生长潜力受损，估测的胎儿体重小于同孕龄第 10 百分位的 SGA。对部分胎儿的体重经估测达到同孕龄的第 10 百分位，但胎儿有生长潜力受损，不良妊娠结局的风险增加，可按照胎儿生长受限进行管理。严重的 FGR（severe FGR）指估测的胎儿体重小于同孕龄第 3 百分位。

低出生体重儿指足月胎儿出生时的体重小于 2 500 g。

## 一、病因

影响胎儿生长的因素复杂包括母亲营养供应、胎盘转运和胎儿遗传潜能等，主要危险因素如下。

**1. 母体因素**

（1）营养因素：孕妇偏食、妊娠剧吐以及摄入蛋白质、维生素及微量元素不足，胎儿出生体重与母体血糖水平呈正相关。

（2）妊娠并发症与合并症：妊娠并发症，如妊娠期高血压疾病、多胎妊娠、胎盘早剥、过期妊娠、妊娠期肝内胆汁淤积症等；妊娠合并症，如心脏病、肾炎、贫血、抗磷脂抗体综合征、甲状腺功能亢进、自身免疫性疾病等，均可使胎盘血流量减少，灌注下降。

（3）其他：孕妇年龄、地区、体重、身高、经济状况、子宫发育畸形、吸烟、吸毒、酗酒、宫内感染、母体接触放射线或有毒物质、孕期应用苯妥英钠和华法林等。

**2. 胎儿因素**

生长激素、胰岛素样生长因子、瘦素等调节胎儿生长的物质在脐血中降低，可能会影响胎儿内分泌和代谢。胎儿基因或染色体异常、结构异常等。

**3. 胎盘因素**

帆状胎盘、轮廓状胎盘、副叶胎盘、小胎盘等胎盘各种病变导致子宫胎盘血流量减少，胎儿血供不足。

**4. 脐带因素**

单脐动脉、脐带过长、脐带过细（尤其近脐带根部过细）、脐带扭转、脐带打结等。

## 二、分类及临床表现

胎儿发育分 3 个阶段。第一阶段（妊娠 17 周之前）：主要是细胞增殖，所有器官的细胞数目均增加。第二阶段（妊娠 17~32 周）：细胞继续增殖并增大。第三阶段（妊娠 32 周之后）：细胞增生肥大为其主要特征，胎儿突出表现为糖原和脂肪沉积。胎儿生长受限根据其发生时间、胎儿体重以及病因分为 3 类。

**1. 内因性均称型 FGR**

一般发生在胎儿发育的第一阶段，因胎儿在体重、头围和身长三方面均受限，头围与腹围均小，故称均称型。其病因包括基因或染色体异常、病毒感染、接触放射性物质及其他有毒物质。

**2. 外因性不均称型 FGR**

胚胎早期发育正常，至妊娠晚期才受到有害因素影响，如妊娠期高血压疾病等所致的慢性胎盘功能不全。

**3. 外因性均称型 FGR**

为上述两型的混合型。其病因有母儿双方因素，多因缺乏重要生长因素，如叶酸、氨基酸、微量元素或有害药物影响所致，在整个妊娠期间均产生影响。

## 三、诊断

FGR 的准确诊断，应基于准确核对孕周，包括核实母亲月经史、相关的辅助生殖技术的信息，以及早孕或中孕早期的超声检查。根据各项衡量胎儿生长发育指标及其动态情况，结合子宫胎盘的灌注情况及孕妇的产前检查结果，尽早诊断 FGR。

**1. 临床指标**

测量子宫底高度，推测胎儿大小，简单易行，可用于低危人群的筛查。子宫底高度连续

3 周测量均在第 10 百分位数以下者，为筛选 FGR 指标，预测准确率达 13%～86%。妊娠 26 周后宫高测量值低于对应标准 3 cm 以上，应疑诊 FGR；宫高低于对应标准 4 cm 以上，应高度怀疑 FGR。

**2. 辅助检查**

（1）超声监测胎儿生长：①测量胎儿头围、腹围和股骨，并根据本地区个性化的胎儿生长曲线估测胎儿体重（EFW）。估计胎儿体重低于对应孕周胎儿体重的第 10 百分位数以下或胎儿腹围（AC）小于对应孕周腹围的第 10 百分位数以下，需考虑 FGR，至少间隔 2 周复查 1 次，减少 FGR 诊断的假阳性；②腹围/头围比值（AC/HC），比值小于正常同孕周平均值的第 10 百分位数，有助于估算不均称型 FGR；③羊水量与胎盘成熟度，需注意胎盘形态、脐带插入点、最大羊水深度及羊水指数；④筛查超声遗传标记物，推荐所有的 FGR 进行详细的胎儿解剖结构检查，评估有无出生缺陷。

（2）彩色多普勒超声检查脐动脉血流：所有超声估计体重或胎儿腹围测量低于正常第 10 百分位数以下的胎儿都需进行脐动脉多普勒血流检测，了解子宫胎盘灌注情况。

（3）抗心磷脂抗体（ACA）的测定：研究表明抗心磷脂抗体（ACA）与部分 FCR 的发生有关。

# 四、治疗

**1. 寻找病因**

对临床怀疑 FGR 孕妇应尽量找出可能的致病原因。及早发现、监测有无合并妊娠期高血压疾病。行 TORCH 感染检查、抗磷脂抗体测定。吸烟孕妇戒烟。超声检查排除胎儿结构异常，必要时采用介入性产前诊断技术进行胎儿染色体核型分析、基因芯片、二代测序等细胞及分子遗传学检测。

**2. 治疗**

FGR 的治疗原则是：积极寻找病因、改善胎盘循环、加强胎儿监测、适时终止妊娠。

（1）一般治疗：目前缺乏充分的证据支持卧床休息、常规吸氧、增加饮食对治疗 FGR 有效。

（2）药物治疗：尚未证实补充孕激素、静脉补充营养和注射低分子肝素对治疗 FGR 有效。

（3）胎儿健康状况监测：FGR 一经诊断即应开始严密监测。理想的 FGR 监测方案是综合应用超声多普勒血流、羊水量、胎心监护、生物物理评分和胎儿生长监测方法，全面评估监测 FGR 胎儿。监测应从确诊为 FGR 开始，每 2～3 周评估胎儿生长发育。在多普勒血流正常的胎儿中，只要监护结果可靠，监护的频率通常为每周 1 次。如果多普勒血流发现异常，需要更加严密监护，可考虑增加大脑中动脉及静脉导管血流监测，每周 2 次 NST 或 BPP，随着胎盘功能减退，脐动脉多普勒血流可表现为 S/D 比值升高、舒张末期血流缺失或倒置。若出现舒张末期血流倒置和静脉导管反向"a"波，围产儿死亡率高，预后差。

**3. 产科处理**

（1）继续妊娠指征：胎儿状况良好，胎盘功能正常，妊娠未足月、孕妇无合并症及并发症者，可以在密切监护下妊娠至 38～39 周，但不应超过预产期。

（2）终止妊娠指征：必须综合考虑 FGR 的病因、监测指标异常情况、孕周和新生儿重症监护的技术水平。

FGR 出现单次胎儿多普勒血流异常不宜立即终止妊娠，应严密随访。若出现脐动脉舒张末期血流消失，可期待至≥34 周终止妊娠；出现脐动脉舒张末期血流倒置，则考虑期待至≥32 周终止妊娠。若 32 周前出现脐动脉舒张末期血流缺失或倒置，合并静脉导管血流异常，综合考虑孕周、新生儿重症监护水平，完成促胎肺成熟后，可考虑终止妊娠。

孕周未达 32 周者，应使用硫酸镁保护胎儿神经系统。若孕周未达 35 周者，应促胎肺成熟后再终止妊娠，如果新生儿重症监护技术水平不足，应鼓励宫内转运。

（3）分娩方式选择：FGR 胎儿对缺氧耐受力差，胎儿胎盘贮备不足，难以耐受分娩过程中子宫收缩时的缺氧状态，应适当放宽剖宫产指征。①阴道分娩：FGR 孕妇自然临产后，应尽快入院，加强胎心监护。排除阴道分娩禁忌证，根据胎儿情况、宫颈成熟度及羊水量，决定是否引产及引产方式；②剖宫产：单纯的 FGR 并非剖宫产指征，胎儿病情危重，产道条件欠佳，或有其他剖宫产指征，应行剖宫产结束分娩。

**4. 预防**

对于既往有 FGR 和子痫前期病史的孕妇，建议从孕 12~16 周开始应用低剂量阿司匹林至 36 周，可以降低再次发生 FGR 的风险。存在≥2 项高危因素的孕妇，也可建议于妊娠早期开始服用小剂量阿司匹林进行预防，高危因素包括：肥胖、年龄 >40 岁、孕前高血压、孕前糖尿病（1 型或 2 型）、辅助生殖技术受孕史、多胎妊娠、胎盘早剥病史、胎盘梗死病史。因母体因素引起的 FGR，应积极治疗原发病（如戒除烟酒、毒品等），使 FGR 风险降到最低。

（窦志茜）

# 第三节　巨大胎儿

出生体重高于第 90 百分位体重的新生儿或胎儿被称为大于孕龄儿（LGA）。巨大胎儿指任何孕周胎儿体重超过 4 000 g。还有一组以胎儿过度生长发育为特征的遗传综合征，称发育过度综合征，该类患儿出生后持续过度生长。近年来，营养过剩的孕妇有逐渐增多趋势，导致巨大胎儿的发生率增加较快，国内发生率约 7%，国外发生率为 15.1%，男胎多于女胎。

## 一、高危因素

高危因素包括：①孕妇肥胖；②妊娠合并糖尿病，尤其是 2 型糖尿病；③过期妊娠；④经产妇；⑤父母身材高大；⑥高龄产妇；⑦有巨大胎儿分娩史；⑧种族、民族因素。

## 二、对母儿影响

### 1. 对母体影响

头盆不称发生率上升，增加剖宫产率；经阴道分娩主要危险是肩难产，其发生率与胎儿体重成正比。肩难产处理不当可发生严重的阴道损伤和会阴裂伤甚至子宫破裂；子宫过度扩张，易发生子宫收缩乏力、产程延长，易导致产后出血，胎先露长时间压迫产道，容易发生尿瘘或粪瘘。

**2. 对胎儿影响**

胎儿大，常需手术助产，可引起颅内出血、锁骨骨折、臂丛神经损伤等产伤，严重时甚至死亡。

## 三、诊断

目前尚无方法准确预测胎儿大小，通过病史、临床表现及辅助检查可以初步判断，但巨大胎儿需出生后方能确诊。

**1. 病史及临床表现**

孕妇多存在上述高危因素，妊娠期体重增加迅速，常在妊娠晚期出现呼吸困难，腹部沉重及两肋部胀痛等症状。

**2. 腹部检查**

腹部明显膨隆，宫高 >35 cm。触诊胎体大，先露部高浮，若为头先露，多数胎头跨耻征为阳性。听诊时胎心清晰，但位置较高。

**3. 超声检查**

测量胎儿双顶径、股骨长、腹围及头围等各项生物指标，可监测胎儿的生长发育情况。利用超声检查可预测胎儿体重，但预测巨大胎儿的体重还有一定的难度，目前尚无证据支持哪种预测方法更有效。巨大胎儿的胎头双顶径往往会大于 10 cm，此时需进一步测量胎儿肩径及胸径，若肩径及胸径大于头径者，警惕难产发生。

## 四、治疗

**1. 妊娠期**

对于有巨大胎儿分娩史或妊娠期疑为巨大胎儿者，应监测血糖，排除糖尿病。若确诊为糖尿病应积极治疗，控制血糖。于足月后根据胎盘功能及糖尿病控制情况等综合评估，决定终止妊娠时机。

**2. 分娩期**

①估计胎儿体重 >4 000 g 且合并糖尿病者，建议剖宫产终止妊娠；②估计胎儿体重 >4 000 g 而无糖尿病者，可阴道试产，但产程中需注意放宽剖宫产指征，产时应充分评估，必要时产钳助产，同时做好处理肩难产的准备工作。分娩后应行宫颈及阴道检查，了解有无软产道损伤，并预防产后出血。

**3. 预防性引产**

对妊娠期发现巨大胎儿可疑者，不建议预防性引产。因为预防性引产并不能改善围产儿结局，不能降低肩难产率，反而可能增加剖宫产率。

**4. 新生儿处理**

预防新生儿低血糖，在出生后 30 分钟监测血糖。出生后 1~2 小时开始喂糖水，及早开奶，轻度低血糖者口服葡萄糖，严重低血糖者静脉输注。新生儿易发生低钙血症，应补充钙剂，多用 10% 葡萄糖酸钙 1 mL/kg 加入葡萄糖液中静脉滴注。

（窦志茜）

## 第四节 胎儿窘迫

胎儿窘迫指胎儿在子宫内因急性或慢性缺氧而危及其健康和生命的综合症状,发生率为2.7%～38.5%。急性胎儿窘迫多发生在分娩期;慢性胎儿窘迫常发生在妊娠晚期,但在临产后常表现为急性胎儿窘迫。

### 一、病因

母体血液含氧量不足、母胎间血氧运输及交换障碍、胎儿自身因素异常,均可导致胎儿窘迫。

**1. 胎儿急性缺氧**

系因母胎间血氧运输及交换障碍或脐带血液循环障碍所致。常见因素有:①前置胎盘、胎盘早剥;②脐带异常,如脐带绕颈、脐带真结、脐带扭转、脐带脱垂、脐带血肿、脐带过长或过短、脐带附着于胎膜等;③母体严重血液循环障碍致胎盘灌注急剧减少,如各种原因导致休克等;④缩宫素使用不当,造成过强及不协调宫缩,宫内压长时间超过母血进入绒毛间隙的平均动脉压;⑤孕妇应用麻醉药及镇静剂过量,抑制呼吸。

**2. 胎儿慢性缺氧**

①母体血液含氧量不足,如合并先天性心脏病或伴心功能不全、肺部感染、慢性肺功能不全、哮喘反复发作及重度贫血等;②子宫胎盘血管硬化、狭窄、梗死,使绒毛间隙血液灌注不足,如妊娠期高血压疾病、慢性肾炎、糖尿病、过期妊娠等;③胎儿严重的心血管疾病、呼吸系统疾病,胎儿畸形,母儿血型不合,胎儿宫内感染、颅内出血及颅脑损伤,致胎儿运输及利用氧能力下降等。

### 二、病理生理

子宫胎盘单位供给胎儿氧气及营养,同时排出二氧化碳和胎儿代谢产物。胎儿对宫内缺氧有一定的代偿能力,当产时子宫胎盘单位功能失代偿时,会导致胎儿缺血缺氧(血氧水平降低)。胎儿缺血缺氧会引起全身血流重新分配,分流血液到心、脑及肾上腺等重要器官。电子胎心监护出现的基线变异减少或消失、反复晚期减速。如果缺氧持续,则无氧糖酵解增加,发展为代谢性酸中毒。乳酸堆积并出现胎儿重要器官尤其是脑和心肌的进行性损害,如不及时给予干预,则可能造成严重及永久性损害,如缺血缺氧性脑病甚至胎死宫内。重度缺氧可致胎儿呼吸运动加深,羊水吸入,出生后可出现新生儿吸入性肺炎。

妊娠期慢性缺氧使子宫胎盘灌注下降,导致胎儿生长受限,肾血流减少引起羊水减少。脐带因素的胎儿缺氧常表现为胎心突然下降或出现反复重度变异减速,可出现呼吸性酸中毒,如不解除诱因,则可发展为混合性酸中毒,造成胎儿损害。

### 三、临床表现及诊断

**1. 急性胎儿窘迫**

主要发生在分娩期。多因脐带异常、胎盘早剥、宫缩过强、产程延长及休克等引起。

(1) 产时胎心率异常:产时胎心率变化是急性胎儿窘迫的重要征象。应在产时定期胎心听诊或进行连续电子胎心监护，胎心听诊应在一次宫缩之后，持续 60 秒。产时电子胎心监护的结果判读应采用三级判读系统。当出现胎心率基线无变异并且反复出现晚期减速或变异减速或胎心过缓（胎心率基线 <110 次/分），即Ⅲ类电子胎心监护图形时，提示胎儿缺氧严重。

（2）羊水胎粪污染：胎儿可在宫内排出胎粪，尽管胎儿宫内缺氧可能促发胎儿排出胎粪，但影响胎粪排出最主要的因素是孕周，孕周越大羊水胎粪污染的概率越高，某些高危因素也会增加胎粪排出的概率，如妊娠期肝内胆汁淤积症。10%~20% 的分娩中会出现羊水胎粪污染，羊水中胎粪污染不是胎儿窘迫的征象。依据胎粪污染的程度不同，羊水污染分 3 度：Ⅰ度浅绿色；Ⅱ度黄绿色、浑浊；Ⅲ度稠厚、呈棕黄色。出现羊水胎粪污染时，可考虑连续电子胎心监护，如果胎心监护正常，不需要进行特殊处理；如果胎心监护异常，存在宫内缺氧情况，会引起胎粪吸入综合征，造成不良胎儿结局。

（3）胎动异常：缺氧初期为胎动频繁，继而减弱及次数减少，进而消失。单纯的胎动频繁不属于胎动异常。

（4）酸中毒：采集胎儿头皮血进行血气分析，若 pH <7.20（正常值 7.25~7.35），$PO_2$ < 10 mmHg（正常值 15~30 mmHg），$PCO_2$ >60 mmHg（正常值 35~55 mmHg），可诊断为胎儿酸中毒。但该方法对新生儿缺血缺氧性脑病的阳性预测值仅为 3%，应用较少。

**2. 慢性胎儿窘迫**

主要发生在妊娠晚期，常延续至临产并加重。多因妊娠期高血压疾病、慢性肾炎、糖尿病等所致。

（1）胎动减少或消失：胎动减少为胎儿缺氧的重要表现，应予警惕，临床常见胎动消失 24 小时后胎心消失。若胎动计数 ≥10 次/2 小时为正常，<10 次/2 小时或减少 50% 者，提示胎儿缺氧可能。

（2）产前电子胎心监护异常：无应急试验（NST）异常提示有胎儿缺氧可能。

（3）胎儿生物物理评分低：≤4 分提示胎儿缺氧，5~6 分为可疑胎儿缺氧。

（4）胎儿多普勒超声血流异常：胎儿生长受限的胎儿脐动脉多普勒血流可表现为 S/D 比值升高，提示有胎盘灌注不足；若出现脐动脉舒张末期血流缺失或倒置和静脉导管反向"a"波，提示随时有胎死宫内的危险。

## 四、治疗

**1. 急性胎儿窘迫**

应采取果断措施，改善胎儿缺氧状态。

（1）一般处理：应该立即采取相应措施纠正胎儿缺氧，包括改变孕妇体位、吸氧、停止缩宫素使用、抑制宫缩、纠正孕妇低血压等措施，并迅速查找病因，排除脐带脱垂、重度胎盘早剥、子宫破裂等，如果这些措施均不奏效，应该紧急终止妊娠。对于可疑胎儿窘迫者应该综合考虑临床情况、持续胎心监护、采取其他评估方法来判定胎儿有无缺氧，可能需要宫内复苏来改善胎儿状况。

（2）病因治疗：若为不协调性子宫收缩过强，或因缩宫素使用不当引起宫缩过频过强，应给予特布他林或其他 β 受体兴奋剂抑制宫缩。若为羊水过少，有脐带受压征象，可经腹羊膜腔输液。

（3）尽快终止妊娠：根据产程进展，决定分娩方式。

1）Ⅲ类电子胎心监护图形，但宫口未开全或预计短期内无法阴道分娩，应立即行剖宫产。

2）宫口开全：骨盆各径线正常者，胎头双顶径已达坐骨棘平面以下，一旦诊断为胎儿窘迫，应尽快行阴道助产术结束分娩。

无论阴道分娩或剖宫产均需做好新生儿窒息抢救准备，稠厚胎粪污染者需在胎头娩出后立即清理上呼吸道，如胎儿活力差则要立即气管插管洗净气道后再行正压通气。胎儿娩出后，留取胎儿脐动静脉血样进行血气分析，以评估胎儿氧合及酸碱平衡状况。

**2. 慢性胎儿窘迫**

应针对妊娠合并症或并发症特点及其严重程度，根据孕周、胎儿成熟度及胎儿缺氧程度综合判断，拟定处理方案。

（1）一般处理：主诉胎动减少者，应进行全面检查以评估母儿状况，包括 NST 和（或）胎儿生物物理评分；侧卧位；低流量吸氧；积极治疗妊娠合并症及并发症；加强胎儿监护，注意胎动变化。

（2）期待疗法：孕周小，估计胎儿娩出后存活可能性小，尽量保守治疗延长胎龄，同时促胎肺成熟，争取胎儿成熟后终止妊娠。应向患者说明，期待过程中胎儿可能随时胎死宫内；胎盘功能低下可影响胎儿发育，预后不良。

（3）终止妊娠：妊娠近足月或胎儿已成熟，胎动减少，胎盘功能进行性减退，电子胎心监护出现胎心基线率异常伴基线变异异常、OCT 出现频繁晚期减速或重度变异减速、胎儿生物物理评分≤4 分者，均应行剖宫产术终止妊娠。

（康丽荣）

# 第五节　死胎

妊娠 20 周后胎儿在子宫内死亡，称为死胎。胎儿在分娩过程中死亡，称为死产，也是死胎的一种。在美国，2004 年死胎的发生率为 6.2%。

## 一、病因

**1. 胎盘及脐带因素**

如前置胎盘、胎盘早剥、血管前置、急性绒毛膜羊膜炎、脐带帆状附着、脐带打结、脐带脱垂、脐带绕颈缠体等，胎盘大量出血或脐带异常，导致胎儿缺氧。

**2. 胎儿因素**

如胎儿严重畸形、胎儿生长受限、双胎输血综合征、胎儿感染、严重遗传性疾病、母儿血型不合等。

**3. 孕妇因素**

严重的妊娠合并症、并发症，如妊娠期高血压疾病、抗磷脂抗体综合征、糖尿病、心血管疾病、各种原因引起的休克等。子宫局部因素，如子宫张力过大或收缩力过强、子宫畸形、子宫破裂等致局部缺血而影响胎盘、胎儿。

## 二、临床表现及诊断

孕妇自觉胎动停止，子宫停止增长，检查时听不到胎心，子宫大小与停经周数不符，超声检查可确诊。

死胎在宫腔内停留过久可能引起母体凝血功能障碍。胎儿死亡后约80%在2~3周内自然娩出，若死亡后3周胎儿仍未排出，退行性变的胎盘组织释放凝血活酶进入母血液循环，激活血管内凝血因子，可能出现弥散性血管内凝血（DIC）。胎死宫内4周以上，DIC发生机会增多，可引起分娩时的严重出血。

## 三、治疗

死胎一经确诊，首先应该详尽完善病史，包括家族史、既往史、本次妊娠情况。尽早引产。建议尸体解剖及胎盘、脐带、胎膜病理检查及染色体检查，尽力寻找死胎原因。做好产后咨询和心理支持。

引产方法有多种，包括米索前列醇，经羊膜腔注入依沙吖啶及催产素引产等，应根据孕周及子宫有无瘢痕，结合孕妇意愿，知情同意下选择引产方法。原则是尽量经阴道分娩，剖宫产仅限于特殊情况下使用。对于妊娠28周前有子宫手术史者，应制订个体化引产方案。妊娠28周后的引产应根据产科指南制定执行。

胎儿死亡4周尚未排出者，应行凝血功能检查。若纤维蛋白原<1.5 g/L，血小板<100×10⁹/L时，可用肝素治疗，可使纤维蛋白原和血小板恢复到有效止血水平，然后再引产，并备新鲜血，注意预防产后出血和感染。

即使经过全面、系统的评估，仍至少有1/4的病例无法明确病因。对于不明原因的低危孕妇，37周之前死胎的再次发生率为7.8‰~10.5‰；37周之后的再次发生率仅为1.8‰。有合并症或并发症的高危孕妇，死胎的再次发生率明显增加。

（康丽荣）

# 第六节　双胎妊娠

一次妊娠宫腔内同时有两个或两个以上胎儿时称为多胎妊娠，以双胎妊娠多见。近年来辅助生殖技术广泛开展，多胎妊娠发生率明显增高。多胎妊娠易引起妊娠期高血压疾病、妊娠期肝内胆汁淤积症、贫血、胎膜早破及早产、产后出血、胎儿发育异常等并发症。单绒毛膜双胎还可能合并双胎输血综合征、选择性生长受限等特殊并发症，因此双胎妊娠属高危妊娠范畴。本节主要讨论双胎妊娠。

## 一、双胎类型及特点

### 1. 双卵双胎

两个卵子分别受精形成的双胎妊娠，称为双卵双胎。双卵双胎约占双胎妊娠的70%，与应用促排卵药物、多胚胎宫腔内移植及遗传因素有关。两个卵子分别受精形成两个受精卵，各自的遗传基因不完全相同，故形成的两个胎儿有区别，如血型、性别不同或相同，指纹、外貌、性格类型等多种表型不同。胎盘多为两个，也可融合成一个，但血液循环各自独立。胎盘胎儿面有两个羊膜腔，中间隔有两层羊膜、两层绒毛膜。

同期复孕是两个卵子在短时间内不同时间受精而形成的双卵双胎。精子也可来自不同的男性。

**2. 单卵双胎**

由一个受精卵分裂形成的双胎妊娠，称为单卵双胎。单卵双胎约占双胎妊娠的30%。形成原因不明，不受种族、遗传、年龄、胎次的影响。一个受精卵分裂形成两个胎儿，具有相同的遗传基因，故两个胎儿性别、血型及外貌等均相同。由于受精卵在早期发育阶段发生分裂的时间不同，形成下述4种类型。

（1）双绒毛膜双羊膜囊单卵双胎：分裂发生在桑椹期（早期胚泡），相当于受精后3日内，形成两个独立的胚胎、两个羊膜囊。两个羊膜囊之间隔有两层绒毛膜、两层羊膜，胎盘为两个或一个。此种类型约占单卵双胎的30%。

（2）单绒毛膜双羊膜囊单卵双胎：分裂发生在受精后第4~8日，胚胎发育处于胚泡期，即已分化出滋养细胞，羊膜囊尚未形成。胎盘为一个，两个羊膜囊之间仅隔有两层羊膜，此种类型约占单卵双胎的68%。

（3）单绒毛膜单羊膜囊单卵双胎：受精卵在受精后第9~13日分裂，此时羊膜囊已形成，两个胎儿共存于一个羊膜腔内，共有一个胎盘。此类型占单卵双胎的1%~2%。

（4）联体双胎：受精卵在受精第13日后分裂，此时原始胚盘已形成，机体不能完全分裂成两个，形成不同形式的联体儿，极罕见。如两个胎儿共有一个胸腔或共有一个头部等。寄生胎也是联体双胎的一种形式，发育差的内细胞团被包入正常发育的胚胎体内，常位于胎儿的上腹部腹膜后，胎体的发育不完全。联体双胎发生率为单卵双胎的1/1 500。

## 二、诊断

**1. 病史及临床表现**

部分双卵双胎者有家族史，或妊娠前曾用促排卵药或体外受精行多个胚胎移植。但体外受精-胚胎移植后双胎未必一定为双卵双胎，也可能移植两个胚胎后，只有一个胚胎存活，而该受精卵又分裂为单绒毛膜性双胎。双胎妊娠通常恶心、呕吐等早孕反应重。妊娠中期后体重增加迅速，腹部增大明显，下肢水肿、静脉曲张等压迫症状出现早且明显，妊娠晚期常有呼吸困难，活动不便。

**2. 产科检查**

子宫大于停经周数，妊娠中晚期腹部可触及多个小肢体或3个以上胎极；胎头较小，与子宫大小不成比例；不同部位可听到两个胎心，其间隔有无音区，或同时听诊1分钟，两个胎心率相差10次以上。双胎妊娠时胎位多为纵产式，以两个头位或一头一臀常见。

**3. 超声检查**

对诊断及监护双胎有较大帮助。妊娠6周后，宫腔内可见两个原始心管搏动。可筛查胎儿结构畸形，如联体双胎、开放性神经管畸形等。超声检查还可帮助确定两个胎儿的胎位。

**4. 绒毛膜性判断**

由于单绒毛膜性双胎特有的双胎并发症较多，因此在妊娠早期进行绒毛膜性判断非常重要。在妊娠6~10周之间，可通过宫腔内孕囊数目进行绒毛膜性判断，若宫腔内有两个孕囊，为双绒毛膜双胎；若仅见一个孕囊，则单绒毛膜性双胎可能性较大。妊娠10~14周之间，可以通过判断胎膜与胎盘插入点呈"双胎峰"或者"T"字征来判断双胎的绒毛膜性。前者为双绒毛膜性双胎，后者为单绒毛膜性双胎。妊娠早期之后，绒毛膜性的检查难度增加，此时可以通过胎儿性别、两个羊膜囊间隔厚度、胎盘是否独立做综合判断。

### 5. 双胎的产前筛查及产前诊断

妊娠 11~13$^{+6}$ 周超声筛查可以通过检测胎儿颈项透明层（NT）评估胎儿发生唐氏综合征的风险，并可早期发现部分严重的胎儿畸形。外周血胎儿 DNA 作为一种无创的手段也可以用于双胎妊娠的非整倍体筛查。由于较高的假阳性率，不建议单独使用妊娠中期生化血清学方法对双胎妊娠进行唐氏综合征的筛查。双胎妊娠的产前诊断指征基本与单胎相似。对于双绒毛膜性双胎，应对两个胎儿进行取样。对于单绒毛膜性双胎，通常只需对其中任一胎儿取样；但如出现一胎结构异常或双胎大小发育严重不一致，则应对两个胎儿分别取样。

## 三、并发症

### 1. 母胎并发症

（1）妊娠期高血压疾病：比单胎妊娠多 3~4 倍，且发病早、程度重，容易出现心肺并发症及子痫。

（2）妊娠期肝内胆汁淤积症：发生率是单胎的 2 倍，易引起早产、胎儿窘迫、死胎、死产，围产儿死亡率增高。

（3）贫血：是单胎的 2.4 倍，与铁及叶酸缺乏有关。

（4）羊水过多：发生率约 12%，单卵双胎常在妊娠中期发生急性羊水过多，与双胎输血综合征及胎儿畸形有关。

（5）胎膜早破：发生率约达 14%，可能与宫腔内压力增高有关。

（6）宫缩乏力：子宫肌纤维伸展过度，常发生原发性宫缩乏力，致产程延长。

（7）胎盘早剥：是双胎妊娠产前出血的主要原因，可能与妊娠期高血压疾病发生率增加有关。第一胎儿娩出后，宫腔容积骤然缩小，是胎盘早剥的另一常见原因。

（8）产后出血：经阴道分娩的双胎妊娠平均产后出血量 ≥500 mL，与子宫过度膨胀致产后宫缩乏力及胎盘附着面积增大有关。

（9）流产及早产：流产发生率高于单胎 2~3 倍，与胚胎畸形、胎盘发育异常、胎盘血液循环障碍、宫腔内容积相对狭窄、宫腔压力过高有关。约 50% 双胎妊娠并发早产，其风险为单胎妊娠的 7~10 倍。单绒毛膜双胎和双绒毛膜双胎在 11~24 周之间发生流产的风险分别为 10% 和 2%，而在 32 周前早产发生率高达 10% 和 5%。

（10）脐带异常：单羊膜囊双胎易发生脐带互相缠绕、扭转，可致胎儿死亡。脐带脱垂也是双胎常见并发症，多发生在双胎胎位异常或胎先露未衔接出现胎膜早破时，以及第一胎儿娩出后、第二胎儿娩出前，是胎儿急性缺氧死亡的主要原因。

（11）胎头交锁及胎头碰撞：前者多发生在第一胎儿为臀先露、第二胎儿为头先露者，分娩时第一胎儿头部尚未娩出，而第二胎儿头部已入盆，两个胎头颈部交锁，造成难产；后者两个胎儿均为头先露，同时入盆，引起胎头碰撞难产。

（12）胎儿畸形：双卵双胎妊娠胎儿畸形的发生概率与单胎妊娠相似；而在单卵双胎，胎儿畸形的发生率增加 2~3 倍。最常见的畸形为心脏畸形、神经管缺陷、面部发育异常、胃肠道发育异常和腹壁裂等。有些畸形为单卵双胎所特有，如联体双胎、无心畸形等。

### 2. 单绒毛膜性双胎特有并发症

单绒毛膜性双胎由于两胎儿共用一个胎盘，胎盘之间存在血管吻合，故可以出现较多且较严重的并发症，围产儿发病率和死亡率均增加。

（1）双胎输血综合征（TTTS）：是单绒毛膜双羊膜囊单卵双胎的严重并发症。通过胎盘间的动－静脉吻合支，血液从动脉向静脉单向分流，使一个胎儿成为供血儿，另一个胎儿成为受血儿，造成供血儿贫血、血容量减少，致使肾灌注不足、羊水过少，甚至因营养不良而死亡；受血儿血容量增多，可发生充血性心力衰竭、胎儿水肿、羊水过多。既往对于双胎输血综合征的诊断通常是通过产后检查新生儿，如果两个胎儿体重相差≥20％、血红蛋白相差＞50 g/L，提示双胎输血综合征，但这一观点已被摒弃。目前国际上对 TTTS 的诊断主要依据为：①单绒毛膜性双胎；②双胎出现羊水量改变，一胎羊水池最大深度大于 8 cm（20 周后大于 10 cm），另一胎小于 2 cm 即可诊断。有时供血儿出现羊水严重过少，被挤压到子宫的一侧，成为"贴附儿"。根据 Quintero 分期，TTTS 可分为 5 期。Ⅰ期：仅羊水量异常；Ⅱ期：超声不能显示供血儿膀胱；Ⅲ期：出现脐动脉、静脉导管、脐静脉多普勒血流的异常；Ⅳ期：任何一胎水肿；Ⅴ期：任何一胎死亡。双胎输血综合征如果不经治疗，胎儿的死亡率高达 90％。

（2）选择性胎儿生长受限（sIUGR）：也为单绒毛膜性双胎特有的严重并发症。目前诊断主要是根据 sIUGR 胎儿体重估测位于该孕周第 10 百分位以下，两胎儿体重相差 25％ 以上。但诊断仍存在争议。其发病原因主要为胎盘分配不均，sIUGR 胎儿通常存在脐带边缘附着或帆状插入。sIUGR 可分为 3 型，Ⅰ型小胎儿脐血流正常；Ⅱ型为小胎儿出现脐动脉舒张期缺失或倒置；Ⅲ型为小胎儿出现间歇性脐动脉舒张期改变。

sIUGR 和双胎输血综合征在诊断上易出现混淆，但其诊断均需满足单绒毛膜性双胎这一前提。TTTS 诊断的必要条件是两个胎儿出现羊水过多－过少序列征（TOPS），而并非两个胎儿体重是否有差异。sIUGR 胎儿羊水量可正常或仅出现一胎的羊水异常，其诊断依据为两胎之间出现的体重差异且一胎存在 IUGR。

（3）一胎无心畸形：也称动脉反向灌注序列（TRAPS），为少见畸形，发生率为单绒毛膜妊娠的 1％，妊娠胎儿的 1∶35 000。双胎之一心脏缺如、残留或无功能。最显著的特征是结构正常的泵血胎通过一根胎盘表面动脉－动脉吻合向寄生的无心胎供血。如不治疗，正常胎儿可发生心力衰竭而死亡。

（4）贫血多血质序列征（TAPS）：TAPS 定义为单绒毛膜双羊膜囊双胎的一种慢性的胎－胎输血，两胎儿出现严重的血红蛋白差异但并不存在 TOPS。TAPS 可能为原发，占单绒毛膜性双胎的 3％~5％，也可能为 TTTS 行胎儿镜激光术后的胎盘上小的动－静脉血管残留所致，占 TTTS 胎儿镜激光术后的 2％~13％。对 TAPS 的诊断主要通过大脑中动脉收缩期峰值流速（PSV）的检测。TAPS 产前诊断标准为受血儿大脑中动脉 PSV＜1.0 中位数倍数（MoM），供血儿 PSV＞1.5MoM。

（5）单绒毛膜单羊膜囊双胎：为极高危的双胎妊娠，由于两胎儿共用一个羊膜腔，两胎儿之间无胎膜分隔，因脐带缠绕和打结而发生宫内意外的可能性较大。

# 四、治疗

## 1. 妊娠期处理及监护

（1）补充足够营养：进食含高蛋白质、高维生素以及必需脂肪酸的食物，注意补充铁、叶酸及钙剂，预防贫血及妊娠期高血压疾病。

（2）防治早产：是双胎产前监护的重点，双胎孕妇应适当增加每日卧床休息时间，减少活动量，产兆若发生在 34 周以前，应给予宫缩抑制剂。一旦出现宫缩或阴道流液，应住院治疗。

（3）及时防治妊娠并发症：发生妊娠期高血压疾病、妊娠期肝内胆汁淤积症等应及早治疗。

（4）监护胎儿生长发育情况及胎位变化：发现胎儿畸形，尤其是联体双胎，应及早终止妊娠。对双绒毛膜性双胎，定期（每 4 周 1 次）超声监测胎儿生长情况。对单绒毛膜性双胎，应每 2 周超声监测胎儿生长发育情况，从而早期发现单绒双胎特殊并发症等。如有条件，单绒毛膜性双胎应由胎儿医学专家进行随访，随访的内容包括胎儿生长发育情况、体重估测相差、羊水情况、彩色多普勒超声血流评估。超声检查发现胎位异常，一般不予纠正。但妊娠晚期确定胎位对分娩方式的选择有帮助。

**2. 分娩时机**

对于无并发症及合并症的双绒毛膜性双胎可等待至孕 38 周时再考虑分娩，最晚不应超过 39 周。无并发症及合并症的单绒毛膜双羊膜囊双胎可以在严密监测下至妊娠 35～37 周分娩。单绒毛膜单羊膜囊双胎的分娩孕周为 32～34 周。复杂性双胎如 TTTS、sIUGR 及 TAPS 需要结合每个孕妇及胎儿的具体情况制订个体化的分娩方案。

**3. 分娩期处理**

如果双胎妊娠计划阴道试产，无论何种胎方位，大约 20% 发生第二胎儿胎位变化，需做好阴道助产及第二胎儿剖宫产术的准备。第一胎儿为头先露的双胎妊娠可经阴道分娩。若第一胎儿为头先露，第二胎儿为非头位，第一胎儿阴道分娩后，第二胎儿需要阴道助产或剖宫产的风险较大。如第一胎儿为臀先露，当发生胎膜破裂时，易发生脐带脱垂；而如果第二胎儿为头先露，有发生两胎儿胎头绞锁的可能，可放宽剖宫产指征。

产程中应注意：①产妇应有良好体力，应保证产妇足够的能量摄入及睡眠；②严密观察胎心变化；③注意宫缩及产程进展，对胎头已衔接者，可在产程早期行人工破膜，加速产程进展，如宫缩乏力，可在严密监护下给予低浓度缩宫素静脉滴注；④第二产程必要时行会阴后-侧切开，减轻胎头受压。第一胎儿娩出后，胎盘侧脐带必须立即夹紧，以防第二胎儿失血。助手应在腹部固定第二胎儿为纵产式并密切观察胎心、宫缩及阴道流血情况，及时阴道检查了解胎位及排除脐带脱垂，及早发现胎盘早剥。若无异常，等待自然分娩，通常在 20 分钟左右第二个胎儿娩出，若等待 15 分钟仍无宫缩，可行人工破膜并静脉滴注低浓度缩宫素，促进子宫收缩。无论阴道分娩还是剖宫产，均需积极防治产后出血。

**4. 单绒毛膜双胎及其特有并发症的处理**

双胎的胎儿预后取决于绒毛膜性，而不是合子性（卵性）。单绒毛膜性双胎围产儿并发症及死亡率较高。对于 Quintero 分期 Ⅱ～Ⅳ 期及部分 Ⅰ 期的孕 16～26 周的 TTTS，应首选胎儿镜激光术治疗。对于较晚发现的双胎输血综合征合并羊水过多，可采取快速羊水减量术。对于严重的 sIUGR 或者单绒毛膜性双胎一胎合并畸形或 TRAPS，可采用选择性减胎术（射频消融术或脐带凝固术）减去 IUGR 胎儿或畸形胎儿。

（康丽荣）

# 第十章

# 胎儿附属物异常

作为胎儿附属物的胎盘与胎膜，在胎儿生长发育过程中起重要作用，尤其胎盘是胎儿与母体对话的窗口，若发生异常，对母儿危害较大。正常妊娠时羊水的产生和吸收处于动态平衡中，若羊水的产生和吸收失衡，将导致羊水量异常。脐带是母儿间物质交换的通道，若发生异常，将对胎儿造成危害。

## 第一节　前置胎盘

妊娠 28 周以后，胎盘位置低于胎先露部，附着在子宫下段、下缘达到或覆盖宫颈内口称为前置胎盘。为妊娠晚期阴道流血最常见的原因，也是妊娠期严重并发症之一。国外发病率为 0.3%~0.5%，国内报道为 0.24%~1.57%。

### 一、病因

高危因素包括多次流产史、宫腔操作史、产褥感染史、高龄、剖宫产史、多孕产次、孕妇不良生活习惯（吸烟或吸毒妇女）、双胎妊娠、辅助生殖技术受孕、子宫形态异常、妊娠 28 周前超声检查提示胎盘前置状态等。

病因尚不清楚，可能与下述因素有关。

**1. 胎盘异常**

形态和胎盘大小异常。胎盘位置正常而副胎盘位于子宫下段接近宫颈内口；胎盘面积过大和膜状胎盘大而薄延伸至子宫下段；双胎较单胎妊娠前置胎盘的发生率高 1 倍。

**2. 子宫内膜病变或损伤**

剖宫产、子宫手术史、多次流产刮宫史、产褥感染、盆腔炎等可引起子宫内膜炎或萎缩性病变。受精卵植入受损的子宫内膜，子宫蜕膜血管形成不良造成胎盘血供不足，为了摄取足够营养胎盘延伸到子宫下段以增大面积。前次剖宫产手术瘢痕妨碍胎盘于妊娠晚期随着子宫峡部的伸展而上移等。

**3. 受精卵滋养层发育迟缓**

滋养层尚未发育到可以着床的阶段时，受精卵已达子宫腔，继续下移，着床于子宫下段进而发育成前置胎盘。

**4. 辅助生殖技术**

使用的促排卵药物改变了体内性激素水平，由于受精卵的体外培养和人工植入，造成子宫内膜与胚胎发育不同步，人工植入时可诱发宫缩，导致其着床于子宫下段。

## 二、分类

按胎盘下缘与宫颈内口的关系，将前置胎盘分为4类：完全性前置胎盘、部分性前置胎盘、边缘性前置胎盘、低置胎盘。

**1. 完全性前置胎盘**

或称中央性前置胎盘，胎盘组织完全覆盖宫颈内口。

**2. 部分性前置胎盘**

胎盘组织覆盖部分宫颈内口。

**3. 边缘性前置胎盘**

胎盘附着于子宫下段，下缘达到宫颈内口，但未超越宫颈内口。

**4. 低置胎盘**

胎盘附着于子宫下段，边缘距宫颈内口 <2 cm。

由于子宫下段的形成、宫颈管消失、宫口扩张等因素，胎盘边缘与宫颈内口的关系常随孕周的不同时期而改变。目前临床上以处理前最后一次检查结果来确定其分类。

既往有剖宫产史或子宫肌瘤剔除术史，此次妊娠为前置胎盘，胎盘附着于原手术瘢痕部位者，发生胎盘粘连、植入和致命性大出血的风险高，称之为凶险性前置胎盘。

## 三、临床表现

**1. 症状**

典型症状为妊娠晚期或临产后发生无诱因、无痛性反复阴道流血。妊娠晚期子宫峡部拉长形成子宫下段，牵拉宫颈内口，宫颈管逐渐缩短；临产后规律宫缩使宫颈管消失成为软产道一部分。宫颈口扩张时，附着于子宫下段及宫颈内口的胎盘前置部分伸展性能力差与其附着处发生错位分离，血窦破裂出血。前置胎盘出血前一般无明显诱因，初次出血量较少，血液凝固出血可停止；但不排除有初次即发生致命性大出血而导致休克的可能性。由于子宫下段不断伸展，前置胎盘出血常频繁出现，出血量也增多。阴道流血发生时间、出血量多少以及反复发生次数与前置胎盘类型有关。

**2. 体征**

一般情况与出血量、出血速度密切相关，大量出血呈现面色苍白、脉搏细弱、四肢湿冷、血压下降等休克表现。反复出血表现为贫血貌。腹部检查：子宫软，无压痛，轮廓清楚，大小与孕周相符。由于胎盘占据子宫下段，影响胎先露部衔接入盆，故胎先露高浮，1/3合并有胎位异常。反复出血或一次出血量过多可使胎儿宫内缺氧，胎心有异常甚至消失，严重者胎死宫内。当前置胎盘附着于子宫前壁时，可在耻骨联合上方闻及胎盘血流杂音。

## 四、诊断

超声诊断前置胎盘需注意孕周，胎盘覆盖宫腔的面积在妊娠中期约为1/2、至妊娠晚期为1/3 或 1/4，子宫下段的形成增加了宫颈内口与胎盘边缘之间的距离，原附着在子宫下段的胎盘可随宫体上移而改变为正常位置胎盘。目前许多学者认为，对于妊娠中期超声检查发现胎盘前置者，不宜诊断为前置胎盘，而应称为胎盘前置状态。

**1. 高危因素**

既往有多次流产史、宫腔操作史、产褥感染史、高龄、剖宫产史、多孕产次等。

**2. 临床表现**

（1）症状：典型症状是妊娠晚期或临产时，发生无诱因、无痛性反复阴道流血。患者一般情况与出血量有关，大量出血呈现面色苍白、脉搏增快微弱、血压下降等休克表现。

（2）腹部检查：子宫软，轮廓清楚，无压痛，子宫大小与孕周相符，胎位清楚，胎先露高浮或伴有胎位异常。

（3）阴道检查：应采用超声检查确定胎盘位置，若前置胎盘诊断明确，无需再行阴道检查。若必须通过阴道检查明确诊断或选择分娩方式时，可在输液、输血及做好紧急剖宫产的手术条件下进行。禁止肛查。

**3. 影像学检查**

（1）超声检查：可清楚显示子宫壁、胎盘、胎先露部及宫颈的位置，有助于确定前置胎盘类型。阴道超声检查能更准确地确定胎盘边缘和宫颈内口的关系，准确性明显高于腹部超声检查，故对疑似胎盘位置异常的患者均推荐阴道超声检查。

（2）磁共振检查：怀疑合并胎盘植入者，有条件的医院可选择磁共振检查，以了解胎盘植入子宫肌层的深度、是否侵及膀胱等，对凶险性前置胎盘的诊断更有帮助。

## 五、鉴别诊断

前置胎盘应与胎盘早剥、胎盘边缘血窦破裂、脐带帆状附着、前置血管破裂、宫颈病变等产前出血相鉴别。结合病史、临床表现及辅助检查，一般不难鉴别。

## 六、对母儿影响

**1. 产后出血**

行剖宫产时，当子宫切口无法避开附着于前壁的胎盘，导致出血明显增多。胎儿娩出后，子宫下段肌组织菲薄，收缩力差，附着于此处的胎盘不易完全剥离，一旦剥离，因开放的血窦不易关闭，常发生产后出血，量多且不易控制。

**2. 植入性胎盘**

子宫下段蜕膜发育不良，胎盘绒毛穿透底蜕膜，侵入子宫肌层，使胎盘剥离不全而发生产后出血。

**3. 产褥感染**

细菌经阴道上行侵入靠近宫颈外口的胎盘剥离面，同时多数产妇因反复失血而致贫血，免疫力下降，容易发生产褥期感染。

**4. 围产儿预后不良**

出血量多可致胎儿窘迫，甚至缺氧死亡。治疗性早产率增加，低出生体重发生率和新生儿死亡率高。

# 七、治疗

治疗原则是抑制宫缩、纠正贫血、预防感染和适时终止妊娠。根据阴道流血量、孕周、产次、胎位、有无休克、是否临产、胎儿是否存活及前置胎盘类型等综合做出判断。临床处理前以最后一次检查结果来确定其分类。凶险性前置胎盘应当在有救治条件的医院治疗。

## （一）期待疗法

目的是在保障母儿安全的前提下，尽量延长妊娠时间，提高胎儿存活性。适用于妊娠 < 36 周、胎儿存活、一般情况良好、阴道流血量少、无需紧急分娩的孕妇。建议在有母儿抢救能力的医疗机构进行治疗，一旦有阴道流血，强调住院治疗的必要性，且加强对母儿状况的监测及治疗。

### 1. 一般处理

阴道流血期间减少活动量，注意休息，禁止肛门检查和不必要的阴道检查。密切观察阴道流血量，监护胎儿宫内状况；维持正常血容量，必要时输血。常规备血，做好急诊手术的准备。

### 2. 纠正贫血

目标使血红蛋白≥110 g/L，血细胞比容 >0.30，以增加母体储备。

### 3. 止血

对于有早产风险的患者，可酌情给予宫缩抑制剂，防止因宫缩引起的进一步出血。

### 4. 糖皮质激素

孕 35 周前有早产风险时，应促胎肺成熟。

## （二）终止妊娠

### 1. 指征

①出血量大甚至休克，为挽救孕妇生命，无需考虑胎儿情况，应立即终止妊娠；②出现胎儿窘迫等产科指征时，胎儿已可存活，可行急诊手术；③临产后诊断的前置胎盘，出血量较多，估计短时间内不能分娩者，也应终止妊娠；④无临床症状的前置胎盘根据类型决定分娩时机。合并胎盘植入者可于妊娠 36 周及以上择期终止妊娠；完全性前置胎盘可于妊娠 37 周及以上择期终止妊娠；边缘性前置胎盘可于 38 周及以上择期终止妊娠；部分性前置胎盘应根据胎盘遮盖宫颈内口情况，适时终止妊娠。

### 2. 手术管理

手术应当由技术娴熟的医师实施，做好分级手术的管理。术前积极纠正贫血、预防感染、出血及备血，做好处理产后出血和抢救新生儿的准备。参考产前超声检查及手术探查定位胎盘，子宫切口应尽量避开胎盘。胎儿娩出后，立即子宫肌壁注射缩宫素，出血仍多时，可选用前列腺素类或麦角新碱药物。局部缝合开放血窦、单用或联合使用子宫压迫缝合术、宫腔纱条填塞术、子宫动脉或髂内动脉结扎术、子宫动脉栓塞术等多种方法止血。若各项措施均无效，则与患者及家属充分沟通病情后实施子宫切除术。

在剖宫产术中发现子宫下段有局限性怒张血管，前置胎盘着床在前次剖宫产切口处，则应高度怀疑胎盘植入。应做好各种抢救产妇和新生儿的准备。同时以中心静脉压监测血容量，积极抢救出血与休克，预防感染，注意纠正心肺衰竭、肾衰竭等多器官功能衰竭。

**3. 阴道分娩**

仅适用于边缘性前置胎盘、低置胎盘、枕先露、阴道流血少，估计在短时间内能结束分娩者，在有条件的机构且备足血源的前提下，可在严密监测下行阴道试产。

## 八、预防

采取积极有效的避孕措施，减少子宫内膜损伤和子宫内膜炎的发生；避免多产、多次刮宫或引产以及剖宫产，预防感染，宣传妊娠期保健知识，养成良好的生活习惯，计划妊娠妇女应戒烟、戒毒，避免被动吸烟；加强妊娠期管理，按时产前检查及正确的妊娠期指导，发生妊娠期反复发作无痛性阴道流血，及时到医院就诊，早期确诊前置胎盘并作出正确处理。

（孙 晶）

# 第二节 胎盘早剥

胎盘早剥指妊娠 20 周后正常位置的胎盘在胎儿娩出前，部分或全部从子宫壁剥离，发病率约为 1%。属于妊娠晚期严重并发症，疾病发展迅猛，若处理不及时可危及母儿生命。

## 一、病因

确切发病机制不清，考虑与下述因素有关。

**1. 血管病变**

妊娠期高血压疾病尤其是重度子痫前期、慢性高血压、慢性肾脏疾病或全身血管病变的孕妇，底蜕膜螺旋小动脉痉挛或硬化，引起远端毛细血管变性坏死甚至破裂出血，血液在底蜕膜与胎盘之间形成血肿，致使胎盘与子宫壁分离。此外，妊娠中、晚期或临产后，妊娠子宫压迫下腔静脉，回心血量减少，血压下降，子宫静脉淤血，静脉压突然升高，蜕膜静脉床淤血或破裂，形成胎盘后血肿，导致胎盘与子宫壁部分或全部剥离。

**2. 机械性因素**

外伤尤其是腹部钝性创伤会导致子宫突然拉伸或收缩而诱发胎盘早剥。一般发生于外伤后 24 小时之内。

**3. 宫腔内压力骤减**

未足月胎膜早破；双胎妊娠分娩时，第一胎儿娩出过快；羊水过多时，人工破膜后羊水流出过快，宫腔内压力骤减，子宫骤然收缩，胎盘与子宫壁发生错位而剥离。

**4. 其他因素**

高龄多产、有胎盘早剥史的孕妇再发胎盘早剥的风险明显增高。此外，其他一些因素还包括吸烟、吸毒、绒毛膜羊膜炎、接受辅助生殖技术助孕、有血栓形成倾向等。

## 二、病理及病理生理

主要为底蜕膜出血、形成血肿，使该处胎盘自子宫壁剥离。如剥离面积小，血液易凝固而出血停止，临床可无症状或症状轻微。如继续出血，胎盘剥离面也随之扩大，形成较大胎盘后血肿，血液可冲开胎盘边缘及胎膜经宫颈管流出，称为显性剥离。如胎盘边缘或胎膜与子宫壁未剥离，或胎头进入骨盆入口压迫胎盘下缘，使血液积聚于胎盘与子宫壁之间而不能外流，故无阴道流血表现，称为隐性剥离。

当隐性剥离内出血急剧增多时，胎盘后血液积聚于胎盘与子宫壁之间，压力不断增加，血液浸入子宫肌层，引起肌纤维分离、断裂乃至变性。血液浸入浆膜层时，子宫表面呈现紫蓝色瘀斑，以胎盘附着处明显，称为子宫胎盘卒中，又称为库弗莱尔子宫。血液还可渗入卵巢生发上皮下、输卵管系膜、阔韧带内。大量组织凝血活酶从剥离处的胎盘绒毛和蜕膜中释放进入母体血液循环，激活凝血系统并影响血供，导致多器官功能障碍。随着促凝物质不断入血，激活纤维蛋白溶解系统，产生大量的纤维蛋白原降解产物（FDP），引起继发性纤溶亢进。大量凝血因子消耗，最终导致凝血功能障碍。

## 三、临床表现及分级

典型临床表现是阴道流血、腹痛，可伴有子宫张力增高和子宫压痛，尤以胎盘剥离处最明显。阴道流血特征为陈旧不凝血，但出血量往往与疼痛程度、胎盘剥离程度不一定符合，尤其是后壁胎盘的隐性剥离。早期表现通常以胎心率异常为首发变化，宫缩间歇期子宫呈高张状态，胎位触诊不清。严重时子宫呈板状，压痛明显，胎心率改变或消失，甚至出现恶心、呕吐、出汗、面色苍白、脉搏细弱、血压下降等休克征象。

在临床上推荐按照胎盘早剥的 Page 分级标准评估病情的严重程度，见表 10-1。

表 10-1　胎盘早剥的 Page 分级标准

| 分级 | 标准 |
| --- | --- |
| 0 级 | 分娩后回顾性产后诊断 |
| I 级 | 外出血，子宫软，无胎儿窘迫 |
| II 级 | 胎儿宫内窘迫或胎死宫内 |
| III 级 | 产妇出现休克症状，伴或不伴弥散性血管内凝血 |

出现胎儿宫内死亡的患者胎盘剥离面积常超过 50%；接近 30% 的胎盘早剥会出现凝血功能障碍。

## 四、辅助检查

**1. 超声检查**

可协助了解胎盘的部位及胎盘早剥的类型，并可明确胎儿大小及存活情况。典型的声像图显示胎盘与子宫壁之间出现边缘不清楚的液性低回声区，即为胎盘后血肿，胎盘异常增厚或胎盘边缘"圆形"裂开。需要注意的是，超声检查阴性结果不能完全排除胎盘早剥，尤其是胎盘附着在子宫后壁时。

**2. 电子胎心监护**

协助判断胎儿的宫内状况，电子胎心监护可出现胎心基线变异消失、变异减速、晚期减速、正弦波形及胎心率缓慢等。

**3. 实验室检查**

包括全血细胞计数、血小板计数、凝血功能、肝肾功能及血电解质检查等。III 级患者应检测肾功和血气分析，DIC 筛选试验结果可疑者进一步做纤溶确诊试验（包括凝血酶时间、优球蛋白溶解时间和血浆鱼精蛋白副凝试验）。血纤维蛋白原 < 250 mg/L 为异常，如果 <

150 mg/L 对凝血功能障碍有诊断意义。情况紧急时，可抽取肘静脉血 2 mL 放入干燥试管中，7 分钟后若无血块形成或形成易碎的软凝血块，提示凝血功能障碍。

## 五、诊断与鉴别诊断

依据病史、症状、体征，结合实验室检查及超声检查等结果，不难做出临床诊断。怀疑有胎盘早剥时，应当在腹部体表画出子宫底高度，以便观察。0 级和 I 级临床表现不典型，需要通过超声检查辅助诊断，并与前置胎盘相鉴别。应密切关注症状以及凝血功能的变化。Ⅱ级及Ⅲ级胎盘早剥症状与体征比较典型，诊断较容易，主要与先兆子宫破裂相鉴别。

## 六、并发症

### 1. 胎儿宫内死亡

如胎盘早剥面积大，出血多，胎儿可因缺血缺氧而死亡。

### 2. 弥散性血管内凝血（DIC）

胎盘早剥是妊娠期发生凝血功能障碍最常见的原因，约 1/3 伴有死胎发生。临床表现为皮肤、黏膜及注射部位出血，阴道流血不凝或凝血块较软，甚至发生血尿、咯血和呕血。一旦发生 DIC，病死率较高，应积极预防。

### 3. 失血性休克

无论显性或隐性剥离，出血量多时可致休克。发生子宫胎盘卒中时，子宫肌层收缩受影响可致严重产后出血，凝血功能障碍也是导致出血的原因，若并发 DIC，产后出血难以纠正，引起休克，多脏器功能衰竭，脑垂体及肾上腺皮质坏死，导致希恩综合征的发生。

### 4. 急性肾衰竭

胎盘早剥大量出血使肾脏灌注严重受损，导致肾皮质或肾小管缺血坏死。且胎盘早剥多伴发妊娠期高血压疾病、慢性高血压、慢性肾脏疾病等，肾血管痉挛会影响肾血流量，造成肾脏缺血，进而出现急性肾衰竭。

### 5. 羊水栓塞

胎盘早剥时，羊水可经剥离面开放的子宫血管进入母血液循环，触发羊水栓塞。

## 七、对母儿的影响

胎盘早剥对母胎影响极大。剖宫产率、贫血、产后出血率、DIC 发生率均升高。由于胎盘早剥出血引起胎儿急性缺氧，新生儿窒息率、早产率、胎儿宫内死亡率明显升高，围产儿死亡率约为 11.9%，是无胎盘早剥者的 25 倍。更为严重的是，胎盘早剥新生儿还可遗留显著神经系统发育缺陷等后遗症。

## 八、治疗

胎盘早剥严重危及母儿生命，母儿的预后取决于处理是否及时与恰当。治疗原则为早期识别、积极处理休克、及时终止妊娠、控制 DIC、减少并发症。

### 1. 纠正休克

监测产妇生命体征，积极输血、迅速补充血容量及凝血因子，维持全身血液循环系统稳定。依据血红蛋白量决定输注血制品类型，包括红细胞、血浆、血小板、冷沉淀等。有 DIC

表现者尽早纠正其凝血功能障碍。应使血细胞比容超过 0.30，血红蛋白维持在 100 g/L，尿量 >30 mL/h。

**2. 监测胎儿宫内情况**

连续监测胎心以判断胎儿宫内情况。对于有外伤史的产妇，疑有胎盘早剥时，应连续胎心监护，以早期发现胎盘早剥。

**3. 及时终止妊娠**

一旦确诊Ⅱ、Ⅲ级胎盘早剥应及时终止妊娠。根据孕妇病情轻重、胎儿宫内状况、产程进展、胎产式等，决定终止妊娠的方式。

（1）阴道分娩：适用于 0~Ⅰ 级患者，一般情况良好，病情较轻，以外出血为主，宫口已扩张，估计短时间内可结束分娩。人工破膜使羊水缓慢流出，缩小子宫容积，腹部包裹腹带压迫胎盘使其不再继续剥离，必要时滴注缩宫素缩短第二产程。产程中应密切观察心率、血压、宫底高度、阴道出血量以及胎儿宫内状况，发现异常征象，应行剖宫产术。

对 20~34$^{+6}$ 周合并 Ⅰ 级胎盘早剥的产妇，尽可能保守治疗，延长孕周，孕 35 周前应用糖皮质激素促进胎肺成熟。注意密切监测胎盘早剥情况，一旦出现明显阴道流血、子宫张力高、凝血功能障碍及胎儿窘迫时应立即终止妊娠。

（2）剖宫产术：①Ⅰ级胎盘早剥，出现胎儿窘迫征象者；②Ⅱ级胎盘早剥，不能在短时间内结束分娩者；③Ⅲ级胎盘早剥，产妇病情恶化，胎儿已死，不能立即分娩者；④破膜后产程无进展者；⑤产妇病情急剧加重危及生命时，不论胎儿是否存活，均应立即行剖宫产。剖宫产取出胎儿与胎盘后，立即注射宫缩剂，人工剥离胎盘的同时应促进子宫收缩。发现有子宫胎盘卒中时，可边按摩子宫，边用热盐水纱垫湿热敷子宫，多数子宫收缩转佳，出血量减少。若发生 DIC 以及难以控制的大量出血，应快速输血、凝血因子，并行子宫切除术。

**4. 并发症的处理**

（1）产后出血：胎儿娩出后应立即给予子宫收缩药物，如缩宫素、前列腺素制剂、麦角新碱等；胎儿娩出后，促进胎盘剥离。注意预防 DIC 的发生。若有不能控制的子宫出血或血不凝、凝血块较软，应按凝血功能障碍处理。另可采用子宫压迫止血、动脉结扎、动脉栓塞、子宫切除等手段控制出血。

（2）凝血功能障碍：迅速终止妊娠、阻断促凝物质继续进入孕妇血液循环，同时纠正凝血机制障碍，补充血容量和凝血因子，及时、足量输入同等比例的红细胞悬液、血浆和血小板。也可酌情输入冷沉淀，补充纤维蛋白原。

（3）肾衰竭：若患者尿量 <30 mL/h 或无尿（<100 mL/24h），提示血容量不足，应及时补充血容量；若尿量 <17 mL/h，在血容量已补足基础上可给予呋塞米 20~40 mg 静脉推注，必要时重复用药。注意维持电解质及酸碱平衡。经过上述处理后，短期内尿量不增且血清尿素氮、肌酐、血钾进行性升高，二氧化碳结合力下降，提示肾衰竭可能性大。出现尿毒症时，应及时行血液透析治疗。

# 九、预防

健全孕产妇三级保健制度，对妊娠期高血压疾病、慢性高血压、肾脏疾病孕妇，应加强妊娠期管理并积极治疗；指导产妇养成良好的生活习惯；预防宫内感染；避免腹部外伤；对高危患者不主张行外倒转术；行外倒转术纠正胎位时，动作应轻柔；羊膜腔穿刺应在超声引导下进行，以免误穿胎盘等。妊娠晚期或分娩期，应鼓励孕妇作适量的活动，避免长时间仰卧；应在宫缩间歇期进行人工破膜，减缓羊水流出的速度。

（孙　晶）

# 第三节　胎盘植入

胎盘植入指胎盘组织不同程度地侵入子宫肌层的一组疾病。根据胎盘绒毛侵入子宫肌层深度分为：①胎盘粘连，胎盘绒毛黏附于子宫肌层表面；②胎盘植入，胎盘绒毛深入子宫肌壁间；③穿透性胎盘植入，胎盘绒毛穿过子宫肌层到达或超过子宫浆膜面。也可根据植入面积可以分成完全性和部分性胎盘植入。

胎盘植入在临床上可出现严重产后出血、休克，以致子宫切除，严重者甚至患者死亡，其产褥期感染的概率也相应增高。常见的高危因素为前置胎盘、剖宫产史、子宫肌瘤剔除术史、子宫穿孔史、胎盘植入史、多次流产史、高龄妊娠等。

## 一、临床表现与诊断

无典型临床表现与体征。临床诊断主要依据高危因素结合超声和（或）磁共振检查，确诊需根据手术中或分娩时所见或分娩后的病理学诊断。

**1. 临床表现**

主要表现为胎儿娩出后超过 30 分钟，胎盘仍不能自行剥离，伴或不伴阴道流血，行徒手取胎盘时剥离困难或发现胎盘与子宫壁粘连紧密无缝隙；或行剖宫产时发现胎盘植入，甚至穿透子宫肌层。

**2. 影像学预测**

彩色多普勒超声检查是判断胎盘位置、预测胎盘植入最常用的方法。磁共振多用于评估子宫后壁的胎盘植入、胎盘侵入子宫肌层的深度、宫旁组织和膀胱受累程度以及临床上高度疑诊，但超声不能确诊者。

## 二、治疗

胎盘植入易发生严重的产科出血，需在有抢救条件的医疗机构，由有胎盘植入处置经验的产科医师、麻醉科医师及有早产儿处置经验的儿科医师组成的救治团队处理。

**1. 阴道分娩**

非前置胎盘的患者无剖宫产指征均可经阴道试产。

**2. 剖宫产**

适用于合并前置胎盘或其他剖宫产指征者。术前充分做好产后出血的防治措施，包括血液制品、药物、手术人员等准备；子宫切口依胎盘附着位置而定，原则上应避开胎盘或胎盘主体部分，术中可采用多样化止血措施；术后需预防性应用抗生素。

（孙　晶）

# 第四节　胎膜早破

临产前胎膜自然破裂称为胎膜早破（PROM）。妊娠达到及超过 37 周发生者称足月胎膜早破；未达到 37 周发生者称未足月胎膜早破（PPROM）。足月单胎 PROM 发生率为 8%；单胎妊娠 PPROM 发生率为 2%~4%，双胎妊娠 PPROM 发生率为 7%~20%。未足月胎膜早破是早产的主要原因之一，胎膜早破孕周越小，围产儿预后越差。

## 一、病因

是多种因素影响的结果，常见的因素如下。

**1. 生殖道感染**

是胎膜早破的主要原因。常见病原体（如厌氧菌、衣原体、B 族链球菌（GBS）和淋病奈瑟菌等）上行侵袭宫颈内口局部胎膜，使胎膜局部张力下降而导致胎膜早破。

**2. 羊膜腔压力升高**

宫腔压力过高如双胎妊娠、羊水过多等，容易引起胎膜早破。

**3. 胎膜受力不均**

胎位异常、头盆不称等可使胎儿先露部不能与骨盆入口衔接，前羊膜囊所受压力不均；宫颈机能不全，前羊膜囊楔入，胎膜受压不均，导致胎膜早破。

**4. 创伤**

羊膜腔穿刺不当、性生活刺激、撞击腹部等均有可能引起胎膜早破。

**5. 营养因素**

孕妇铜、锌及维生素等缺乏，影响胎膜的胶原纤维、弹力纤维合成，胎膜抗张能力下降，易引起胎膜早破。

## 二、临床表现

典型症状是孕妇突感较多液体自阴道流出，增加腹压时阴道流液量增多。足月胎膜早破时检查触不到前羊膜囊，上推胎儿先露时阴道流液量增多，可见胎脂和胎粪。少量间断不能自控的阴道流液需与尿失禁、阴道炎溢液进行鉴别。

## 三、诊断

**1. 胎膜早破的诊断**

（1）临床表现：孕妇主诉阴道流液或外阴湿润等。

（2）辅助检查。

1）窥阴器检查：见液体自宫颈口内流出或后穹隆有液池形成。

2）超声检查：发现羊水量较破膜前减少。

3）阴道液 pH 测定：正常妊娠阴道液 pH 为 4.5~6.0，羊水 pH 为 7.0~7.5，阴道液 pH≥6.5 时支持胎膜早破的诊断，但血液、尿液、宫颈黏液、精液及细菌污染可出现假阳性。

4）阴道液涂片检查：阴道后穹隆积液涂片见到羊齿植物状结晶。

5）宫颈阴道液生化检查：①胰岛素样生长因子结合蛋白-1（IGFBP-1）检测；②可溶

性细胞间黏附分子-1（sICAM-1）检测；③胎盘 α 微球蛋白-1（PAMG-1）测定。以上生化指标检测诊断 PROM 均具有较高的敏感性及特异性，且不受精液、尿液、血液或阴道感染的影响。

**2. 绒毛膜羊膜炎的诊断**

（1）临床表现：①母体体温≥38℃；②阴道分泌物异味；③胎心率增快（胎心率基线≥160 次/分）或母体心率增快（心率≥100 次/分）；④母体外周血白细胞计数≥15×10⁹/L；⑤子宫呈激惹状态、宫体有压痛。母体体温升高的同时伴有上述②~⑤任何一项表现可诊断绒毛膜羊膜炎。

（2）辅助检查。

1）超声引导下羊膜腔穿刺抽取羊水检查，检查的指标有羊水涂片革兰染色检查、葡萄糖水平测定、白细胞计数、细菌培养等，但临床较少使用。

2）胎盘、胎膜或脐带组织病理检查：如结果提示感染或炎症，有助于绒毛膜羊膜炎的诊断。

# 四、对母儿的影响

**1. 对母体的影响**

（1）感染：宫内感染的风险随破膜时间延长和羊水量减少程度而增加。

（2）胎盘早剥：胎膜早破后宫腔压力改变，容易发生胎盘早剥。

（3）剖宫产率增加：羊水减少致使脐带受压、宫缩不协调和胎儿窘迫需要终止妊娠时引产不易成功，导致剖宫产率增加。

**2. 对围产儿的影响**

（1）早产：PPROM 是早产的主要原因之一，早产儿的预后与胎膜早破的发生及分娩的孕周密切相关。

（2）感染：并发绒毛膜羊膜炎时，易引起新生儿吸入性肺炎、颅内感染及败血症等。

（3）脐带脱垂和受压：羊水过多及胎先露未衔接者胎膜破裂时脐带脱垂的风险增高；继发羊水减少，脐带受压，可致胎儿窘迫。

（4）胎肺发育不良及胎儿受压：破膜时孕周越小，胎肺发育不良风险越高。羊水过少程度重、时间长，可出现胎儿受压表现，胎儿骨骼发育异常，如铲形手、弓形腿及胎体粘连等。

# 五、治疗

**1. 足月胎膜早破**

应评估母胎状况，包括有无胎儿窘迫、绒毛膜羊膜炎、胎盘早剥和脐带脱垂等。随着破膜时间延长，宫内感染风险增加，破膜超过 12 小时应预防性应用抗生素，同时尽量避免频繁阴道检查。若无明确剖宫产指征，宜在破膜后 2~12 小时内积极引产。对宫颈成熟的孕妇，首选缩宫素引产。宫颈不成熟且无阴道分娩禁忌证者，可应用前列腺素制剂促宫颈成熟，试产过程中应严密监测母胎情况。有明确剖宫产指征时宜行剖宫产终止妊娠。

**2. 未足月胎膜早破**

应根据孕周、母胎状况、当地新生儿救治水平及孕妇和家属的意愿进行综合决策；如果终止妊娠的益处大于期待治疗，则应考虑终止妊娠。

（1）引产：妊娠 <24 周的 PPROM，由于胎儿存活率极低、母胎感染风险很大，以引产为宜；妊娠 24~27$^{+6}$ 周的 PPROM，可根据孕妇及家属意愿、新生儿抢救能力等决定是否引产。

（2）不宜继续妊娠，采用引产或剖宫产终止妊娠：①妊娠 34~36$^{+6}$ 周者；②无论任何孕周，明确诊断的绒毛膜羊膜炎、胎儿窘迫、胎盘早剥等不宜继续妊娠者。

（3）期待治疗：①妊娠 24~27$^{+6}$ 周，要求期待治疗者，应充分告知期待治疗过程中的风险，慎重抉择；②妊娠 28~33$^{+6}$ 周无继续妊娠禁忌，应行期待治疗，具体内容如下。

1）一般处理：保持外阴清洁，避免不必要的肛查和阴道检查，动态监测体温、宫缩、母胎心率、阴道流液量和性状，定期复查血常规、羊水量、胎心监护和超声检查等，确定有无绒毛膜羊膜炎、胎儿窘迫和胎盘早剥等并发症。

2）促胎肺成熟：妊娠 <35 周者应给予地塞米松或倍他米松肌内注射，促进胎肺成熟。

3）预防感染：应及时预防性应用抗生素（如青霉素类、大环内酯类），可有效延长孕周，减少绒毛膜羊膜炎和新生儿感染的发生率。通常 5~7 日为一个疗程。B 族链球菌检测阳性者，青霉素为首选药物。

4）抑制宫缩：妊娠 <34 周者，建议给予宫缩抑制剂 48 小时，配合完成糖皮质激素的促胎肺成熟治疗并宫内转运至有新生儿 ICU 的医院。

5）胎儿神经系统的保护：妊娠 <32 周前早产风险者，给予硫酸镁静脉滴注，预防早产儿脑瘫的发生。

（4）分娩方式：综合考虑孕周、早产儿存活率、是否存在羊水过少和绒毛膜羊膜炎、胎儿能否耐受宫缩、胎方位等因素。无明确的剖宫产指征时应阴道试产。阴道分娩时不必常规会阴切开，不主张预防性产钳助产。有剖宫产指征时，选择剖宫产终止妊娠。分娩时应作好新生儿复苏的准备，分娩后采集胎盘和胎膜组织，进行病理检查，可疑或明确绒毛膜羊膜炎产妇，可行羊膜腔和新生儿耳拭子培养。

## 六、预防

加强围生期卫生宣教与指导，积极预防和治疗生殖道感染。避免突然腹压增加。补充足量的维生素、钙、铜及锌等营养素。宫颈机能不全，可于妊娠 12~14 周行宫颈环扎术。

（卢朝霞）

# 第五节 羊水量异常

正常妊娠时羊水的产生与吸收处于动态平衡中。若羊水产生和吸收失衡，将导致羊水量异常。羊水量异常不仅可预示潜在的母胎合并症及并发症，也可直接危害围产儿安全。

## 一、羊水过多

妊娠期间羊水量超过 2 000 mL，称为羊水过多，发生率为 0.5%~1%。羊水量在数日内急剧增多，称为急性羊水过多；在数周内缓慢增多，称为慢性羊水过多。

## （一）病因

在羊水过多的孕妇中，约 1/3 原因不明，称为特发性羊水过多。明显的羊水过多可能与胎儿结构异常、妊娠合并症和并发症等因素有关。

**1. 胎儿疾病**

包括胎儿结构异常、胎儿肿瘤、神经肌肉发育不良、代谢性疾病、染色体或遗传基因异常等。明显的羊水过多常伴有胎儿结构异常，以神经系统和消化道异常最常见。神经系统异常主要是无脑儿、脊柱裂等神经管缺陷，神经管缺陷因脑脊膜暴露，脉络膜组织增殖，渗出液增加；抗利尿激素缺乏，导致尿量增多；中枢吞咽功能异常，胎儿无吞咽反射，导致羊水产生增加和吸收减少。消化道结构异常主要是食管及十二指肠闭锁，使胎儿不能吞咽羊水，导致羊水积聚而发生羊水过多。羊水过多的原因还有腹壁缺陷、膈疝、心脏结构异常、先天性胸腹腔囊腺瘤、胎儿脊柱畸胎瘤等异常，以及新生儿先天性醛固酮增多症（Batter 综合征）等代谢性疾病。18-三体、21-三体、13-三体胎儿出现吞咽羊水障碍，也可引起羊水过多。

**2. 多胎妊娠**

双胎妊娠羊水过多的发生率约为 10%，是单胎妊娠的 10 倍，以单绒毛膜性双胎居多。还可能并发双胎输血综合征，两个胎儿间的血液循环相互沟通，受血胎儿的循环血量多，尿量增加，导致羊水过多。

**3. 胎盘脐带病变**

胎盘绒毛血管瘤直径 >1 cm 时，15%~30% 合并羊水过多。巨大胎盘、脐带帆状附着也可导致羊水过多。

**4. 妊娠合并症**

妊娠期糖尿病，羊水过多的发病率为 13%~36%。母体高血糖致胎儿血糖增高，产生高渗性利尿，并使胎盘胎膜渗出增加，导致羊水过多。母儿 Rh 血型不合、胎儿免疫性水肿、胎盘绒毛水肿影响液体交换均可导致羊水过多。

## （二）诊断

**1. 临床表现**

（1）急性羊水过多：较少见。多发生在妊娠 20~24 周。羊水迅速增多，子宫于数日内明显增大，因腹压增加而产生一系列压迫症状。孕妇自觉腹部胀痛，行动不便，表情痛苦，因膈肌抬高，胸部受到挤压，出现呼吸困难，甚至发绀，不能平卧。检查见腹壁皮肤紧绷发亮，严重者皮肤变薄，皮下静脉清晰可见。巨大的子宫压迫下腔静脉，影响静脉回流，出现下肢及外阴部水肿或静脉曲张。子宫明显大于妊娠月份，因腹部张力过高，胎位不清，胎心遥远或听不清。

（2）慢性羊水过多：较多见，多发生在妊娠晚期。数周内羊水缓慢增多，症状较缓和，孕妇多能适应，仅感腹部增大较快，临床上无明显不适或仅出现轻微压迫症状（如胸闷、气急），但能忍受。产检时宫高及腹围增加过快，测量子宫底高度及腹围大于同期孕周，腹壁皮肤发亮、变薄。触诊时感觉子宫张力大，有液体震颤感，胎位不清，胎心遥远。

四步触诊时，测宫高大于孕龄或者胎儿触诊困难或有胎儿飘浮感，要考虑羊水过多的可能性。

**2. 辅助检查**

（1）超声检查：是重要的辅助检查方法，不仅能测量羊水量，还可了解胎儿情况，如无脑儿、脊柱裂、胎儿水肿及双胎等。超声诊断羊水过多的标准如下。①羊水最大暗区垂直深度（AFV）：≥8 cm 诊断为羊水过多，其中 AFV 8～11 cm 为轻度羊水过多，12～15 cm 为中度羊水过多，>15 cm 为重度羊水过多；②羊水指数（AFI）：≥25 cm 诊断为羊水过多，其中 AF I25～35 cm 为轻度羊水过多，36～45 cm 为中度羊水过多，>45 cm 为重度羊水过多。也有认为以 AFI 大于该孕周的 3 个标准差或大于第 97.5 百分位为诊断标准较为恰当。

（2）胎儿疾病检查：部分染色体异常胎儿可伴有羊水过多。对于羊水过多的孕妇，除了超声排除结构异常外，可采用羊水或脐血中胎儿细胞进行细胞或分子遗传学的检查，了解胎儿染色体数目、结构有无异常，以及可能检测的染色体的微小缺失或重复。也可以超声测量胎儿大脑中动脉收缩期峰值流速来预测有无合并胎儿贫血。另外，用 PCR 技术检测胎儿是否感染细小病毒 B19、梅毒、弓形体、单纯疱疹病毒、风疹病毒、巨细胞病毒等。但是，对于羊水过多的孕妇进行羊水穿刺一定要告知胎膜破裂的风险，由于羊水量多，羊膜腔张力过高，穿刺可能导致胎膜破裂而引起难免流产。

（3）其他检查：母体糖耐量试验，Rh 血型不合者检查母体血型抗体的滴度。

## （三）对母儿的影响

**1. 对母体的影响**

羊水过多时子宫张力增高，影响孕妇休息而使得血压升高，加之过高的宫腔、腹腔压力增加，可出现类似腹腔间室综合征的表现，严重可引起孕妇心力衰竭。子宫张力过高，除了容易发生胎膜早破、早产外，还可发生胎盘早剥。子宫肌纤维伸展过度可致产后子宫收缩乏力，产后出血发生率明显增多。

**2. 对胎儿的影响**

胎位异常、胎儿窘迫、早产增多。破膜时羊水流出过快可导致脐带脱垂。羊水过多的程度越重，围产儿的病死率越高。妊娠中期重度羊水过多的围产儿死亡率超过 50%。

## （四）治疗

取决于胎儿有无合并的结构异常及遗传性疾病、孕周大小及孕妇自觉症状的严重程度。

**1. 羊水过多合并胎儿结构异常**

如为严重的胎儿结构异常，应及时终止妊娠；对非严重胎儿结构异常，应评估胎儿情况及预后，以及当前新生儿外科救治技术，并与孕妇及家属充分沟通后决定处理方法。合并母儿血型不合的溶血胎儿，应在有条件的胎儿医学中心行宫内输血治疗。

**2. 羊水过多合并正常胎儿**

应寻找病因，治疗原发病。前列腺素合成酶抑制剂（如吲哚美辛）有抗利尿作用。可抑制胎儿排尿能使羊水量减少。用药期间每周一次超声监测羊水量。由于吲哚美辛可使胎儿动脉导管闭合，不宜长时间应用，妊娠 >32 周者也不宜使用。

自觉症状轻者，注意休息，取侧卧位以改善子宫胎盘循环，需要时给予镇静剂。每周复查超声以便了解羊水指数及胎儿生长情况。自觉症状严重者，可经腹羊膜腔穿刺放出适量羊水，缓解压迫症状，必要时利用放出的羊水了解胎肺成熟度。放羊水时应密切观察孕妇血压、心率、呼吸变化，监测胎心，酌情给予镇静剂和抑制子宫收缩药物，预防早产。有必要时 3~4 周后可再次放羊水，以降低宫腔内压力。

羊水量反复增长，自觉症状严重，妊娠≥34 周，胎肺已成熟者，可终止妊娠；如胎肺未成熟，可给予地塞米松促胎肺成熟治疗后再考虑终止妊娠。

**3. 分娩时的处理**

应警惕脐带脱垂和胎盘早剥的发生。若破膜后子宫收缩乏力，可静脉滴注缩宫素加强宫缩，密切观察产程。胎儿娩出后及时应用宫缩剂，预防产后出血发生。

# 二、羊水过少

妊娠晚期羊水量少于 300 mL 者，称为羊水过少。羊水过少的发生率为 0.4%~4%。羊水过少严重影响围产儿预后，羊水量少于 50 mL，围产儿病死率高达 88%。

## （一）病因

羊水过少主要与羊水产生减少或羊水外漏增加有关。部分羊水过少原因不明。常见原因如下。

**1. 胎儿结构异常**

以胎儿泌尿系统结构异常为主，如 Meckel-Gruber 综合征、Prune-Belly 综合征、胎儿肾缺如（Potter 综合征）、肾小管发育不全、输尿管或尿道梗阻、膀胱外翻等引起少尿或无尿，导致羊水过少。染色体异常、脐膨出、膈疝、法洛四联症、水囊状淋巴管瘤、小头畸形、甲状腺功能减低等也可引起羊水过少。

**2. 胎盘功能减退**

过期妊娠、胎盘退行性变可导致胎盘功能减退。胎儿生长受限、胎儿慢性缺氧引起胎儿血液重新分配，为保障胎儿脑和心脏血供，肾血流量降低，胎儿尿生成减少，导致羊水过少。

**3. 羊膜病变**

某些原因不明的羊水过少与羊膜通透性改变，以及炎症、宫内感染有关。胎膜破裂，羊水外漏速度超过羊水生成速度，可导致羊水过少。

**4. 母体因素**

妊娠期高血压疾病可致胎盘血流减少。孕妇脱水、血容量不足时，孕妇血浆渗透压增高，使胎儿血浆渗透压相应增高，尿液形成减少。孕妇服用某些药物，如前列腺素合成酶抑制剂、血管紧张素转化酶抑制剂等有抗利尿作用，使用时间过长，可发生羊水过少。一些免疫性疾病也可导致羊水过少，如系统性红斑狼疮、干燥综合征、抗磷脂综合征等。

## （二）临床表现与诊断

**1. 临床表现**

羊水过少的临床症状多不典型。多伴有胎儿生长受限，孕妇自我感觉腹部较其他孕妇小，有时候孕妇于胎动时感腹部不适，胎盘功能减退时常伴有胎动减少。检查见宫高腹围较同期孕周小，合并胎儿生长受限更明显，有子宫紧裹胎儿感。子宫敏感，轻微刺激易引发宫缩。临产后阵痛明显且宫缩多不协调。胎膜破裂者，阴道漏出清亮或者血性流液，或者孕妇内裤变湿等。阴道检查时，发现前羊膜囊不明显，胎膜紧贴胎儿先露部，人工破膜时羊水流出极少。

**2. 辅助检查**

（1）超声检查：是最重要的辅助检查方法。妊娠晚期羊水最大暗区垂直深度（AFV）≤ 2 cm 为羊水过少，≤1 cm 为严重羊水过少。羊水指数（AFI）≤5 cm 为羊水过少。超声检查还能及时发现胎儿生长受限，以及胎儿肾缺如、肾发育不全、输尿管或尿道梗阻等畸形。

（2）电子胎心监护：羊水过少者胎盘储备功能减低，无应激试验（NST）呈无反应型。分娩时主要威胁胎儿，子宫收缩致脐带受压加重，可出现胎心变异减速和晚期减速。

（3）胎儿染色体检查：羊水或脐血穿刺获取胎儿细胞进行细胞或分子遗传学的检查，了解胎儿染色体数目、结构有无异常，以及可能检测的染色体的微小缺失或重复。羊水过少时，穿刺取样较困难，应告知风险和失败可能。

## （三）对母儿的影响

**1. 对胎儿的影响**

羊水过少时，围产儿病死率明显增高。轻度羊水过少时，围产儿病死率增高 13 倍；重度羊水过少时，围产儿病死率增高 47 倍，死亡原因主要是胎儿缺氧和胎儿结构异常。羊水过少若发生在妊娠早期，胎膜与胎体粘连造成胎儿结构异常，甚至肢体短缺；若发生在妊娠中、晚期，子宫外压力直接作用于胎儿，引起胎儿肌肉骨骼畸形，如斜颈、曲背、手足畸形等；先天性无肾所致的羊水过少可引起 Potter 综合征（肺发育不全、长内眦赘皮襞、扁平鼻、耳大位置低、铲形手及弓形腿等），预后极差，多数患儿娩出后即死亡。羊水过少往往伴有胎儿生长受限，甚至出现胎死宫内。

**2. 对母体的影响**

手术分娩率和引产率均增加。

## （四）治疗

根据胎儿有无畸形和孕周大小选择治疗方案。

**1. 羊水过少合并胎儿严重致死性结构异常**

确诊胎儿为严重致死性结构异常应尽早终止妊娠。超声可明确胎儿结构异常，染色体异常检测应依赖于介入性产前诊断，结果经评估并与孕妇及家属沟通后，胎儿无法存活者可终止妊娠。

**2. 羊水过少合并正常胎儿**

寻找并去除病因。动态监测胎儿宫内情况，包括胎动计数、胎儿生物物理评分、超声动态监测羊水量及脐动脉收缩期峰值流速与舒张末期流速（S/D）的比值、胎儿电子监护。

（1）终止妊娠：对妊娠已足月、胎儿可宫外存活者，应及时终止妊娠，合并胎盘功能不良、胎儿窘迫，或破膜时羊水少且胎粪严重粪染，估计短时间不能结束分娩者，应采用剖宫产术终止妊娠，以降低围产儿死亡率。对胎儿储备功能尚好，无明显宫内缺氧者，可以阴道试产，并密切观察产程进展，连续监测胎心变化。对于因胎膜早破导致的羊水过少，按照胎膜早破处理。

（2）严密观察：对妊娠未足月，胎肺不成熟者，可针对病因对症治疗，尽量延长孕周。根据孕龄及胎儿宫内情况，必要时终止妊娠。

（卢朝霞）

# 第六节　脐带异常

脐带若发生先露或脱垂、缠绕、长度异常或打结等，可对胎儿造成危害。

## 一、脐带先露与脐带脱垂

胎膜未破时脐带位于胎先露部前方或一侧，称为脐带先露或隐性脐带脱垂。胎膜破裂时脐带脱出于宫颈口外，降至阴道内甚至露于外阴部，称为脐带脱垂。

### （一）病因

（1）胎头未衔接时如头盆不称、胎头入盆困难。

（2）胎位异常，如臀先露、肩先露、枕后位。

（3）胎儿过小或羊水过多。

（4）脐带过长。

（5）脐带附着异常及低置胎盘等。

### （二）对母儿的影响

**1. 对母体影响**

增加剖宫产率及手术助产率。

**2. 对胎儿影响**

发生在胎先露部尚未衔接、胎膜未破时的脐带先露，因宫缩时胎先露部下降，一过性压迫脐带导致胎心率异常。胎先露部已衔接、胎膜已破者，脐带受压于胎先露部与骨盆之间，引起胎儿缺氧，甚至胎心完全消失；以头先露最严重，肩先露最轻。若脐带血液循环阻断超过 7~8 分钟，可胎死宫内。

### （三）诊断

有脐带脱垂危险因素存在时，应警惕脐带脱垂的发生。胎膜未破，于胎动、宫缩后胎心率突然变慢，改变体位、上推胎先露部及抬高臀部后迅速恢复者，应考虑有脐带先露的可能，临产后应行胎心监护。胎膜已破出现胎心率异常，应立即行阴道检查，了解有无脐带脱垂和有无脐带血管搏动。在胎先露部旁或其前方以及阴道内触及脐带者，或脐带脱出于外阴者，即可确诊。超声，特别是彩色多普勒超声检查有助于明确诊断。

### （四）治疗

**1. 脐带先露**

经产妇、胎膜未破、宫缩良好者，取头低臀高位，密切观察胎心率，等待胎头衔接，宫口逐渐扩张，胎心持续良好者，可经阴道分娩。初产妇或足先露，或肩先露者，应行剖宫产术。

**2. 脐带脱垂**

发现脐带脱垂，胎心尚好，胎儿存活者，应争取尽快娩出胎儿。

（1）宫口开全：胎头已入盆，行产钳术；臀先露行臀牵引术。

（2）宫颈未开全：产妇立即取头低臀高位，将胎先露部上推，应用抑制子宫收缩的药物，以缓解或减轻脐带受压；严密监测胎心，同时尽快行剖宫产术。

## （五）预防

妊娠晚期及临产后，超声检查有助于尽早发现脐带先露。对临产后胎先露部迟迟不入盆者，尽量不作或少作肛查或阴道检查。

## 二、脐带缠绕

脐带围绕胎儿颈部、四肢或躯干者，称为脐带缠绕。90%为脐带绕颈，以绕颈一周者居多，占分娩总数的20%左右。发生原因与脐带过长、胎儿小、羊水过多及胎动频繁等有关。脐带绕颈对胎儿影响与脐带缠绕松紧、缠绕周数及脐带长短有关。

临床特点如下。①胎先露部下降受阻：脐带缠绕使脐带相对变短，影响胎先露部入盆，可使产程延长或停滞；②胎儿窘迫：当缠绕周数多、缠绕过紧使脐带受牵拉，或因宫缩使脐带受压，导致胎儿血液循环受阻，胎儿缺氧；③胎心率变异：胎儿宫内缺氧时，可出现频繁的变异减速；④彩色多普勒超声检查时，在胎儿颈部发现脐带血流信号；⑤超声检查见脐带缠绕处皮肤有明显压迹，脐带缠绕1周呈U形压迹，内含一小圆形衰减包块，并可见其中小短光条；脐带缠绕2周呈W形；脐带缠绕3周或3周以上呈锯齿形，其上为一条衰减带状回声。出现上述情况应高度警惕脐带缠绕，特别是胎心监护出现频繁的变异减速，经吸氧、改变体位不能缓解时，应及时终止妊娠。产前超声诊断为脐带缠绕，在分娩过程中应加强监护，一旦出现胎儿窘迫，应及时处理。

## 三、脐带长度异常

脐带正常长度为30~100 cm，平均长度为55 cm。脐带短于30 cm者，称为脐带过短；脐带超过100 cm者，称为脐带过长。妊娠期间脐带过短常无临床征象，临产后因胎先露部下降，脐带被牵拉过紧，使胎儿血液循环受阻，因缺氧出现胎心率异常；严重者导致胎盘早剥。胎先露部下降受阻，引起产程延长，以第二产程延长居多。经吸氧胎心率仍无改善，应立即行剖宫产结束分娩。脐带过长易造成脐带绕颈、绕体、打结、脱垂或脐带受压。

## 四、脐带打结

脐带打结有假结和真结两种。脐带假结指因脐血管较脐带长，血管卷曲似结，或因脐静脉较脐动脉长形成迂曲似结，通常对胎儿无大危害。脐带真结多先为脐带缠绕胎体，后因胎儿穿过脐带套环而成真结。脐带真结较少见，发生率为1.1%。若脐带真结未拉紧则无症状，拉紧后胎儿血液循环受阻可致胎死宫内。多数在分娩后确诊。

## 五、脐带扭转

脐带扭转，胎儿活动可使脐带顺其纵轴扭转呈螺旋状，生理性扭转可达6~11周。脐带过分扭转在近胎儿脐轮部变细呈索状坏死，引起血管闭塞或伴血栓形成，胎儿可因血运中断而致死亡。

## 六、脐带附着异常

脐带分别附着于胎儿处和胎盘处。脐带在胎儿处附着异常时可发生脐膨出、腹裂等，超声检查大多可明确诊断，根据胎儿有无结构异常及评估预后而选择继续还是终止妊娠。

正常情况下，脐带附着于胎盘胎儿面的近中央处。若附着于胎盘边缘，称为球拍状胎盘，分娩过程中对母儿无大影响，多在产后检查胎盘时发现。若附着于胎膜上，脐带血管通过羊膜与绒毛膜间进入胎盘，称为脐带帆状附着，若胎膜上的血管跨过宫颈内口位于胎先露部前方，称为前置血管。由于前置的血管缺乏华通胶的保护，容易受到宫缩时胎先露的压迫或发生破膜时血管断裂。将导致脐血循环受阻、胎儿失血而出现胎儿窘迫，甚至突然死亡。由于脐带帆状附着对胎儿危害大，所以，超声检查时应注意脐带附着于胎盘的部位。尤其是妊娠晚期超声发现胎盘低于正常位置者，应进一步评价脐带的插入位置。对于有前置血管高危因素的孕妇，如脐带低或帆状附着、双叶胎盘或副胎盘或有阴道流血的孕妇，可行经阴道多普勒超声检查。已诊断为脐带帆状附着和前置血管的孕妇，妊娠期应严密观察，胎儿成熟后行择期剖宫产，以降低围产儿死亡率。

## 七、脐血管数目异常

正常脐带有三条血管，一条脐静脉，两条脐动脉。脐带只有一条动脉者为单脐动脉。大多数病例在产前用超声检查可以发现。如果超声检查只发现单脐动脉这一因素，而没有其他结构异常，新生儿预后良好，如果同时有其他超声结构异常，染色体非整倍体以及其他畸形的风险增高，如肾脏发育不全、无肛门、椎骨缺陷等。

（卢朝霞）

# 第十一章

# 异常分娩

## 第一节 产力异常

产力是影响女性正常分娩的因素之一，产力包括子宫收缩力、腹壁肌和膈肌收缩力以及肛提肌收缩力，其中以子宫收缩力为主，贯穿分娩的全过程。子宫收缩力具有节律性、对称性、极性及缩复作用。任何原因引发的子宫收缩的节律性、对称性及极性不正常或收缩力的强度、频率变化均称为子宫收缩力异常，简称产力异常。

### 一、临床特点

产力异常可分为子宫收缩乏力和子宫收缩过强两个类型，每一类又可分为协调性子宫收缩异常和不协调性子宫收缩异常。

#### （一）子宫收缩乏力

**1. 协调性子宫收缩乏力**

其临床特点为宫缩具有正常的节律性、对称性和极性，但是收缩力弱、持续时间短、间歇期长且不规律。

**2. 不协调性宫缩乏力**

表现为宫缩失去正常节律性、对称性，极性倒置，子宫在宫缩间歇期不能松弛，宫口扩张受限，胎先露不能按时下降。产妇下腹部持续疼痛、拒按、烦躁不安，可出现胎心异常。

#### （二）子宫收缩过强

**1. 协调性子宫收缩过强**

临床表现为宫缩的节律性、对称性和极性均正常，仅子宫收缩力过强、过频，10 分钟内宫缩≥5 次。若产道无阻力，产程常较短暂。

**2. 不协调性子宫收缩过强**

（1）强直性子宫收缩：常见于缩宫药物使用不当时。表现为子宫强烈收缩，失去节律性，宫缩无间歇。产妇烦躁不安、持续性腹痛、拒按，有时可出现病理缩复环、血尿等先兆子宫破裂征象。

（2）子宫痉挛性狭窄环：子宫局部平滑肌呈痉挛性不协调性收缩形成的环状狭窄，持续不放松，且不随宫缩上升。产妇出现持续性腹痛、烦躁不安。

## 二、产程处理

### （一）协调性子宫收缩乏力

一旦出现协调性宫缩乏力，不论是原发性还是继发性，首先应寻找原因，检查有无头盆不称及胎位异常，阴道检查宫颈扩张和胎先露下降情况。发现有头盆不称，估计不能经阴道分娩者，应及时行剖宫产术；若判断无头盆不称和胎位异常，估计能经阴道分娩者，应采取加强宫缩的措施。

**1. 第一产程**

（1）一般处理：消除精神紧张，多休息，鼓励多进食，注意营养和水分的补充。不能进食者静脉补充营养，静脉滴注葡萄糖液，伴有酸中毒时应补充5%碳酸氢钠。产妇过度疲劳者，缓慢静脉推注地西泮或哌替啶肌内注射。对初产妇宫口开大不足4 cm，经产妇宫口开大不足2 cm，胎膜未破、无头盆不称者，应给予温肥皂水灌肠，促进肠蠕动，排出粪便及积气，刺激子宫收缩。排尿困难者，先行诱导法，无效时导尿，因排空膀胱能增宽产道，且有促进宫缩的作用。破膜12小时以上者给予抗生素预防感染。

（2）加强子宫收缩：经上述处理，子宫收缩力仍弱，确诊为协调性宫缩乏力者，产程无明显进展，应采取措施加强宫缩。

**2. 第二产程**

对于第二产程发生的宫缩乏力应予重视。宫口开全1小时产程无进展，医生会再次评估骨盆情况、胎方位、胎头变形及有无产瘤、先露骨质部分高低以及宫缩时先露下降情况，做出经阴分娩还是阴道助产或是剖宫产的正确判断。胎先露若达+3或以下等待自然分娩，或行会阴后斜切开助产分娩。若胎头仍未衔接或伴有胎儿窘迫征象，应行剖宫产术。胎头双顶径尚未越过中骨盆平面，无头盆不称者，可静滴缩宫素加强宫缩，同时指导产妇在宫缩时屏气用力。争取经阴分娩的机会。

**3. 第三产程**

为预防产后出血，当胎儿前肩娩出时，可应用麦角新碱或缩宫素使宫缩增强，促使胎盘剥离与娩出及子宫血窦关闭。若产程长、破膜时间长，应给予抗生素预防感染。

### （二）不协调性宫缩乏力

处理原则是调节子宫收缩，恢复其极性，应给予强镇静剂。常用的有哌替啶、地西泮、吗啡肌内注射，使产妇充分休息，醒后不协调性宫缩多能恢复为协调性宫缩。在宫缩恢复为协调性之前，严禁应用缩宫素。若经上述处理，不协调性宫缩未能得到纠正，或伴有胎儿窘迫征象，或伴有头盆不称，均应行剖宫产术。若不协调性宫缩已被控制，但宫缩仍弱时，可用协调性宫缩乏力时加强宫缩的各种方法处理。

### （三）协调性子宫收缩过强

对于子宫收缩力过强、过频者应及早做好接生准备，临产后不应灌肠，胎儿娩出时，勿使产妇向下屏气。若急产来不及消毒及新生儿坠地者，新生儿应肌内注射维生素 $K_1$ 预防颅内出血，并尽早肌内注射精制破伤风抗毒素。产后仔细检查宫颈、阴道、外阴，若有撕裂应及时缝合。若属未消毒的接产，应给予抗生素预防感染。对于有急产史的经产妇，在预产期前1~2周不应外出远走，以免发生意外，有条件者应提前住院待产。

### （四）不协调性子宫收缩过强

**1. 强直性子宫收缩过强**

一旦确诊为强直性宫缩，应及时给予宫缩抑制剂，如25%硫酸镁20 mL加于5%葡萄糖液20 mL内缓慢静脉推注（不少于5分钟），或肾上腺素加于5%葡萄糖液内静脉滴注。若属于梗阻性原因，应立即行剖宫产术。若胎死宫内可用乙醚吸入麻醉，若仍不能缓解强直性宫缩，应行剖宫产术。

**2. 子宫痉挛性狭窄环**

应认真寻找导致子宫痉挛性狭窄环的原因，及时纠正。停止一切刺激，如禁止阴道内操作、停用缩宫素等。若无胎儿窘迫征象，给予镇静剂如哌替啶或吗啡肌内注射，也可给宫缩抑制剂如羟苄羟麻黄碱口服或25%硫酸镁加到25%葡萄糖液内缓慢静注，一般可消除异常宫缩。当宫缩恢复正常时，可行阴道助产或等待自然分娩。若经上述处理，子宫痉挛性狭窄环不能缓解，宫口未开全，胎先露部高或伴有胎儿窘迫征象，均应立即行剖宫产术。若胎死宫中，宫口开全，可行乙醚麻醉，经阴道分娩。

（秦智慧）

# 第二节　产道异常

产道异常包括骨产道及软产道异常，产道异常临床以骨产道异常多见。产道异常可使胎儿娩出受阻，严重者可危及母儿生命安全。分娩时应进行详细的体格检查，以了解产道情况并结合产力、胎儿等因素综合判定，决定分娩方式。

## 一、骨产道异常

骨盆径线过短或形态异常，致使骨盆腔小于胎先露部可以通过的限度，阻碍胎先露下降，影响产程顺利进展，称为狭窄骨盆。

### （一）临床特点

根据骨盆狭窄部位的不同，分为以下几种。

**1. 骨盆入口平面狭窄**

我国妇女较常见，扁平型骨盆最常见，以骨盆入口平面前后径狭窄为主。根据骨盆入口平面狭窄程度，分为3级：Ⅰ级为临界性狭窄，Ⅱ级为相对性狭窄，Ⅲ级为绝对性狭窄。根据形态变异将扁平骨盆分为两种：

（1）单纯扁平骨盆：骨盆入口呈横椭圆形，骶岬向下突出，使骨盆入口前后径缩短而横径正常。

（2）佝偻病性扁平骨盆：幼年时患佝偻病，骨骼软化使骨盆变形，骶岬被压向前，骨盆入口前后径缩短，使骨盆入口呈横的肾形，骶骨下段后移变直向后，尾骨呈钩状突向骨盆入口平面。

骨盆入口平面狭窄常见于初产妇，已临产胎头迟迟不入盆。检查胎头跨耻征阳性，产程早期胎头常呈不均倾位或仰伸位入盆。相对头盆不称时产程延长，经充分试产，一旦胎头衔接则后期产程进展相对顺利。绝对性头盆不称时，常导致宫缩乏力及产程停滞。

**2. 中骨盆平面狭窄**

主要见于男型骨盆及类人猿型骨盆，以坐骨棘间径及中骨盆后矢状径狭窄为主。

胎头多于宫口近开全时完成内旋转，因此持续性枕后（横）位可使减速期及第二产程延长及停滞。中骨盆狭窄易致继发性宫缩乏力，使胎头滞留产道过久，压迫尿道与直肠，易发生产时、产后排尿困难，严重者可致尿瘘或粪瘘。

**3. 骨盆出口平面狭窄**

由于骨盆侧壁内收及骶骨平直使坐骨切迹<2横指、耻骨弓角度<90°，呈漏斗骨盆。

临床表现常与中骨盆狭窄并存，若为单纯骨盆出口平面狭窄，第一产程进展顺利，而胎头达盆底后受阻，导致继发性宫缩乏力及第二产程停滞，胎头双顶径不能通过骨盆出口。

**4. 骨盆三个平面狭窄**

骨盆外形属女型骨盆，但骨盆入口、中骨盆及骨盆出口平面均狭窄，每个平面径线均小于正常值50 px或更多，称为均小骨盆，多见于身材矮小、体型匀称的妇女。

**5. 畸形骨盆**

指骨盆丧失正常形态及对称性所致的狭窄，包括跛行及脊柱侧突所致的偏斜骨盆及骨盆骨折所致的畸形骨盆。

## （二）产程处理

处理原则：明确狭窄骨盆的类别和程度，了解胎位、胎儿大小、胎心、宫缩强度、宫颈扩张程度、破膜与否，结合年龄、产次、既往分娩史综合判断，决定分娩方式。

**1. 骨盆入口平面狭窄的处理**

（1）明显头盆不称（绝对性骨盆狭窄）：足月活胎不能经阴道分娩，应在接近预产期或临产后行剖宫产结束分娩。

（2）轻度头盆不称（相对性骨盆狭窄）：严密监护下可试产2～4小时，产程进展不顺利或伴胎儿窘迫，应及时行剖宫产术结束分娩。

**2. 中骨盆平面狭窄的处理**

在分娩过程中，若宫口开全，胎头双顶径达坐骨棘水平或更低，可经阴道助产。若宫口开全已1小时以上，产力良好而胎头双顶径仍未达坐骨棘水平，或出现胎儿窘迫征象，应行剖宫产术结束分娩。

**3. 骨盆出口平面狭窄的处理**

临产前对胎儿大小、头盆关系做充分估计，决定能否经阴道分娩。出口横径与后矢状径相加>15 cm，多数可经阴道分娩。如需助产时，应做较大的会阴切开，以免会阴严重撕裂；坐骨结节间径与出口后矢状径之和<15 cm，足月活胎不易经阴道分娩，应做剖宫产术。

**4. 骨盆三个平面狭窄的处理**

均小骨盆若胎儿估计不大，胎位正常，头盆相称，宫缩好，可以试产。若胎儿较大，有头盆不称，应尽早行剖宫产术。

**5. 畸形骨盆的处理**

根据畸形骨盆种类、狭窄程度、胎儿大小等综合分析，若畸形严重、明显头盆不称，宜及时行剖宫产术。

## 二、软产道异常

软产道包括子宫下段、宫颈、阴道及骨盆底软组织构成的弯曲管道。软产道本身的病变可引起难产，生殖道其他部分及其周围病变也可影响软产道使分娩发生困难，但以前者较常见。软产道异常所致的难产少见，易被忽视。

### （一）外阴异常临床特点与产程处理

#### 1. 外阴水肿

严重贫血、重度子痫前期、慢性肾炎、心脏病等孕妇，在有全身水肿的同时，常有外阴严重水肿。分娩时阻碍胎先露下降，易造成组织损伤和愈合不良。产前要做综合处理，会阴部可用 50% 硫酸镁湿敷；产时需做预防性的会阴切开；产后加强局部护理。

#### 2. 外阴瘢痕

外伤或炎症后瘢痕挛缩，导致外阴及阴道口狭小，影响胎先露下降。若瘢痕范围小，分娩时可作会阴切开；若瘢痕范围大，难以扩张者，应行剖宫产术。

#### 3. 外阴静脉曲张

轻者可经阴道分娩，严重者可行剖宫产分娩。

### （二）阴道异常临床特点与产程处理

#### 1. 阴道横隔

横隔多位于阴道上段和中段，局部较坚韧，产时阻碍胎先露下降。分娩时，若横隔低且薄，可直视下自小孔处做 X 形切开，胎儿娩出后再切除剩余的隔，残端用肠线连续或扣锁缝合；若横隔高且厚，则需行剖宫产术分娩。

#### 2. 阴道纵隔

阴道纵隔若伴有双子宫、双宫颈，位于一侧子宫内的胎儿通过该侧阴道分娩时，纵隔被推向对侧，分娩多无影响；阴道纵隔发生于单宫颈时，若纵隔薄，胎先露下降时自行断裂，分娩无阻碍；若纵隔厚阻碍胎先露下降时，须在纵隔中间剪开，分娩结束后再切除剩余的隔，残端用肠线连续或扣锁缝合。

#### 3. 阴道狭窄

药物腐蚀、手术感染导致阴道瘢痕挛缩形成阴道狭窄者，若狭窄位置低、程度轻，可做较大的会阴切开后经阴道分娩；若狭窄位置高、范围广，应行剖宫产术。

#### 4. 阴道尖锐湿疣

妊娠期尖锐湿疣生长迅速，宜早期治疗。若病变范围广、体积大，可阻碍胎先露下降，且容易发生出血和感染。为预防新生儿患喉乳头状瘤宜行剖宫产术。

#### 5. 阴道囊肿或肿瘤

阴道壁囊肿较大时，可阻碍胎先露下降，产时可先行囊肿穿刺抽出囊液，待产后再择期处理原有病变；若阴道壁肿瘤阻碍胎先露下降，又不能经阴道切除者，应行剖宫产术。

### （三）宫颈异常临床特点与产程处理

#### 1. 宫颈外口黏合

临床较少见，多在分娩受阻时发现。若宫口为一小薄孔状，可用手指轻轻分离黏合处，宫口即可迅速开大；若黏合处厚且韧，需做宫颈切开术或选择剖宫产。

**2. 宫颈水肿**

多见于胎位或骨盆异常，宫口未开全、过早用腹部压力，使宫颈前唇受压水肿。轻者可抬高产妇臀部或向宫颈两侧注入 0.5% 利多卡因 5~10 mL，待宫口近开全时，用手将宫颈前唇上推越过胎头，即可经阴道分娩；若经以上处理无效或水肿严重，可行剖宫产术。

**3. 宫颈坚韧**

多见于高龄初产妇，宫颈弹性差或精神过度紧张使宫颈挛缩，临产后宫颈不易扩张。此时可静脉推注地西泮 10 mg 或向宫颈两侧注入 0.5% 利多卡因 5~10 mL，若无效应行剖宫产术。

**4. 宫颈瘢痕**

多见于宫颈锥切术后、宫颈裂伤修补术后感染等，导致宫颈瘢痕形成。临产后虽宫缩很强，但宫口不扩张，此时不宜试产过久，应行剖宫产术。

**5. 宫颈癌**

因宫颈变硬而脆、弹性差，临产后不易扩张，若经阴道分娩有发生裂伤大出血及扩散等风险，故不宜经阴道分娩而应行剖宫产术，术后行放疗。如为早期浸润癌，可先行剖宫产术，随即行广泛性子宫切除及盆腔淋巴结清扫术。

**6. 宫颈肌瘤**

位于子宫下段或宫颈的较大肌瘤，因阻碍胎先露下降需行剖宫产术；若肌瘤不阻塞产道可经阴道分娩，肌瘤待产后再做处理。

### （四）盆腔肿瘤临床特点与产程处理

卵巢肿瘤位于骨盆入口阻碍胎先露部衔接者，应行剖宫产同时切除肿瘤。妊娠合并卵巢肿瘤时，因卵巢随子宫提升而容易发生蒂扭转、恶变、破裂等急腹症。一旦确诊应尽早剖腹探查，施术时间宜在妊娠 12 周后、20 周前，以防将卵巢妊娠黄体误诊为肿瘤，同时可避开早孕胚胎器官发生期及胎儿快速生长期，也有利于愈合并使胚胎及胎儿的干扰降至最低限度。

（秦智慧）

# 第三节 胎位异常

胎位异常也叫胎位不正，是造成难产的主要因素。胎位是胎儿在子宫内的位置，正常的胎位应为胎体纵轴与母体纵轴平行，胎头在骨盆入口处，并俯屈，颏部贴近胸壁，脊柱略前弯，四肢屈曲交叉于胸腹前，整个胎体呈椭圆形。除此之外，其余的胎位如头先露、臀先露等均为异常胎位。

本病病因尚不明确，可能与母体骨盆情况、前置胎盘等有关，多无明显症状，常为孕检时彩超发现。部分胎位异常在产前可能会自行矫正，而一些胎位异常则需要通过手法矫正，不能顺产时，需要进行剖宫产。

## 一、臀位

臀位产约占分娩总数的 4%，体积最大和最硬的胎头最后娩出时常发生困难。臀位易并发胎膜早破、脐带脱垂，娩出胎头困难，导致围生儿死亡率较高。

## （一）诊断

**1. 临床表现**

腹部检查在孕妇肋下触及圆而硬的胎头；因宫缩乏力致宫颈扩张缓慢，产程延长。

**2. 腹部检查**

子宫呈横椭圆形，宫底部可触及圆而硬、有浮球感的胎头，耻骨联合上方可触到圆而软、形状不规则的胎臀，胎心在脐左（右）上方最清楚。

**3. 肛门及阴道检查**

可触及胎臀或胎足，应与颜面部、胎手相鉴别。注意有无脐带脱垂。

**4. 超声显像检查**

能准确探清臀先露的类型以及胎儿大小、胎头姿势等。

## （二）产程处理

**1. 妊娠期**

妊娠 28 周以前臀位多能自行转成头位，可不予处理。28 周以后，应设法纠正。可试膝胸卧位，早晚各 1 次，每次 15 分钟，有助于自然转正。或艾灸至阴穴，早晚各 1 次，每次 20 分钟。一周后复查。也可用激光照射至阴穴，左右两侧各照射 10 分钟，每天 1 次，7 次为一疗程，有良好效果。腹壁较松子宫壁不太敏感者，可试外倒转术，将臀位转为头位。倒转时切勿用力过猛，也不宜勉强进行，以免造成胎盘早剥。倒转前后均应仔细听胎心音。

**2. 分娩期**

剖宫产指征：狭窄骨盆、软产道异常、胎儿体重大于 3500 g、胎儿窘迫、胎膜早破、脐带脱垂、妊娠并发症、高龄初产、有难产史、不完全臀先露等。

决定经阴道分娩的处理如下。

（1）第一产程：产妇侧卧，少做肛门检查，不灌肠。一旦破膜，立即听胎心，了解有无脐带脱垂，监测胎心。当宫口开大 4~5 cm 时，使用"堵"外阴方法，待宫口及阴道充分扩张后才让胎臀娩出。在"堵"的过程中，每隔 10~15 分钟听胎心一次，并注意宫口是否开全。宫口已开全再堵易引起胎儿窘迫或子宫破裂。宫口近开全时，要做好接产和抢救新生儿窒息的准备。

（2）第二产程：初产妇做会阴侧切术。分娩方式有 3 种：①自然分娩，胎儿自然娩出，不做任何牵拉，极少见；②臀助产术，当胎臀自然娩出至脐部后，胎肩及后出胎头由接产者协助娩出。脐部娩出后，一般应在 2~3 分钟娩出胎头，最长不能超过 8 分钟；③臀牵引术，胎儿全部由接产者牵拉娩出，此种手术对胎儿损伤大。

（3）第三产程：使用缩宫素，防止产后出血。有软产道损伤者，应及时检查并缝合，予抗生素预防感染。

# 二、持续性枕后位

传统的定义指胎头以枕后位衔接于骨盆入口，经过充分试产，至中骨盆及盆底仍不能自然旋转至枕前位，而持续于枕后位状态，致使分娩发生困难者，称持续性枕后位。

凡是正式临产后，经过充分试产（积极处理后产程仍无进展），当终止妊娠时，不论胎头在骨盆的入口、中骨盆或骨盆底，只要其枕部仍持续位于母体骨盆后部，即称为持续性枕后位。应当指出的是，持续性枕后位经徒手旋转为枕前位或枕直前位后自然娩出者，仍应诊断为持续性枕后位。

## （一）诊断

产前发现者，无临床意义，因多数能转成枕前位，但临产后儿头已衔接而为枕后位者，将影响产程进展，应予重视。

枕后位可在腹部前方扪及胎儿肢体，胎背在腹部一侧，位置较靠后，胎心音在腹部侧方略遥远。由于胎头枕骨位于骨盆后方，直接压迫直肠，产妇过早出现排便感及肛门坠胀，产妇不自主地向下屏气。

临床上，依靠腹部触诊常不易确诊，必要时可经阴道检查或 B 超检查确诊。阴道检查可发现儿头的矢状缝和母亲骨盆的斜径相一致，前囟在其前端，后囟在后。若矢状缝不易辨认，可依胎儿耳轮所指的方向来辨别。

## （二）产程处理

临产后，胎头以枕后位入盆时，除了少数在产程中持续于枕后位状态而致分娩困难以外，多可在产力推动下胎头内旋转为枕前位而经阴道顺产。因此，若产前检查无头盆不称或临界，枕后位均应给予阴道试产的机会，但产程中应进行严密的观察。

**1. 第一产程**

（1）潜伏期：潜伏期应耐心期待，减少干预，保证产妇充分的营养和休息。若精神紧张、睡眠不好或宫缩欠佳者，可予以哌替啶或地西泮肌注，消除产妇疲劳，可使宫缩逐渐转频。进食少者应补液。

（2）活跃期：应严密观察产程进展，积极处理。如宫口扩张至 6 cm 时宫颈扩张速度显著加快，如宫颈扩张率 <1 cm/h，可人工破膜；如宫缩欠佳，无头盆不称，可及早使用缩宫素。另外，宫口尚未开全，产妇即可因胎头压迫直肠产生排便感，应劝告产妇不可过早屏气用力，以免引起宫颈前唇水肿，影响产程进展。

**2. 第二产程**

宫口开全后，胎先露仍停留在 +2 或 +2 以上不再下降，若骨盆无漏斗型狭窄，胎儿中等大小，试徒手转胎位至枕前位，如徒手转胎位成功，胎头继续下降，可在双侧阴部神经阻滞麻醉后，待其自然分娩或阴道助产。若骨盆有漏斗型狭窄，胎儿较大，胎头较高或徒手转胎位失败，需立即行剖宫产术。

凡是经过较长时间试产并经各种处理后，产程曲线表现为宫颈扩张延缓或停滞，应考虑剖宫产。阴道助产只用于胎头达 +3 或更低者。不宜使用中位产钳助产。

**3. 第三产程**

第三产程产妇疲劳，应预防产后出血，积极应用宫缩剂，会阴切口较大深者，积极预防感染，对准缝合。

## 三、持续性枕横位

大约50%的胎儿在妊娠晚期或临产前以枕横位入盆，因此，枕横位是头先露的正常衔接方位。胎头以枕横位入盆后，多数能自然旋转至枕前位而经阴道自然分娩。若胎头不能自然旋转至枕前位或胎头以枕后位入盆后向前旋转至枕横位时停顿，均可能形成持续性枕横位。

## （一）诊断

宫口近开全或开全后，胎头位于中骨盆及盆底时，出现产程异常，胎头下降停滞，阴道检查示胎头矢状缝在骨盆横径上，前后囟均能扪及，即可诊断持续性枕横位。

## （二）产程处理

凡以枕横位入盆者，除明显头盆不称外，均应试产。若试产过程中出现产程异常，可加强子宫收缩力。当宫颈口扩张开全或近开全时，将手伸入阴道内将拇指与其余四指自然分开握住胎头向前旋转为枕前位，枕横位纠正后胎头一半均能很快下降，经阴道自然分娩或用产钳助产或胎头吸引器助产。若徒手旋转胎方位失败，胎头位置较高，尚在 +2 以上，则应行剖宫产术。

# 四、胎头高直位

胎头呈不屈不仰姿势衔接于骨盆入口，其矢状缝与骨盆入口前后径一致，称胎头高直位。胎头枕骨靠近耻骨联合者为胎头高直前位，靠近骶岬者为胎头高直后位。头盆不称是发生胎头高直位的最常见原因。

## （一）诊断

### 1. 临床表现

由于临产后胎头不俯屈，进入骨盆入口的胎头径线增大，使胎头迟迟不能衔接，导致宫口开张及先露下降缓慢，产程延长。其表现为活跃期延缓或停滞，胎头下降受阻。高直前位胎头入盆困难，一旦入盆后，产程进展顺利。高直后位胎头不能入盆，先露难以下降，即使宫口能开全，先露部仍停留在坐骨棘水平或水平以上。

### 2. 腹部检查

胎头高直前位时，胎背靠近腹前壁，不易触及胎儿肢体，胎心位置稍高，在近腹中线听得最清楚。胎头高直后位时，胎儿肢体靠近腹前壁，有时在耻骨联合上方可触及胎儿下颏。

### 3. 阴道检查

因胎头位置高，肛门检查不易查清，应做阴道检查。如发现胎头矢状缝与骨盆入口前后径一致，后囟门在耻骨联合后，前囟门在骶骨前，即为胎头高直前位；反之为胎头高直后位。前者产瘤在枕骨正中，后者产瘤在两顶骨之间。

### 4. 超声显像检查

可探清胎头双顶径与骨盆入口横径一致，胎头矢状缝与骨盆入口前后径一致。

## （二）产程处理

胎头高直前位时，若骨盆正常、胎儿不大、产力强，应给予充分试产机会。胎儿枕部若能向一侧转45°至枕左前位或枕右前位，即有可能正常分娩。一般可采用加强宫缩，使其自然转位，但必须是骨盆正常，头盆相称，经检查后严密观察1~2小时的产程进展，若试产失败再行剖宫产术结束分娩。

# 五、面先露

胎头枕部与背部接触，胎头呈极度仰伸姿势通过产道，以面部为先露时称为面先露，又称颜面位。根据颏部与母体骨盆的关系可以分为颏左前、颏左横、颏左后、颏右前、颏右横、颏右后 6 种不同的颜面位，而以颏左前及颏右后位较多见。

### （一）诊断

**1. 临床表现**

胎头迟迟不能入盆，先露部不能紧贴子宫下段及宫颈，常引起继发性宫缩乏力，导致产程延长。可表现为潜伏期延长、活跃期延长或停滞。颏后位导致梗阻性难产，可出现子宫破裂征象。由于胎头受压过久，可引起胎儿宫内窘迫。

**2. 腹部检查**

因胎头极度仰伸入盆受阻，胎体伸直，宫底位置较高。颏前位时，胎头轮廓不清；在孕妇腹前壁容易扪及胎儿肢体，胎心在胎儿肢体侧的下腹部听得清楚。颏后位时，于耻骨联合上方可触及胎儿枕骨隆突与胎背之间有明显凹沟，胎心较遥远而弱。

**3. 肛门及阴道检查**

可触到高低不平、软硬不均的颜面部，若宫口开大时可触及胎儿口、鼻、颧骨及眼眶，并依据颏部所在位置确定其胎位。阴道检查确定面先露时须与臀先露、无脑儿相鉴别。

**4. 超声显像检查**

可以明确面先露并能探清胎位。

### （二）产程处理

面先露均在临产后发生，事先难以预防，临产后如出现产程异常，应及时做阴道检查，及早诊断和处理。颏前位时，如产道无异常，子宫收缩正常，可能经阴道自然分娩；如第二产程延长，可行低位产钳助产；据颏前位分娩机制而言固然可以阴道分娩，但对产程长，胎头下降延缓者仍以及时行剖宫产为宜。颏后位难以自阴道娩出，需行剖宫产。

## 六、额先露

额先露是指胎头的姿势处于俯屈和仰伸之间（介于枕先露和面先露之间）的位置，以最大枕颏径通过产道，持续以额为先露，又称额位。额先露是一种暂时性的胎位，因胎头可俯屈而变为枕先露，或胎头进一步仰伸而成为面先露，持续呈额先露者极少见。因额先露胎头以最大径枕颏径入盆，衔接与下降均很困难，除非胎儿甚小或死胎，足月正常胎儿不可能经阴道自然娩出。

### （一）诊断

产程中子宫收缩良好而胎头高浮迟迟不能入盆时，应想到有此种异常胎位的可能，需进行以下检查：

**1. 腹部检查**

额前位时，于耻骨联合上方可触及胎儿枕骨隆突及其与胎背间的横凹，但不如面先露时明显。仅凭腹部检查，很难确诊额先露。

**2. 阴道检查**

若扪及额骨及额缝，可确诊额先露。额缝一端为大囟的前半部，另一端为眼眶及鼻根部。在临产早期诊断额先露较为困难。腹部检查胎头未入盆，与胎背在同一侧。阴道检查可以确诊。另外，B 超检查也有助于诊断额先露。

## （二）产程处理

临产后发现额位，可短时间试产，因其可能是一种过渡性胎位，如胎头有转为枕先露或面先露趋势；如无转位趋势，应剖宫产终止妊娠。

# 七、肩先露

当胎体横卧于骨盆入口以上，其纵轴与母体纵轴相垂直或交叉时称为横位，又因先露部为肩，故也称为肩先露。根据胎头的位置在母体左侧或右侧以及胎儿肩胛朝向母体前方或后方，可将横位分为肩左前、肩左后、肩右前、肩右后 4 种胎位。横位是最不利于分娩的胎位，除死胎及早产儿肢体可折叠而自然娩出外，足月活胎不可能自然娩出，如不及时处理，容易造成子宫破裂，危及母儿生命。

## （一）诊断

### 1. 临床表现

易发生宫缩乏力、胎膜早破。破膜后容易发生脐带脱垂和胎儿上肢脱出，导致胎儿窘迫甚至死亡。随着子宫收缩增强，子宫上段越来越厚，下段被动扩张越来越薄，上下段肌壁厚薄相差悬殊，形成环状凹陷，出现病理性缩复环，是子宫破裂的先兆，若不及时处理，将发生子宫破裂。

### 2. 腹部检查

子宫呈横椭圆形，耻骨联合上方较空虚，在母体一侧触及胎头。胎心在脐周两侧最清楚。

### 3. 肛门及阴道检查

胎膜未破、先露高浮者，肛门检查不易触及先露部；若胎膜已破、宫口已开张，阴道检查可触及胎肩锁骨、腋窝或肋骨，腋窝尖指向胎肩及胎头位置，据此决定胎头在母体左侧或右侧。若胎手已脱出阴道口外，可用握手法鉴别是胎儿左手或右手。

### 4. 超声显像检查

能清楚地确定肩先露及具体胎方位。

## （二）产程处理

### 1. 妊娠期

妊娠后期发现肩先露应予及时矫正，常用方法有胸膝卧位、激光照射或艾灸至阴穴。上述方法无效可试行外倒转术，转成头位后，包腹固定胎头。

### 2. 分娩期

足月活胎，应于临产前行剖宫产术。经产妇，足月活胎，宫口开大 5 cm 以上，胎膜已破羊水未流尽，可全身麻醉下行内倒转术，待宫口开全助产。出现先兆子宫破裂或子宫破裂征象，无论胎儿死活均应立即行剖宫产术。胎儿已死，无先兆子宫破裂征象，若宫口近开全，可全身麻醉下行断头术或碎胎术。术后常规检查子宫下段、宫颈及阴道有无裂伤，若有裂伤应及时缝合，注意产后出血及感染。

# 八、复合先露

胎先露部（胎头或胎臀）伴有肢体同时进入骨盆入口，称为复合先露。临床以一手或一前臂随胎头脱出常见。发生原因与胎先露部不能完全填充骨盆入口，先露部周围有空隙有关。

### （一）诊断

骨盆大、胎儿小，虽以头与手为先露，产程仍可能表现正常。足月儿无论有无头盆不称的状况存在，复合先露本身即可导致分娩困难，产程可表现异常。临床多表现为第二产程延长。阴道检查若发现胎先露旁侧有肢体，可明确诊断。常为头与手复合先露，在胎头旁扪及小手。

注意臀先露及横位鉴别。臀先露时，如臀与足同时入盆，则扪及足旁为臀。肩先露（横位）时，肢体旁为肩部而非胎头。

### （二）产程处理

首先应检查有无头盆不称。如无头盆不称，可让产妇向肢体脱出的对侧侧卧，有利于肢体自然回缩。若脱出肢体与胎头已入盆，可待宫口近开全或开全后上推肢体，使胎头下降后自然分娩或产钳助产。

若肢体还纳失败，阻碍分娩，产程停滞，或脐带脱垂、胎儿窘迫，以及宫颈扩张不大、胎头较高时，应立即剖宫产终止妊娠。

（秦智慧）

# 第十二章

# 避孕失败的补救措施

无论激素避孕、非激素避孕或绝育术，都有一定的失败率。避孕失败补救措施主要用于避孕失败后妊娠及预防妊娠，也可用于母亲患严重疾病不宜继续妊娠或检查发现胚胎异常需终止妊娠。避孕失败后妊娠的补救措施为人工终止妊娠（简称人工流产），避孕失败预防妊娠的方法为紧急避孕。

## 第一节 人工流产吸宫术

人工流产分为早期人工流产和中期妊娠引产。凡在妊娠 3 个月内人工终止妊娠称为早期妊娠终止。早期人工流产有手术流产和药物流产两种方法，手术流产包括负压吸宫术和钳刮术。

人工流产负压吸宫术是用吸管深入宫腔，利用负压吸引的原理将胚胎组织吸出而终止妊娠的手术。

### 一、适应证

（1）妊娠在 10 周以内自愿要求终止妊娠而无禁忌证者。
（2）因某些疾病（包括遗传性疾病）不宜继续妊娠者。

### 二、禁忌证

（1）各种疾病的急性阶段。
（2）生殖器炎症未经治疗者，如阴道炎、急性或亚急性宫颈炎、急慢性盆腔炎、性传播性疾病等。
（3）全身健康状况不良不能耐受手术者。
（4）术前两次体温在 37.5℃ 以上者暂缓手术。

### 三、术前准备

（1）术前解除受术者思想顾虑。签署知情同意书。
（2）病史询问：除了询问停经天数、早孕反应、月经史，婚育史以外，需注意孕产史、避孕史，有无高危情况，如年龄≤20 岁或≥50 岁，剖宫产距离本次流产的时间，是否在哺乳期内，有无子宫手术史等。目前健康状况及有无内外科合并症等。

（3）一般体检及妇科检查：测量血压及体温。

（4）辅助检查：白带常规，尿妊娠试验，B超检查子宫及孕囊大小，血常规及凝血功能检查。必要时做尿常规，肝、肾功能，胸片及心电图等。

（5）术前排空膀胱。

## 四、手术步骤

（1）术者应穿清洁手术服，戴帽子、口罩。常规刷手并戴无菌袖套及手套，整理手术器械。

（2）受术者取膀胱截石位。按术前外阴及阴道消毒常规消毒、铺巾。

（3）复查子宫位置、大小、倾屈度及附件情况，更换无菌手套。

（4）窥阴器扩开阴道，拭净阴道积液，暴露宫颈。消毒后用宫颈钳钳夹宫颈前唇或后唇，用左手将宫颈钳向外牵引和固定子宫。

（5）右手执笔式持子宫探针，顺着子宫方向渐渐进入宫腔，探测方向及测量宫腔术前深度，应与阴道双合诊检查是否一致，如有疑问，应再次重复双合诊。

（6）右手执笔式持子宫颈扩张器顺着子宫探入方向逐号轻轻扩张宫口，直至扩张到比所用吸管大半号到1号。

（7）根据孕周及宫腔深度，选择适当号的吸管（表12-1）。

**表 12-1 吸头选择与孕周、宫腔深度的关系**

| 妊娠周数 | 宫腔深度 | 选择吸管 |
| --- | --- | --- |
| <6 周 | 8.5 以下 | 5 号吸头 |
| <7 周 | 10.5 以下 | 6 号吸头 |
| <8 周 | 10.5～11.5 | 7 号吸头 |
| 8～10 周 | >11.5 | 8 号吸头 |

（8）吸引。

1）将吸管与术前准备好的负压装置连接，试负压。

2）依子宫方向将吸管徐徐送入宫腔，达到宫底后退出少许，寻找胚胎着床处。

3）开放负压，一般在400～500 mmHg，将吸管顺时针或逆时针方向顺序转动，并上下移动，吸到胚囊所在部位时吸管常有震动并感有组织物流向吸管，同时有子宫收缩感和有子宫壁粗糙感时，可折叠并捏紧橡皮管后再取出吸管。再将负压降低到200～300 mmHg，继续用吸管按上述方法在宫腔内吸引1～2圈后，取出吸管。如胚胎组织卡在吸管口或子宫口，可用卵圆钳将组织取出。

（9）必要时可用小刮匙轻轻刮宫底及双角，检查是否已吸干净。术后再次测量宫腔深度。

（10）用纱布拭净宫颈及阴道，取出宫颈钳。若有活动性出血，可用纱布压迫止血，取出阴道窥器。如放置宫内节育器者，可按常规操作。

（11）吸出的组织用过滤器过滤后，测量血量及组织物量，并仔细检查吸出胚胎及绒毛组织是否完全。如发现异常及未见绒毛，组织物全部送病理检查。

（12）填写手术记录表。

## 五、手术时注意事项

（1）如用电动吸引作人工流产，在吸引术前要检查机器功能正常，确认无误后方可应用。

（2）吸管进入宫腔时不带负压，吸引时负压一般不能超过 500 mmHg，以后随宫腔内组织减少而降低负压，注意不能带负压进出宫颈口。

（3）探针探宫腔遇有阻力，忌用暴力，以免方向不对造成子宫穿孔。任何器械每次进腔时都应轻柔，以免损伤。

（4）吸宫时动作要轻巧，尤以宫角处及宫底部更要注意，以防子宫损伤。

（5）进宫腔器械之头端不可用手直接接触，不能接触阴道壁，以免污染。

（6）严格遵守操作常规。

## 六、高危人工流产的处理

（1）哺乳期子宫较软，术前先用子宫收缩剂。吸宫时，先在距宫底 1 cm 处吸引，待子宫收缩后再将吸头进入宫底部轻轻吸引，以防子宫穿孔。

（2）双子宫吸宫时，两个宫腔均要吸宫，减少组织残留。

（3）有剖宫产史者，由于宫颈管较长，宫颈于宫体间形成不规则或成角通道，瘢痕部位比较薄弱，吸宫时要注意，防止瘢痕部位穿孔。

（4）前屈或后屈子宫妊娠，用宫颈钳夹住宫颈前唇，向外向下牵拉，尽量使子宫位置变成中位，这样便于手术操作，防止组织残留和子宫穿孔。

（5）子宫肌瘤合并妊娠，由于肌瘤使宫腔形态变形和变大，所以要准确测量宫腔长度，吸引时要注意宫腔形态，仔细操作，防止漏吸或残留。子宫肌瘤合并妊娠吸宫时一般出血量偏多，术中可用子宫收缩药物。

（6）短期内两次人工流产者，子宫尚未完全复旧，质地较软，易发生损伤。扩张宫口后，酌情加用子宫收缩剂，以利于手术操作，减少子宫穿孔的发生。

（7）如妊娠内科合并症者，先控制病情稳定再手术，必要时请内科医生在手术台旁监护。

## 七、术后处理

（1）受术者在观察室休息半小时到 1 小时，注意阴道出血及一般情况，无异常方可离去。

（2）两周内或阴道流血未净前禁止盆浴，以防生殖器官感染。

（3）告知受术者术后注意事项。

1）嘱两周内或阴道出血未净前禁止盆浴，应每日清洁外阴。

2）嘱 1 个月内禁止性交。

3）1 个月后应随访一次。如有阴道多量出血、发热、腹痛等异常情况，可随时就诊。

4）指导避孕方法。

（鲁选文）

# 第二节　人工流产钳刮术

妊娠 10~14 周因胎儿骨骼形成，已经不适应用单纯的负压吸引术，需将胎儿用卵圆钳钳夹取出，此手术称为钳刮术。由于手术难度大、风险高，一般需要住院手术，尤其妊娠 12 周以上必须住院。

## 一、适应证

（1）妊娠 10~14 周以内自愿要求终止妊娠而无禁忌证者。

（2）因某些疾病（包括遗传性疾病）不宜继续妊娠者。

（3）其他流产方法失败者。

## 二、禁忌证

同人工流产吸宫术。

## 三、术前准备

除与人工流产吸宫术相同以外，术前还需测血型，肝、肾功能及心电图检查等。

术前宫颈准备（可选下列方法之一）如下。

**1. 机械扩张法**

应用本法扩张宫颈，必须术前阴道准备 2~3 天。

（1）术前 24 小时用 16 号或 18 号专用无菌导尿管一根，放入宫腔内，留下部分用无菌纱布卷住，置于后穹隆。

（2）术前 24 小时用灭菌宫颈扩张棒或亲水棒扩张宫颈。

**2. 药物准备**

（1）术前 2~3 小时口服或舌下含服米索前列醇 0.4~0.6 mg。

（2）术前 1~2 小时将卡孕栓 0.5~1 mg 置入阴道后穹隆。

## 四、手术步骤

（1）与负压吸宫术 1~6 项相同。

（2）宫颈扩张器自 4.5 号~10 号或 12 号。

（3）用大号吸管或卵圆钳进入宫腔破羊膜，流尽羊水（测羊水量），其后才能酌情应用宫缩剂。

（4）取胎盘。

1）用有齿卵圆钳沿子宫前或后壁逐渐进入宫底。

2）到达宫底后退出 1 cm，在前壁、后壁或侧壁寻找胎盘附着部位。

3）夹住胎盘（幅度宜小）左右轻轻摇动，使胎盘逐渐剥离，以便能完整地或大块地钳出。

（5）取出胎体时，尽量保持胎儿纵位，避免胎儿骨骼伤及宫壁，如妊娠月份较大，可先取胎体后取胎盘。

(6) 保留取出的胎块，手术结束时核对是否完整。

(7) 用中号钝刮匙或 6~7 号吸管清理净宫腔内残留组织，术后测量宫腔深度。

(8) 观察宫腔有无活跃性出血及宫缩情况，宫缩欠佳者可注射缩宫素。

(9) 用纱布拭净阴道，除去宫颈钳。取出阴道窥阴器。

(10) 填写手术记录。

## 五、术时注意事项

(1) 凡进入宫腔的任何器械严禁碰触阴道壁，以防感染。

(2) 手术时，特别是破羊水后要注意孕妇面色及主诉，警惕羊水栓塞。

(3) 手术操作要稳、准、轻、巧，避免暴力，以防子宫穿孔和宫颈裂伤。如发现有物嵌顿、堵塞在子宫颈内口上取出困难时，不可强取，应将钳夹的胎头或胎体向上稍稍退回，在宫腔内夹碎，并将被夹物调转方向，使胎体纵轴与宫颈方向一致，钳夹取出。如按上述方法取出仍有困难，应迅速再扩大宫颈口，或宫颈旁注射 0.5% 利多卡因 5~10 mL，使颈管松弛，以利于将子宫内容物取出。

(4) 出血较多时应尽快查明原因，及时妥善处理，可宫颈注射或静脉滴注缩宫素。

## 六、术后处理

妊娠 12 周以上，术后休息 3 周。其他同人工流产吸宫术。

(鲁选文)

# 第三节　人工流产水囊引产术

水囊引产是将水囊放置在子宫壁和胎膜之间，增加子宫内压，促使胎膜剥离。机械性刺激宫颈管诱发子宫收缩，同时可使子宫颈管软化扩张，促使胎儿和胎盘排出。其引产成功率可达 90% 以上。平均引产时间约在 72 小时之内。

## 一、适应证

(1) 妊娠 14~24 周，要求终止妊娠而无禁忌证者。

(2) 因某种疾病不宜继续妊娠者。

(3) 产前诊断发现胎儿畸形者。

## 二、禁忌证

(1) 各种疾病的急性阶段。

(2) 生殖器炎症，如阴道炎、重度宫颈炎、盆腔炎或阴道分泌物异常。

(3) 妊娠期间反复有阴道出血及不能除外胎盘位置异常者。

(4) 低置胎盘。

(5) 有剖宫产史及子宫有手术瘢痕者需慎用。

(6) 术前 24 小时内体温在 37.5℃ 以上者。

## 三、术前准备

（1）必须住院引产。详细询问病史，包括本次妊娠的经过以及过去史、其他疾病史、月经史、妊娠分娩史、出血史等。

（2）全身检查和妇科检查，术前检测阴道分泌物、血、尿常规、凝血功能，以及肝、肾功能等，酌情查乙型肝炎病毒表面抗原、胸透和心电图检查。有条件应做宫颈管分泌物细菌培养及药物敏感试验。

（3）B超胎盘定位和了解胎儿大小。

（4）术前咨询，签署知情同意书。

（5）术前阴道擦洗 2~3 次。

（6）备好无菌水囊（将 18 号导尿管插入双层避孕套内，排出套内及夹层间的空气，用丝线将避孕套套口结扎于导尿管上）。

## 四、操作步骤

（1）排空膀胱，取膀胱截石位。

（2）外阴及阴道消毒与负压吸宫术相同。

（3）检查事先备好的无菌水囊无漏气，并用注射器抽尽套内空气，用钳子夹住导尿管末端。

（4）窥阴器扩开阴道，拭净阴道内积液，暴露宫颈。

（5）用碘伏或其他消毒液消毒宫颈。

（6）宫颈钳钳夹宫颈前唇或后唇。

（7）将水囊顶端涂以无菌润滑剂，纱布钳钳住水囊的顶端徐徐放入宫腔。放入时如遇出血则从另一侧放入，使水囊处于胎囊与子宫壁之间。水囊结扎处最好放在宫颈内口水平。

（8）经导尿管注入所需量的无菌生理盐水。注入的量根据妊娠月份大小，酌情增减，一般在 300~500 mL，妊娠 4 个月注入 400 mL，5 个月注入 500 mL，但最多不超过 500 mL。注入液量过少影响引产效果，注入液量过多可引起胎盘早剥，甚至子宫破裂。缓慢注入液量，如有阻力应立即停止。也可采用静脉滴注的方法向水囊快速滴入。液体内加亚甲蓝数滴，以便破水时识别羊水或注入液。

（9）导尿管末端用丝线扎紧。

（10）用消毒纱布裹住导尿管以免触碰阴道壁，放于穹隆部，阴道内填塞纱布数块，并记录纱布数。测量子宫底高度，以便观察放入水囊后有无胎盘早剥及内出血征象。

（11）一般放置 24 小时取出水囊（先将水囊液体放出）。如宫缩过强、出血多或有感染征象及胎盘早剥时，应提早取出水囊并设法结束妊娠，清除宫腔内容物。

（12）根据子宫收缩情况，加用缩宫素。用 5% 葡萄糖液 500 mL 加缩宫素静脉点滴，根据宫缩情况用药量从 5 U 始逐渐递增，直至规律宫缩。点滴时速度不宜过快，从每分钟 8 滴开始，并需有专人观察体温、脉搏、血压、宫缩、出血、腹痛以及子宫轮廓等，随时调整药物浓度及滴速，直至有规律宫缩。若 48 小时未分娩，则认为水囊引产失败。

（13）胎儿及胎盘娩出后，注意出血情况。流产后宫缩乏力性出血可应用子宫收缩剂。

（14）检查胎盘及胎膜是否完整，必要时清理宫腔。如胎盘不完整有活动性出血时，用宫缩剂的同时进行钳胎盘术。胎盘未排出无活动性出血，可等待自然排出或使用缩宫素促使胎盘排出，观察 1 小时胎盘仍未排出，则行钳胎盘术。

（15）检查阴道及宫颈，如有损伤应及时处理。

## 五、注意事项

（1）严格遵守无菌操作规程，放水囊时应避免碰触阴道壁，以防感染。

（2）受术者放入水囊后，不应活动过多，防止水囊脱落。

（3）放置水囊后，如有发热寒战等症状，查明原因，及时处理。

（4）观察过程中阴道流血多，腹部张力高或者宫底有上升趋势，应考虑有胎盘早剥之可能，一旦确诊，应及早终止妊娠。

（5）发现破水，立即取出水囊，同时静脉点滴缩宫素，促使胎儿排出，如破水超过 12 小时，需注意感染症状，必要时终止妊娠。

（6）点滴催产素应有专人负责观察产程。宫缩过强时可在严格消毒下进行阴道检查。如宫口未开，则应停用或调整催产素用量和滴速。并考虑应用镇静剂或子宫肌肉松弛张剂，以缓解宫缩。

（7）发现有子宫破裂征象（子宫轮廓异常或有内出血及腹膜刺激症状等），明确确诊后及早剖腹手术。

## 六、术后处理

（1）产后严密观察 2 小时，注意阴道流血、子宫收缩状态，并测量和记录血压、脉搏、体温，如发现异常情况，及时处理。

（2）填写水囊引产记录表。

（3）必要时给予抗生素预防感染。

（4）放置水囊后可让孕妇在室内自由活动。

（5）产后告知受术者注意事项。

1）注意外阴清洁卫生。

2）1 个月内不宜房事及盆浴。

3）做好避孕指导，1 个月后随访。

4）出院后阴道多量出血、腹痛、发热随时就诊。

（鲁选文）

# 第四节　经腹剖宫取胎术

剖宫取胎术的优点是在短时间内可取出胎儿，并可同时结扎输卵管。但剖宫取胎术对孕妇创伤大，术后近、远期并发症多，因此要严格掌握适应证，不应轻易采用。

## 一、适应证

（1）较严重的慢性肝、肾、心、肺等重要器官疾病，经过积极内科治疗后，病情处于相对稳定阶段，但不能耐受经阴道分娩时的病理生理改变，必须终止妊娠者。

（2）合并恶性妇科肿瘤或外科疾病，必须开腹手术治疗。增大的子宫影响外科手术者。

（3）已有子女，妊娠16~27周并要求结扎输卵管者，其他引产方法失败，急需在短时间内终止妊娠者。

（4）妊娠期反复发生阴道流血，B超证实为前置胎盘者，不宜用其他引产方法引产。

（5）胎盘早剥，短时间内不能经阴道分娩或阴道行钳刮术困难者。

（6）近期内有剖宫产史或子宫壁肌瘤摘除术史，子宫壁有较大瘢痕者。

## 二、禁忌证

（1）各种疾病的急性阶段。

（2）有急性生殖道炎症或手术部位皮肤有感染者。

（3）全身健康状况不良不能耐受手术者。

（4）术前24小时内两次体温在37.5℃以上者。

## 三、术前检查及准备

（1）详细询问病史，既往的妊娠分娩史、流产史、手术史，本次妊娠经过。

（2）进行全身体检及妇产科检查，血、尿常规，凝血功能，肝、肾功能，胸透，以及心电图等实验室检查。

（3）做好受术者及家属的思想工作，解除顾虑，签署知情同意书。

（4）腹部皮肤及肠道准备。

（5）术前留置导尿管。

## 四、麻醉

局部麻醉或持续性硬膜外麻醉。

## 五、手术步骤

（1）体位：取头低仰卧位，使骨盆略高，肠管及大网膜均回缩上腹腔，更好地暴露子宫，便于手术操作。

（2）消毒：腹部皮肤常规消毒，铺消毒巾。

（3）腹部切口：下腹中线切口或中线左旁切口，切口大小视妊娠月份而定，一般6~8 cm，逐层切开腹壁。

（4）围护腹壁与子宫间隙：用湿纱布垫围护腹壁与子宫间隙，防止肠管、大网膜进入术野，利于手术操作；以防羊水和血液流入腹腔，且避免手术过程中将子宫内膜种植在腹壁切口或腹腔，预防发生子宫内膜异位症。

（5）切开子宫：妊娠子宫常呈右旋，须纠正子宫呈正位，先在宫体上注射缩宫素10 U，待子宫收缩后再行切开，以减少术中出血。尽可能取子宫前壁下段正中纵切口，进入宫腔后，用剪刀上下延长切口，如果妊娠4~5个月，切口一般4~5 cm即可。

（6）娩出胎儿：穿刺羊膜，吸净羊水，术者用手指伸入羊膜腔取出胎足，向外牵引，依次娩出胎臂、躯干、上肢和胎头。若胎头娩出困难，可用粗长针经枕骨大孔刺入头颅，吸出脑浆，待胎头缩小后便于牵出。

（7）娩出胎盘：宫体部注射缩宫素（催产素）10 U，促使子宫收缩，胎盘剥离娩出。可用手指剥离胎盘和胎膜使之娩出。娩出时用卵圆钳交替牵拉能完整娩出胎盘和胎膜。

（8）清理宫腔：用卵圆钳夹纱布擦拭宫腔一遍，清除残留组织。

（9）扩张子宫颈管：用大弯钳自宫腔向下探入子宫颈管，张开钳头，扩张子宫颈管，以利于恶露排出。

（10）缝合子宫：胎儿娩出后，即可用卵圆钳夹持子宫切缘止血，娩出胎盘，清理宫腔后逐层缝合子宫，同剖宫产术。

（11）检查双侧附件：除特殊情况外，予以结扎双侧输卵管。

（12）清理腹腔：检查缝合部位，吸净腹腔内血水清点器械及纱布。手术者清洗双手及器械后，分层缝合腹壁各层。

## 六、术中、术后注意事项

（1）胎儿、胎盘娩出后间断缝合第一层肌层时，注意不要穿过蜕膜层。以免影响伤口愈合和导致子宫内膜异位。

（2）术后保留导尿管 24 小时。

（3）术后密切注意阴道出血量。

（4）酌情使用宫缩剂以及抗生素。

（5）术后禁房事和盆浴 1 个月。

（6）未结扎输卵管者，术后做好避孕指导，切实落实节育措施。

（鲁选文）

# 第五节　米非司酮配伍米索前列醇终止妊娠

## 一、米非司酮配伍米索前列醇终止早孕

药物流产是人工流产的非手术方法，应在具备急救条件（如急诊刮宫、输液、输血）的医疗单位或计划生育服务机构进行。实施药物流产单位及医务人员，必须依法获得专项执业许可，方可进行。药物流产成功率为 90%～95%。药物流产失败必须行手术性人工流产术。

### （一）适应证

（1）确诊为正常宫内妊娠，停经≤49 天，本人自愿要求药物终止妊娠的健康育龄妇女。

（2）手术流产的高危对象：剖宫产半年以内，多次人工流产或多次剖宫史，哺乳期妊娠、宫颈发育不良或坚韧者，宫体上有瘢痕者。

（3）对手术流产有顾虑或恐惧心理者。

### （二）禁忌证

（1）米非司酮禁忌证：肾上腺疾患、糖尿病及其他内分泌疾病、肝肾功能异常、妊娠期皮肤瘙痒史、血液疾患、血管栓塞史及与甾体激素有关的肿瘤病史。

（2）前列腺素禁忌证：心血管系统疾病、青光眼、胃肠功能紊乱、高血压、低血压、

哮喘及癫痫等。

（3）过敏体质。

（4）带器妊娠。

（5）异位妊娠或可疑异位妊娠。

（6）妊娠剧吐。

（7）贫血（血红蛋白低于 95 g/L）。

（8）长期服用下列药物：利福平、异烟肼、抗癫痫药、抗抑郁药、西咪替丁、前列腺素抑制剂（阿司匹林、吲哚美辛等）、巴比妥类药物。

（9）吸烟每天超过 10 支或嗜酒者。

## （三）操作方法

**1. 接纳程序**

（1）咨询：向用药对象讲清用药方法、流产效果和可能出现的不良反应。待对象自愿选用药物流产并签署书面知情同意书后方可用药。

（2）询问病史，进行体检和妇科检查，确诊是否为宫内妊娠，注意子宫大小与停经天数是否相符。

（3）实验室检查：阴道清洁度、滴虫、真菌检查，血常规，尿妊娠试验，必要时进行血 β-hCG 测定。

（4）B 超检查：胚囊大小（如胚囊三径线平均内径大于 25 mm），有胚芽，有胎心音者则不宜在门诊进行。

**2. 服药方法**

（1）米非司酮：分顿服法和分次服法两种，每次服药前后禁食 1 小时。

1）分次服法：第 1、第 2 天上午 9 时各服米非司酮 50 mg，晚上 9 时各服 25 mg，第 3 天早晨用前列腺素。

2）顿服法：米非司酮 200 mg 顿服，第 3 天早晨用前列腺素。

（2）前列腺素：有卡孕栓（PG05 阴道栓剂）或口服米索前列醇，任选一种（在此期间禁服吲哚美辛、水杨酸及镇静剂）。

1）卡孕栓（PG05）：服用米非司酮的第 3 天早晨来院，于阴道后穹隆放置卡孕栓 1 mg，卧床休息 1 小时，留院观察 6 小时。

2）米索前列醇：服用米非司酮的第 3 天早晨，空腹顿服米索前列醇 0.6 mg（3 片），留院观察 6 小时。

**3. 用药后观察**

（1）服用米非司酮后：注意阴道开始出血时间和出血量，如有组织排出或出血多于经量应及时就诊，必要时将组织物送病理检查。

（2）使用前列腺素留院观察期间注意事项。

1）药物反应：腹痛、腹泻、恶心、呕吐。

2）测血压、脉搏、体温。

3）大、小便留在便器内，注意排出的组织物。

4）胚囊排出前阴道出血多，可肌内注射缩宫素 20 U，或见宫颈有组织物嵌顿，经消毒后可于宫颈口钳夹协助排出，以利止血，但不必进宫腔操作。

5）胚囊排出后如有活动性出血，及时刮宫处理。

6）胚囊排出后再观察 1 小时无出血可离院，并带抗生素服用，并嘱 2 周左右来院随访。

7）胚囊未排出，观察 6 小时后如无多量出血可离院，告知注意事项，预约 1 周左右来院随访。

**4. 随访**

（1）用药 1 周随访：了解胚囊未排出者离院后阴道出血和胚囊排出情况。胚囊仍未排出者应作 B 超检查。确诊为继续妊娠者或胚胎停育者，应行负压吸宫术。胚胎已排出且出血不多者，预约药物流产后 2 周随访。

（2）用药后 2 周随访：如胚囊排出，来诊时流血未止，出血量如月经者，应作超声检查或 hCG 测定，诊断不全流产者，应行清宫处理，刮出组织物应送病理检查。如出血不多，可继续观察。

（3）用药后 3 周随访：如仍有阴道流血，必须积极处理。

（4）用药后 6 周随访：流产效果评定，了解月经恢复情况。

**5. 告知服药者注意事项**

（1）服药必须按时，不能漏服，用药期间不可同时服用吲哚美辛、水杨酸及镇静剂等药物。

（2）按期随访。

（3）发生活动性出血，出血量多于月经或出血超过 3 周，持续腹痛或发热均需到给药单位及时诊治。

（4）阴道排出的组织物及刮宫组织均应送病理检查。

（5）药物流产后转经前禁房事，转经后及时落实避孕措施。

## （四）流产效果评定标准

**1. 完全流产**

用药后胚囊完整排出或未见完整胚囊，但出血自行停止，子宫恢复正常，B 超显示正常者。

**2. 不全流产**

用药后胚囊自然排出，但因出血多，或出血时间长而刮宫术。刮出组织物经病理检查证实为绒毛组织及妊娠物者。

**3. 失败**

用药第 8 天未见胚囊排出，经超声检查证实胚胎继续发育或胚胎停止发育，最终采用负压吸宫术终止妊娠者均为药物流产失败。

## （五）不良反应和并发症

使用米非司酮和米索前列醇后的不良反应主要包括腹痛、出血过多和胃肠道不适（恶心、呕吐、腹泻）。并发症包括出血、感染、不全流产和未识别的异位妊娠等。

**1. 出血**

药物流产的女性平均出血持续时间范围为 8~17 天。有研究报道，9% 的妇女在 30 天后仍有轻微出血，1% 在 60 天后仍有出血。

药物流产后阴道出血的原因很多，主要是绒毛蜕膜残留，其次是子宫收缩不良、子宫内膜修复障碍、宫腔感染、凝血功能障碍、种族和个体差异。药物流产出血的治疗方法包括加服米非司酮或米索前列醇,应用性激素、宫缩剂、止血药、中药等,与宫内残留物有关的顽固性阴道出血,应及早行清宫治疗。药物流产后序贯应用雌孕激素能减少药物流产后阴道出血,促进药物流产后月经恢复,不增加不全流产的发生率;药物流产后即时服用复方口服避孕药虽不能减少药物流产后阴道出血,但不影响药物流产的成功率,且具有良好的避孕作用,仍是流产后的可靠选择。

**2. 药物流产不全**

药物流产不全是指妊娠物排出不完全。妊娠早期米非司酮和米索前列醇药物流产的不全流产率为 2%~8% 。药物流产的成功率与妊娠时间长短、米索前列醇的给药途径和剂量、产次有关。对于出血过多或时间延长的患者,应该排除不全流产。不全流产药物处理无效者应及时刮宫。

**3. 发热与感染**

发热是米索前列醇的一种常见效应,可发生于 5%~88% 的妊娠早期流产患者中。药物流产后的感染率低于手术流产。其发生的生理机制有:米索前列醇和米非司酮都可以诱导宫颈扩张,可能会导致坏死蜕膜组织的上行感染;内分泌和免疫机制也可能相互作用,增加了感染的风险。米非司酮导致的糖皮质激素受体阻滞可能会导致免疫系统不适当的细胞因子反应。米索前列醇可能会抑制对梭状芽孢杆菌感染的免疫反应。

药物流产中常规应用预防性抗生素的缺点包括费用、方案的复杂性增加以及抗生素耐药。尽管严重感染的风险很低,但最近的数据表明,从开始药物流产治疗时给予治疗剂量的多西环素可能会显著降低严重感染的风险。建议在妊娠早期药物流产时常规使用预防性抗生素。

# 二、米非司酮配伍米索前列醇终止 8~16 周妊娠

米非司酮配伍米索前列醇是常用的药物流产方案,既往主要用于终止 7 周以内的妊娠。对 7 周以上的妊娠则以手术为主,孕 10 周内采用负压吸引术,孕 10 周以上采用钳刮术,或等待至孕 16 周以后采用依沙吖啶羊膜腔内注射引产术。钳刮术手术并发症多,对操作者技术要求高,手术时间长,流产女性承受的痛苦大;而等待至孕 16 周以后引产可能造成女性极大的心理负担。米非司酮配伍米索前列醇终止 8~16 周妊娠,安全、有效、简便、易行,已逐步取代危险性较大的钳刮术。

## (一)适应证

孕 8~16 周的宫内妊娠,本人自愿要求使用药物终止妊娠而无禁忌证者;因某些疾病(包括遗传性疾病)不宜继续妊娠者;因胎儿畸形或异常不宜继续妊娠者。

## (二)禁忌证

(1)患有使用米非司酮或米索前列醇的禁忌证,如肾上腺疾病、糖尿病等内分泌疾病、肝肾功能异常、血液系统疾病和有血栓栓塞病史、卟啉病、心脏病、高血压 [收缩压 >130 mmHg 和(或)舒张压 >90 mmHg]、低血压 [收缩压 <90 mmHg 和(或)舒张压 <60 mmHg]、青光眼、哮喘、癫痫、严重胃肠功能紊乱、过敏体质,有严重的药物过敏史者。

(2)贫血(血红蛋白 <80 g/L)。血红蛋白含量为 80~90 g/L 需住院药物流产。

（3）性传播疾病或外阴、阴道等生殖道炎症未经治疗。

（4）异位妊娠，包括特殊部位妊娠，如子宫瘢痕部位妊娠、子宫颈妊娠、宫角妊娠等。

（5）吸烟超过 15 支/天或酒精成瘾者。

（6）胎盘附着位置异常及带器妊娠者。

## （三）用药前准备

（1）详细询问病史、体格检查、妇科检查、完善实验室检查（如血、尿常规，肝肾功能、凝血功能、血型及心电图检查等）。

（2）B 超检查确认孕周，了解胎盘种植位置，排除异常妊娠如宫颈妊娠、剖宫产瘢痕部位妊娠、宫角妊娠等。

（3）向患者交代用药方法、流产效果（完全流产率约 90%）、可能出现的不良反应，替代治疗方案及利弊等，充分咨询后患者知情选择，自愿选用药物流产者签署知情同意书。

（4）经检查合格，孕 10 周及以上者需入院药物流产；孕 8~9 周者以入院药物流产为宜，也可以酌情在门诊观察行药物流产。

## （四）用药方案

### 1. 米非司酮

顿服法：200 mg 一次性口服。或分服法：100 mg 每天 1 次口服，连续 2 天，总量 200 mg。

### 2. 米索前列醇

首次服用米非司酮间隔 36~48 小时（第 3 天上午），口服米索前列醇 400 μg 或阴道给予米索前列醇 600 μg，如无妊娠产物排出，间隔 3 小时（口服）或 6 小时（阴道给药）重复给予米索前列醇 400 μg，最多用药次数≤4 次。

## （五）用药后观察

（1）注意阴道开始流血的时间、出血量、妊娠产物（如胎儿、胎盘）的排出等。

（2）注意药物引起的胃肠道反应、血压变化、头晕、手心瘙痒等情况、警惕过敏性休克及喉头水肿等严重不良反应。不良反应较重者应及时对症处理。

（3）服药期间发生下列情况须及时处理，必要时行手术流产或清宫术。①用药后胚胎或胎儿、胎盘未排出，阴道流血量 >100 mL；②胎儿排出后阴道流血量 >100 mL 或有活动性出血；③胎儿排出后 1 小时胎盘未排出；④胎盘排出后阴道流血量 >100 mL；⑤胎盘有明显缺损。

（4）最后一次米索前列醇用药后 24 小时未见妊娠产物排出者，改用其他方式终止妊娠。

（5）流产后密切观察至少 2 小时，注意阴道流血量、子宫收缩情况等。

（6）流产后做好避孕节育宣教，尽早落实避孕措施。可于流产后当天开始口服复方短效口服避孕药。

## （六）流产后随访

### 1. 流产后 2 周随访

了解流产后情况如出血、腹痛、组织物排出等，必要时超声检查。流产后有活动性出血或持续性出血者做相应检查，必要时行清宫手术。组织物送病理检查。

**2. 流产后 6 周（转经后）随访**

进行流产效果的最终评定并了解月经恢复情况，指导落实高效的避孕措施。完全流产指最后 1 次用米索前列醇后 24 小时内排出妊娠产物，随访超声宫内无妊娠产物残留，或妊娠产物排出后因出血量多或出血时间长（>3 周）行清宫术，病理检查未发现胎盘及绒毛组织者。不全流产指最后 1 次使用米索前列醇 24 小时内，部分妊娠产物排出，或妊娠产物排出后因出血量多或出血时间长（>3 周）行清宫手术，病理检查发现胎盘、绒毛残留者；失败指最后 1 次使用米索前列醇 24 小时后未见妊娠产物排出者，或用药后 24 小时内无妊娠产物排出且阴道流血量多，需行急诊手术者。

（杨　位）

# 第六节　依沙吖啶羊膜腔内注射中期妊娠引产

依沙吖啶（利凡诺）是一种强力杀菌剂，能引起离体与在体子宫的收缩，将依沙吖啶注入羊膜腔内或宫腔内，都能引起子宫收缩，并能达到排出胎儿和胎盘的引产目的。20 世纪 70 年代中期，我国开展利凡诺羊膜腔引产术，其优点为效果好，引产时间短，操作简单，经济适用，引产成功率可达 98%。

## 一、适应证

（1）妊娠 14～27 周内要求终止妊娠而无禁忌证者。
（2）因某种疾病（包括遗传性疾病）不宜继续妊娠者。
（3）胎儿畸形者或死胎。

## 二、禁忌证

（1）有急慢性肝、肾疾病及全身健康状况不良不能耐受手术者。
（2）各种疾病的急性阶段。
（3）有急性生殖道炎症或穿刺部位皮肤有感染者。
（4）术前 24 小时内两次体温在 37.5℃ 以上者。
（5）中央性前置胎盘。
（6）子宫壁上有手术瘢痕、宫颈有陈旧性裂伤、子宫发育不良者慎用。

## 三、术前准备

（1）必须住院引产。
（2）详细询问病史，做好术前咨询，说明可能发生的并发症。夫妻双方知情，签署知情同意书。
（3）全身及妇科检查，注意有无盆腔肿瘤、产道瘢痕及畸形。
（4）术前进行阴道分泌物、血常规、尿常规、凝血功能，肝功能、肾功能、乙型肝炎病毒表面抗原、血型，以及胸透和心电图等检查。
（5）B 超了解胎儿及胎盘位置，必要时穿刺点定位。
（6）妊娠月份大，子宫发育不良，宫口小、宫颈管长者，术前给米非司酮口服，25 mg

2 次/天×3 天。

## 四、操作方法

（1）羊膜腔内注射应在手术室或产房进行。

（2）术者穿洗手衣裤、戴帽子、口罩、常规刷手，戴无菌手套。

（3）受术者术前排空膀胱。

（4）体位：受术者取平卧位，月份较大者可取头稍高足低位。腹部穿刺部位，按外科手术常规消毒皮肤，铺无菌洞巾。

（5）选择穿刺点：将子宫固定在下腹部正中，在子宫底 2~3 横指下方中线或两侧，选择囊性最强的部位（肢体侧羊水最多处）作为穿刺点，孕月大羊水量少行 B 超胎盘定位。

（6）羊膜腔穿刺：用 7~9 号有针芯的腰椎穿刺针，从选好的穿刺点垂直刺入，一般经过三个阻力（皮肤、肌鞘、子宫壁）进入羊膜腔内时有落空感。穿刺针进入羊膜腔后，拔出针芯即有羊水溢出，可以明确穿刺针已经进入羊膜腔。如见血液溢出，暂勿注药，调整穿刺部位及方向。重复穿刺不得超过 2 次。

（7）注药：准备好装有依沙吖啶药液的注射器，与穿刺针相接，注药前先往注射器内回抽少许羊水，然后再注入药液。一般注入 0.5%~1.0% 的依沙吖啶液 10 mL（含依沙吖啶 50~100 mg）。

（8）拔出穿刺针：注完药液后，往回抽少许羊水再注入，以洗净注射器内的药液。先插入针芯再迅速拔针，针眼处盖以无菌纱布一块，并压迫片刻，胶布固定。

## 五、引产后观察和处理

（1）医务人员应严密观察有无不良反应、体温、宫缩及阴道出血等情况，如宫缩过强，宫口未开，可给镇静剂（哌替啶 50~100 mg，或地西泮 10 mg 肌内注射）。有 15%~25% 孕妇在应用依沙吖啶后 24~48 小时内体温一过性上升达 38.5~39.0℃，绝大多数不需处理，胎儿娩出后即恢复正常。

（2）规律宫缩后，应严密监护孕妇及产程进展情况。破水或者胎儿娩出前应送入产房待产，外阴消毒，臀部铺上无菌巾。

（3）胎儿娩出后，肌内注射缩宫素 10 U 促使胎盘排出。如出血不多，可等待胎盘自行娩出，如 30 分钟胎盘仍未娩出，肌内注射缩宫素 10 U。胎儿娩出后观察 1 小时胎盘仍未娩出或出血增多，应立即行钳胎盘术。

（4）胎盘娩出后仔细检查是否完整，如怀疑有残留或肉眼检查完整但阴道有活动性出血时，应立即进行清理宫腔术。

（5）流产后常规检查子宫颈、阴道有无裂伤，如发现软产道损伤者应及时缝合。

（6）如一次注射药物引产失败，需作第二次羊膜腔注射引产时间，至少应在首次注药 72 小时后方可再用药，用药剂量仍为 50~100 mg。如两次引产失败者，应改用其他方法终止妊娠。

（7）依沙吖啶稀释可用抽出的羊水或注射用水进行稀释。生理盐水能引起依沙吖啶药物沉淀，故不能用其稀释。

（8）填写引产以及分娩记录表。

## 六、术后处理

（1）引产后必要时给予宫缩剂以及抗生素治疗。孕周较大的孕妇可给予芒硝回奶。

（2）告知受术者注意事项。

1）引产后阴道流血多、发热、寒战等，应及时就诊。

2）注意外阴清洁卫生，预防感染。

3）引产后1个月内不宜房事和盆浴。

4）做好避孕指导，1个月后随访。

（杨 位）

# 第七节 人工流产并发症及其防治

## 一、人工流产术时出血

人工流产吸宫术和钳刮术术时出血量与孕周大小有关，妊娠10周以内的出血量一般不超过100 mL。若人工流产吸宫术时出血量≥200 mL，钳刮术时出血量≥300 mL，视为人工流产术时出血。

### （一）原因

人工流产时出血原因见表12-2。

表12-2 人工流产时出血原因

| 出血原因 | 危险因子 |
| --- | --- |
| 收缩乏力 | 剖宫产史、使用麻醉剂、孕周≥20周、孕妇年龄大 |
| 宫颈裂伤 | 手术经验不足、宫颈扩张不充分、初产妇、孕周≥20周 |
| 穿孔 | 手术经验不足、宫颈扩张不充分、无术中超声、孕妇年龄大 |
| 胎盘位置异常 | 瘢痕子宫 |
| 凝血功能障碍 | 个人或家族性出血史 |
| 组织残留 | 无术中超声、手术经验不足 |

### （二）治疗

美国计划生育学会（SFP）指南建议流产后出血的处理原则：①评估和检查；②子宫按摩与内科治疗；③采取复苏措施及实验室评估，可能需要再次吸宫或使用气囊压迫；④其他干预措施（如栓塞术、手术等）。

（1）发现出血者，除给予缩宫素外，应调节吸管的号码、负压的大小，迅速清除宫腔内容物。

（2）子宫收缩不良所致出血，可宫颈注射、肌内注射或静脉注射缩宫素或阴道后穹隆放置卡孕栓1枚（无禁忌证者用）。

（3）从腹部用手指按摩子宫或双合诊按摩与压迫子宫体，促进宫缩，控制出血。

（4）以上处理无效应注意有无子宫穿孔、宫颈裂伤等损伤性出血，若有按子宫穿孔治疗原则处理，并除外宫颈妊娠及子宫峡部妊娠。

（5）出血多者应及时采取补液扩容措施，必要时输血，术后应用抗生素预防感染。

## （三）预防

（1）严格遵守操作规程，熟练掌握人工流产术。

（2）根据孕周和子宫大小，选择适当号码的吸管，橡皮管不宜太软，硬度应适当。

（3）避免反复多次吸引。负压应适当，负压太低，吸不出组织，反而增加出血。一般负压控制在 400~500 mmHg。

（4）尽快寻找孕卵着床部位，及时吸出或钳出，能减少出血量。当宫腔内容物已吸净时，避免多次反复吸刮。

（5）术前加强病史询问和检查，了解既往有无出血倾向，如有凝血机制障碍者，术前应用止血药物。

（6）术前准备好宫缩剂（如缩宫素、卡孕栓等）、葡萄糖注射液等。

# 二、人工流产不全

人工流产术后阴道出血不止，再次刮出物为胚胎或其附属物，称为人工流产不全。

## （一）诊断

### 1. 病史

近期有人工流产史。

### 2. 临床表现

（1）主要为人工流产术后持续性阴道出血，可长达 20 天以上，出血量或多或少，可伴有不同程度下腹坠痛、腰酸或发热。

（2）检查可发现子宫体正常大或稍大、稍软，子宫复旧不良，有时宫颈口松弛并可见堵有坏死组织块。

### 3. 辅助检查

（1）人工流产 2 周以后，血 β-hCG 高值或持续不降。

（2）B 超检查宫腔内有组织物残留。

## （二）治疗

（1）人工流产后伴出血多或大出血，则应立即刮宫并按急诊处理；根据情况给输液，必要时输血，术后给抗生素及宫缩剂。

（2）出血多且伴有感染者，要将大块残留组织轻轻夹出，同时应用大量抗生素控制感染后再行刮宫。

（3）如阴道出血超过两周以上时，出血量不多，先用抗生素 2~3 天后再刮宫。

（4）所有宫腔刮出物均送病理检验。第二次刮宫术应由有经验医生操作，尽量清除残留宫腔组织，加强随访，注意发生宫颈、宫腔粘连。

（5）近年来临床研究认为，药物保守治疗也可作为人工流产后残留的备选方案。

## （三）预防

（1）提高人工流产技术操作水平。

（2）术前查清子宫位置，如遇子宫前倾、前屈，或后倾、后屈者，可将子宫颈向阴道口牵拉，使子宫变为中位，以利手术进行。

（3）手术结束前，常规检查吸出或刮出的组织物，如发现胚胎组织或其附属物不全，要继续进行宫腔内操作，直到刮净为止。

## 三、漏吸或空吸

凡因宫内妊娠进行人工流产术，未能将胚胎组织吸出，以致妊娠继续发展者称为漏吸或漏刮。空吸是指非妊娠的子宫误诊为早孕子宫，而行人工流产吸刮术。

### （一）诊断

**1. 病史**

近期有人工流产手术史。

**2. 临床表现**

（1）人工流产术后，受术者仍有早孕反应，或完全无阴道流血，或少量阴道流血时间较长。

（2）妇科检查子宫较术前增大，子宫大小与停经月份相符。

**3. 辅助检查**

（1）妊娠试验阳性。

（2）B超检查提示宫内妊娠。

### （二）治疗

（1）发现漏吸后，如子宫不超过10周妊娠大小，可再行人工流产吸宫术，如超过妊娠10周以上入院行人工流产钳刮术或引产。

（2）对再次人工流产术者，应给抗生素预防感染。

（3）对畸形子宫妊娠，可根据畸形情况决定再次手术方式。如发现残角子宫或宫角妊娠，应行经腹手术，以免破裂及内出血等不良后果。

### （三）预防

（1）术前查清子宫位置，对于子宫倾屈度大的妊娠子宫，术时需特别小心。

（2）吸出物必须常规检查，未见绒毛者需随访。

（3）对畸形子宫或倾屈度过大的子宫，可在B超监护下行吸刮术。或行药物流产，或药物流产后刮宫。

## 四、子宫穿孔

子宫穿孔是人工流产较为严重的并发症，如合并内出血、感染、脏器损伤等而又诊治不及时可危及生命。发生的相关危险因素有经验技术、宫颈扩张、高龄孕妇、分娩史，以及进入宫腔困难如颈管狭窄、子宫肌瘤、剖宫产史等。

子宫穿孔分单纯性子宫穿孔及复杂性子宫穿孔。后者指子宫损伤面积较大或多处损伤或有肌壁间血肿，或并发腹腔内出血、阔韧带血肿及脏器损伤。

子宫穿孔可发生于人工流产术时用探针探宫腔、扩张器扩宫颈、吸管吸宫、刮匙刮宫和用卵圆钳在宫腔操作不当等时机，多发生在峡部及宫角部。

### （一）诊断

**1. 病史**

有人工流产史。

**2. 临床表现**

（1）术中所用器械进入宫腔深度超过术前估计深度，或在手术过程中突然有"无底"的感觉，应考虑为子宫穿孔；术中吸出或钳夹出异常组织，如脂肪组织、网膜组织、肠管组织、输卵管组织及卵巢组织等异常情况。

（2）腹痛：如子宫探针穿孔小又非血管区，可无症状或只有轻微腹痛。如由其他较大器械穿孔，特别是有吸宫动作的穿孔，受术者可突然感觉患侧剧烈腹痛、出冷汗。如造成肠管、大网膜等严重脏器损伤，可引起受术者上腹部剧烈疼痛或进行性加重。

（3）出血：出血症状的有无与出血的多少、穿孔的大小和部位有关。如内出血较多，可有腹膜刺激症状及休克征象。

（4）妇科检查：子宫穿孔局部有明显触痛。

**3. 辅助检查**

（1）B超检查可见患侧宫壁上有穿孔迹象或有盆腔积液。

（2）腹腔镜检查可直视穿孔部位及大小、损伤程度及内出血等情况。

## （二）治疗

**1. 处理原则**

发现子宫穿孔，立即停止受术，根据操作情况、临床表现进行处理。

**2. 保守治疗**

（1）单纯穿孔，尚未进行吸管操作或无钳夹动作者，住院给予抗生素，7~10天后再手术或药物流产清除子宫内容物；若宫腔内容物已清除干净，无内出血征象者，给予住院观察，应用抗生素及宫缩剂。

（2）穿孔较小，但组织物尚未完全清除时，可换技术熟练的医师避开穿孔部位用吸管清除内容物，吸宫前给宫缩剂，术后住院密切观察，包括体温、血压、脉搏、腹痛、腹胀、恶心、呕吐、内出血、休克等征象，并给宫缩剂、抗生素静脉滴注。

**3. 手术治疗**

（1）手术治疗指征。

1）严密观察中如发现有内出血、休克征象，或怀疑有内脏损伤者，均应行立即剖腹探查术。

2）如穿孔较大，宫腔内容物未清除干净，且有活动性出血者，也必须立即剖腹手术。

（2）手术方式的选择。

1）单纯缝合穿孔破口：适合穿孔新鲜、整齐、无感染、希望保留生育能力者。

2）开腹后吸宫或剖宫清除宫内容物后缝合破口：适合穿孔新鲜、整齐、无感染，希望保留生育能力者。

3）缝合破口后结扎双侧输卵管：适合穿孔新鲜、整齐、无感染、已有子女无生育要求，以防再次妊娠时子宫破裂者。

4）子宫切除术：适合穿孔部位较大，破口不整齐，或多处穿孔，或已有感染，不需要生育者，可行次全或全子宫切除术。

（3）剖腹探查同时，必须详细检查有无其他脏器损伤，如有损伤根据情况进行必要的处理。

（4）凡子宫穿孔者，术前、术后均应用抗生素、宫缩剂及全身疗法。

## （三）预防

（1）术前全面了解病史，仔细做妇科检查。

（2）对有高危因素的受术者，予以重视。

（3）严格遵守手术操作规程，术前应查清子宫大小、位置、软硬度及有无畸形可能，对前屈或后屈的子宫尽量纠正到中位。

（4）术中操作要轻巧、准确，所有进入子宫的手术器械不能超越估计的子宫长度和探针指引的深度。

（5）正确掌握和调整吸宫的负压，负压过大时能使吸管吸住宫壁，不易移动，应先解除负压，再移动吸管，切勿强力牵拉吸管，以防穿孔。应根据宫腔内容物排出情况而变换负压。

（6）术中、术后可酌情应用宫缩剂（钳刮术时，应先破膜，待羊水流出后再应用），以促进宫缩，增进子宫壁厚度。

（7）钳刮术术前应作宫颈准备。

# 五、人工流产综合反应

人工流产综合反应又称人工流产综合征或心脑综合征，指人工流产负压吸引术中或钳刮术时，由于局部刺激过强，可引起一系列迷走神经兴奋的综合征。此症状的发生与手术者的技巧及受术者的身心素质有关。近年随着静脉麻醉手术的普及，人工流产综合征的发生率逐渐降低。

## （一）诊断

**1. 病史**

人工流产手术时。

**2. 临床表现**

（1）人工流产术扩张宫颈或吸宫过程中，受术者出现面色苍白、出冷汗、恶心、呕吐、头晕、胸闷，甚至发生一过性意识丧失、昏厥、抽搐等症状，并伴有血压下降、心动过缓、心律不齐，甚至心脏骤停等。

（2）一般症状于手术接近结束时加重，术后几分钟内逐渐恢复。但如迅速起立，可使症状再次加重。也有患者在术后起立时症状才出现。

（3）心电图改变，以单纯性窦性心动过缓为最多见，也可发现窦性心律不齐、房室交界性逸搏、房室脱节、室性早搏，部分呈二联律、三联律。随着症状的消失，心电图改变恢复正常。

## （二）治疗

（1）消除受术者对手术的恐惧心理，术中可给予镇痛药物或适当麻醉以减轻受术者的手术痛苦。

（2）手术时要注意不可强行施术，手术操作要轻柔，负压不宜过高，不宜反复多次吸刮。估计扩张宫颈有困难者，术前应给予宫颈准备。

（3）当心率减缓至 60 次/分以下时，立即平卧，给予吸氧，可肌肉或静脉注射阿托品 0.5～1.0 mg；也可 25% 或 50% 葡萄糖 100 mL 静脉推注或滴注；酌情应用血管收缩药，如麻黄碱、肾上腺素等，必要时静脉滴注多巴胺药物。

# 六、宫颈管或宫腔粘连

宫腔粘连（IUA）又称阿谢曼综合征，人工流产术后闭经或月经量显著减少，有时伴周期性下腹疼痛或子宫增大积血，经扩宫后流出陈旧血液，或经子宫碘油造影，或经宫腔镜证实者。宫腔粘连（IUA）可引起闭经、子宫内膜异位症，以致发生继发不孕和再次妊娠流产或早产。

## （一）诊断

### 1. 病史

有人工流产吸宫或刮宫史。

### 2. 临床表现

（1）月经失调：人工流产后闭经或月经过少，多伴有周期性腹痛及继发不孕，即使再次妊娠也常发生流产或早产。人工流产术后闭经，无早孕反应，妊娠试验阴性，伴周期性腹痛，应考虑宫颈管粘连。长期闭经或月经过少应考虑宫腔粘连（IUA）。

（2）周期性腹痛：由于宫腔粘连，尤其宫颈内口粘连阻塞经血外流，造成经血潴留或反流在输卵管、腹腔，可形成子宫内膜异位症引起下腹痛。同时伴有肛门下坠感或腰痛。疼痛持续 2~3 天减轻，下次周期时加重。

（3）妇科检查子宫略增大，有明显压痛，约半数有宫颈举痛、附件压痛，子宫骶骨韧带也可压痛。

（4）继发不育或反复流产或早产。

### 3. 辅助检查

（1）基础体温及内分泌激素测定（FSH、LH、PRL、$E_2$、P）证实卵巢功能正常有排卵。

（2）探针检查可发现宫腔有狭窄或阻塞。

（3）宫腔碘油造影宫腔有狭窄或充盈缺损或无法显影。

（4）宫腔镜检查可直接观察到粘连部位、形态及萎缩内膜的面积。

### 4. 鉴别诊断

有闭经、颈管粘连，严重者经血逆入腹腔，出现急腹痛，后穹隆穿刺阳性，应与异位妊娠相鉴别。

## （二）治疗

（1）宫颈粘连用子宫探针，探入子宫颈管慢慢分离并探入宫腔，即可有陈旧性暗红色黏稠经血流出。再以宫颈扩张器扩至 7~8 号，使潴留的经血流出。

（2）宫腔粘连，将子宫探针或子宫颈扩张棒伸入宫腔后，前端左右摆动分离宫腔粘连部分，近年用宫腔镜解除粘连，较探针或扩张器解除粘连效果更好。分离粘连后放置一枚宫内节育器，3~6 个月左右取出。宫腔粘连分离后，口服雌孕激素做人工周期疗法，促进子宫内膜生长，防止再次发生粘连。

## （三）预防

（1）根据孕周及宫腔大小选择合适的吸管及适当的负压。

（2）吸刮子宫不宜过度，以免损伤子宫内膜。吸头进出宫颈管不带负压，尽量减少进出次数。

（3）行钳刮术时，动作轻巧、准确，防止损伤子宫肌壁。

（4）子宫过度屈曲者，应尽量纠正位置，以减少宫颈内口的创伤。

（5）人工流产术有感染因素存在时，应给抗生素预防感染。术后可给予雌孕激素做人工周期治疗，以防宫腔粘连。

## 七、远期并发症

### （一）子宫内膜异位症

负压吸引术后发生宫腔粘连者中约7.4%后遗有子宫内膜异位症。这是由于月经血内含子宫内膜组织，逆向至腹腔所引起。负压吸引术后作绝育术时，偶尔也能见到腹腔内有少量流动性血流。负压吸引手术时负压不要过大，应避免带负压吸管突然取出，以免大量气流进入宫腔，将宫腔内容物冲入腹腔内，这对预防术后子宫内膜异位症的发生可能有帮助。

### （二）慢性生殖器炎症（慢性盆腔炎）

人工流产术与所有宫腔手术操作相同，术后可能会合并慢性盆腔炎症。

### （三）再次妊娠时可能发生的并发症

**1. 对再次妊娠结局的影响**

人工流产术后再次妊娠的自然流产率与许多因素有关。诸如人工流产术中的宫颈内口损伤引起以后妊娠时发生宫颈内口功能不全，引起早产、晚期流产，胎膜早破发生率也高。故钳刮术时，需将宫颈扩张到较大程度，以免手术损伤颈管内口。

**2. 再次妊娠的分娩并发症**

由于有些人工流产术损伤了子宫内膜及子宫肌层，再次妊娠时可发生胎盘血循环障碍引起胎盘功能不全，所致的围生期胎儿死亡率增高；人工流产术后再次妊娠分娩并发症中其他最常见的因素是胎盘因素，人工流产次数越多并发症越多，如前置胎盘、胎盘粘连、胎盘残留、胎盘植入等，所引起的产前出血、产后出血的发生率也增高。

**3. Rh 同种免疫问题**

早期妊娠做人工流产术时，胎儿红细胞可通过胎盘组织而达到母血循环。当 Rh（-）妇女流产一个 Rh（＋）的胚胎，则可引起 Rh 免疫问题。如果母儿有 Rh 血型不合者，只要有 0.1 mL 血到达母体，即可能使母体产生 Rh 抗体，当再次妊娠时可对 Rh（＋）胎儿产生溶血反应，发生新生儿溶血症。

（杨 位）

# 参考文献

[1] 贾晓玲，宋立峰，林森淼．妇产科疾病临床诊疗技术［M］．北京：中国医药科技出版社，2017.

[2] 徐丛剑，华克勤．实用妇产科学［M］．4版．北京：人民卫生出版社，2018.

[3] 薛晴，李克敏．妇科与生殖内分泌掌中宝［M］．3版．北京：北京大学医学出版社，2018.

[4] 邓姗，郎景和．协和妇产科临床思辨录［M］．北京：人民军医出版社，2015.

[5] 杨冬梓．生殖内分泌疾病检查项目选择及应用［M］．北京：人民卫生出版社，2016.

[6] 陈倩，时春艳，赵扬玉．妇产科疾病超声诊断路径［M］．北京：北京大学医学出版社，2016.

[7] 张玉泉，王华．妇产科学［M］．北京：科学出版社，2016.

[8] 黎梅，周惠珍．妇产科疾病防治［M］．北京：人民卫生出版社，2015.

[9] 谢幸，孔北华，段涛．妇产科学［M］．9版．北京：人民卫生出版社，2018.

[10] 薛敏．实用妇科内分泌诊疗手册［M］．北京：人民卫生出版社，2015.

[11] 李继俊．妇产科内分泌治疗学［M］．4版．北京：科学出版社，2016.

[12] 郁琦，邓姗．协和妇科内分泌手册［M］．北京：人民卫生出版社，2018.

[13] 彭振武．实用宫颈液基细胞学病理诊断［M］．长沙：湖南科学技术出版社，2018.

[14] 孔玲芳，张素莉，刘军敏，等．妇产科疾病诊疗程序［M］．北京：科学出版社，2015.

[15] 刘琦．妇科肿瘤诊疗新进展［M］．北京：人民军医出版社，2015.

[16] 廖灿．胎儿结构发育异常的遗传咨询［M］．北京：人民卫生出版社，2019.

[17] 徐丛剑，郭孙伟．子宫内膜异位症［M］．北京：人民卫生出版社，2015.

[18] 夏恩兰，黄胡信．妇科内镜学［M］．2版．北京：人民卫生出版社，2020.

[19] 杨慧霞，狄文．妇产科学［M］．北京：人民卫生出版社，2016.

[20] 董悦．产科掌中宝［M］．4版．北京：北京大学医学出版社，2017.